ハヤカワ文庫 NF
〈NF598〉

最悪の予感

パンデミックとの戦い

マイケル・ルイス
中山 宥訳

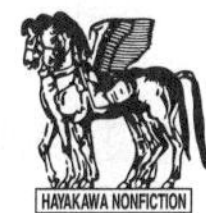

早川書房
8906

THE PREMONITION

A Pandemic Story

by

Michael Lewis

Translated by
Yu Nakayama

Published 2023 in Japan by
HAYAKAWA PUBLISHING, INC.
This book is published in Japan by
arrangement with
WRITERS HOUSE LLC
through JAPAN UNI AGENCY, INC., TOKYO.

わたしの両親、ダイアナ・モンロー・ルイスとJ・トーマス・ルイスへ。
この時期を生き延びてくれてありがとう。

外科医は皆、心のなかに小さな墓地を持っていて、ときおり祈りに行く。そこは、やりきれなさと後悔の場であり、みずからの失敗の言い訳を見つけなければならない場なのだ。

——ルネ・ルリーシュ（『The Philosophy of Surgery』一九五一年）

目次

第三部　373

最悪の予感

パンデミックとの戦い

【主な登場人物】

ボブ・グラス

科学者。ウイルスによる感染症の拡大を再現するコンピュータモデルを娘のローラと共同で製作。それが導き出した結論は、「高い感染力を持つウイルスでも、人間の行動を家庭内に制限した場合は完全に猛威を食い止めることが可能」というもの。長らく見逃されていたこの成果は、後に大きな脚光を浴びることとなり——

チャリティ・ディーン

カリフォルニア州、サンタバーバラ郡の主任保健衛生官。わずか七歳の頃からウイルスとパンデミック発生の可能性に熱烈な関心を寄せ続け、医学の博士号と公衆衛生学の修士号を取得した生粋の「感染症おたく」。豊富な専門知識はもちろんのこと、多くの実務経験で養われた高い観察力と実行力を持ち合わせる。

カーター・メシャー

退役軍人省に所属する医師。医療事故の事例研究と防止の実践を始めとして、確実な調査と斬新な発想で改革を続けてきた型破りの異才。二〇〇五年、ブッシュ政権下でパンデミック対策計画の改善に従事した際、「ソーシャル・ディスタンス」の徹底、集会の制限、隔離の実施を中心とする方策を世界で初めて提唱した。

ジョー・デリシ

カリフォルニア大学所属の生化学研究者。野性的な風貌と豪胆な態度とは裏腹に、極めて正確で迅速な仕事ぶりに定評がある。彼が開発した「バイロチップ」は二〇〇三年のＳＡＲＳの原因となるウイルスの特定に大きく貢献した。そして一七年後、中国・広東省の空港に降り立った彼は、構内に漂う異様な雰囲気を直感的に察知していた——

はじめに　失われたアメリカ人

本書の出発点は、あまり褒められたものではなく、なかば義務感、なかば日和見主義だった。トランプ政権の前半、わたしは『The Fifth Risk（第五のリスク）』という本を書いた。そのなかで、連邦政府を「実存するさまざまなリスク（自然災害、核兵器、金融パニック、敵対的な外国人、エネルギー安全保障、食糧安全保障など）の総合的な管理者」と位置づけた。連邦政府は、正体不明の二〇〇万人が寄り集まった不透明な集団ではない。国民の意思を無力化するため周到に組織されたディープステート（影の政府）でもない。連邦政府は専門家の集まりであり、本当の英雄も含まれている。にもかかわらず、わたしたちは一世代以上ものあいだ、そういった優秀な人々を軽視し、雑に扱ってきた。その悪弊は、トランプ政権で最高潮に達したといえる。わたしは前著でこう問いかけた。各種のリスクを管理する責任者も、詳細を理解している専門家たちも、目の前のリスクにさしたる関心を寄せていないとなると、いったいこの先どうなるのだろう？

どんな展開が待っているのか、わたしは見当も付かなかった。何かが起きるはず、とだけ予想した。ところが、さしあたって大きな変化は起きなかった。任期が始まってから三年間のほとんどのあいだ、トランプ政権は幸運に恵まれていた。その運が尽きたのは、二〇一九年末だ。中国で変異したばかりの新型ウイルスがアメリカへ向かってきた。まさに、わたしが『The Fifth Risk』の執筆時に想定していたような、リスク管理が試される状況だ。当然、あらたな展開についてわたしとしても何か書かずにはいられない。けれども、取材に入って深くのめり込むうち、おおぜいの素晴らしい人物に出会い、じつはそういう人々を通じてストーリーをつづるべきなのではないかと思い直した。トランプ大統領の政府管理のやりかたは、物語の一部分、おそらくあまり大きくない一部分にすぎないことが明らかになってきたからだ。本書の登場人物のひとりは言う。「トランプとはすなわち、一種の共存症だったんです」

トランプ政権が発足して三年が経とうとしていた二〇一九年一〇月、関係者の誰ひとり新型コロナウイルスにまだ気づいていないころ、非常に頭脳明晰な人々が集まり、パンデミックに対する準備がどのくらいできているかに関して、世界各国をランク付けした。核脅威イニシアティブと呼ばれる団体と、ジョンズ・ホプキンス大学、エコノミスト・インテリジェンス・ユニットが協力し、世界一九五カ国を対象にランキングを作成したのだ。いわば、大学フットボールのシーズン前に発表される、実力ランキングのようなものといっていい。名付けて「グローバル・ヘルス・セキュリティ・インデックス（世界健康安全保障指数）」。きわめて大規模な調査研究であり、数百万ドルの資金と数百人の研究者が投入された。統計データを作成し、専門家たちにアンケートをとった。その結果、第一位に輝いたのはアメリカだった。なんと、アメリカが一位（二位はイギリス）。

このランキングに異議を唱える人々もいた。ただ、そういった反対意見は、大学フットボールのシーズン前に聞かれる不満の声と大差なかった。テキサス大学のフットボールチームは、莫大（ばくだい）な資金力と投票者への影響力のおかげで、長年きまって、シーズン開幕時には上位にランクインし、そのわりに、シーズン終了時になると順位が下がる。つまり、アメリカはパンデミック対策における「テキサス大学チーム」だった。資金が豊かなうえ、才能ある人材と特別なつながりを持っていた。アメリカと良好な関係を持つ専門家たちの投票によって、ランキングが決定されたわけだ。

そして、ゲームが始まった。シーズン前のランキングはもはや関係ない。言い訳や正当化や責任のなすり合いも、意味を持たない。伝説のフットボールコーチ、ビル・パーセルズがかつて言ったとおりだ。「あなたが何者なのかは、あなたの記録が物語る」。最新の統計によれば、世界の人口の四パーセント強を有するアメリカが、COVID‐19による死亡者数の二〇パーセントあまりを占めている。二〇二一年二月、医学雑誌『ザ・ランセット』が、アメリカのパンデミック対応を批判する長文記事を掲載した。その時点で、アメリカ国内の死亡者数は四五万人にのぼっていた。もしCOVID‐19による死亡率が他のG7六カ国の平均値と同じだったら、うち一八万人がまだ生存していた計算になる、と同誌は指摘し、その人々を「失われたアメリカ人」と呼んだ。けれども、その程度の数字はまだ生ぬるいだろう。パンデミックが起きる前、公衆衛生の専門家たちが集まって「アメリカは他のG7諸国よりもパンデミックに対する備えができている」と判断したのではなかったか。ウイルスとの戦いにかけては、ほかの豊かな国々と同水準どころか、どの国よりも健闘するはずだった。

わたしはふだん、題材のなかに物語を見いだすことが自分の仕事だと考えている。その物語が、わたしの思う以上の真実をつまびらかにしてくれることや、読者がめいめいの感性を活かして物語を整理し、著者が見逃していたような意味までくみ取ってくれることを、つねに願っている。しかしだからといって、わたしがその物語について何の意見も持っていないわけではない。今回の物語は、ある社会のなかの好奇心旺盛な逸材たちを軸に、適切な導きがなければそうした才能が無駄になってしまうことを訴えるストーリーだと思う。また、社会の評判と実績のあいだになぜギャップが生じるのかも描き出している。災厄の時期が過ぎれば、首脳陣が集まって、今後に向けての改善策を検討することになるだろう。この物語が首脳陣に何かを伝えることができるなら、こんなメッセージであってほしい。「誇りに感じるべきことも、いくつかある。人材に不足はない。しかし、わたしたちが何者なのかは、わたしたちの記録が物語る」

第一部

プロローグ　グラス越しの景色

一三歳のローラ・グラスは、ニューメキシコ州アルバカーキのジェファーソン・ミドルスクールで八年生になるころ、父親が仕事をするようすを背中越しに眺めていた。父親のボブ・グラスは、一九四〇年代なかばに設立されたサンディア国立研究所の科学者だ。この研究所の使命は、プルトニウムやウランの製造を除いて、核兵器に関するあらゆる事柄を解明することにある。たとえば、過去には、パイロットを死なせずに水爆を投下する方法を算出した。ボブ・グラスが着任した一九八〇年代なかばには、国家安全保障の世界で誰も解決できずにいるトップシークレット扱いの問題を持ち込むべき場として、すでに高い評価を確立していた。この研究所には、何を措いても自分の心の赴くままに行動する人々が集まっている。まさにボブ・グラスのような人々が……。父親の背中越しに研究作業を眺めるローラは、いま何を見ているのかさっぱりわからないときもあった。しかし、一回も退屈しなかった。

二〇〇三年のある日、ローラの目の前で、モニターの画面じゅうを緑の小さな点が動きまわっていた。ランダムな動きのように思えたが、しばらく見つめるうち、緑ではなく赤の点もいくつかあり、赤い点がぶつかると、緑の点が赤くなることに気づいた。「これは、エージェント・ベース・モデルと呼ばれるものなんだ」と父親が説明してくれた。「点の一つひとつが人間だと思ってごらん。地球上にはすごくおおぜいの人間がいる。そのひとりが、きみだ。人間にはいろんな種類があって、みんないろんなスケジュールを抱えている。そういう人間がお互いにどんなふうに影響を与えるかについては、一定のルールがあるんだ。父さんはいま、それぞれの人にある種のスケジュールを与えてから、自由に行動させ、何が起こるかを観察しているんだよ……」

ボブ・グラスがこのタイプのモデリングを気に入った理由の一つは、説明のしやすさにある。モデルは抽象的だが、抽象化されているのは身近なものだ。それぞれの点が一つの存在――つまり、ひとりの人間、一片の情報など、さまざまな事物を表現している。緑の点が赤に変わるとき、それは、噂（うわさ）が広まるさまを表わすこともあれば、交通渋滞や暴動の発生、種の絶滅などを表わすこともある。「これをもとに話し始めると、誰でもすぐ理解してくれます」とボブ・グラスは言う。

このモデルは現実世界を大ざっぱに描いているにすぎないが、詳細すぎる描写では霞んでしまう現実世界の特徴を把握しやすい。そのうえ、研究所に入って以来、ボブ・グラスの身のまわりを日常的に飛び交う複雑な質問にも、このモデルを使うと答えやすかった。そうした質問のほとんどが、国家的な災害を防ぐことにまつわる内容だ。ちょうど当時、ニューヨーク連邦準備銀行は、ボブ・グラスの力を借りて、国内の金融システムの一角で起こった動作不良がほかの金融システムにどう波及するかを研究中だった。また、エネルギー省も、ボブ・グラスの協力を得て、電力網の小さな不具合が全米規模の連鎖的な停電を引き起こす恐れがあるかどうかを見極めようとしていた。人間の話ではなく、たとえば金銭の流れの話となると、スクリーン上の小さな点と現実の世界とのつながりが、たいていの人にとっては理解しづらくなる。しかし、ボブ・グラスは違う。「これこそが科学の核心なんです」と熱を込めて主張する。「科学はすべてモデリングです。どんな科学も、自然を抽象化しています。問題は、それが有用な抽象化であるかどうかです」。ボブ・グラスにとって「有用」とは、問題解決に役立つことを指す。

その当時、娘のローラ・グラスは自分なりの問題を抱えていた。毎年恒例の科学研究コンテストが近づいていたのだ。参加しないという選択肢はあり得なかった。科学は父親との大切な絆であり、ローラと姉妹ふたりが毎年、科学研究コンテストで競い合うことがグラス家の暗黙のルールになっていた。ローラ自身もそれがいつも楽しみだった。「父といっしょにできる科学は、学校でやる科学とはぜんぜん違っていました」とローラは語る。「学校の科学の授業はいつも苦手でしたね」。父親とともに触れる科学は、素敵な新しい疑問を見つけ、その答えを見つけるための手段だった。どんな疑問なのかは重要ではない。父親は分野間の境界を気にせず、すべての科学を一つの同じものととらえていた。ローラは父親に相談しながら、ときには確率とコイン投げをめぐるプロジェクトを、ときには植物の種（しゅ）による光合成の違いについてのプロジェクトを進めた。コンテストの争いは年々激しくなる一方だった。「中学生になると、競争のレベルが上がるんです」とローラは説明する。

父親のパソコン画面を見ながら、ローラは「まるで、赤い点が緑の点に何かを感染させているみたい」と思った。ちょうど、歴史の授業で中世の黒死病について学んでいるところだった。「わたしは心を奪われました。信じられません。ヨーロッパの人口の三分の一が犠牲になったんですから」。ローラは父親に尋ねた。このモデルを使って、疫病がどんなふうに広がるかを調べられないだろうか、と。父親はそれまでそんなことを考えもしなかった。「困ったな、どうやって手伝えばいいんだろう、と弱りましたよ」とボブ・グラスは振り返る。父親が手伝うことは最初から前提になっていた。ほかの父親が「リトルリーグ・パパ」であるように、ボブ・グラスは「科学パパ」なのだ。もっとも、ほかの父親がわが子の野球の試合を見守るのと、娘の科学プロジェクトを見守るのとでは、少々わけが違うけれど……。

父娘はさっそく科学研究コンテスト向けの新しいプロジェクトに没頭した。最初の年は、モデルにまだ改善の余地が残った。黒死病という疫病を二〇〇四年のニューメキシコ州アルバカーキに当てはめるのは、やや的外れの感をぬぐえなかった。ローラが住む地域の人口は一万人で、学区の人口の何分の一かにすぎない。また、ローラが「感染の世界」と名付けた場所では、感染者とすれ違うだけで疫病がうつる設定になっていて、現実的ではなかった。図表を貼った発泡スチロールのパネルボードの横に立ち、審査員からの質問攻めにさらされたローラは、自分の研究の限界を誰よりも痛感した。「審査員たちはさかんに、この状況はどれくらい現実に近いのか、これをどう応用するつもりなのか、と訊くんです」とローラは言う。それでも、そのコンテストで疫学を扱った子供はただひとりだった。ローラのプロジェクトは州大会へ進出することになった。帰宅して、ローラは父親に言った。「本物にしましょう」

本物にするためには、もっと説得力のある病原体が必要だった。「『黒死病はやめるわ』と父に言いました。『現代の世界にある何かがいい。インフルエンザとか、そのたぐい』」。どんな病原体を選ぶにしろ、詳しく学ぶ必要があった。その病原体が作用する社会についても、もっとよく知らなければいけない。「娘はわたしのところに来て、こう言ったんです」とボブ・グラスは語る。「『お父さん、すれ違っただけで病気がうつるなんて、あんまりまともじゃないわ。それとももう一つ、人間ってこんなふうにただ歩いてるわけじゃないでしょ。人付き合いってものがある。ここにいろんな人間関係を組み込まなきゃ』」。父親が見守るなか、二〇〇四年のあいだじゅう、一四歳のローラはアンケートを作成し、自分の学区内の何百人もの住民に回答を求めた。労働者、教師、両親、祖父母、高校生、中学生、未就学児……。「まずは、同級生に質問しました」とローラは話す。「どれくらいの頻度でハグやキスをするか？　何人とするか？　隣り合わせで座る知人はどのくらいいるか？　何分間、隣に座り続けるか？　そのあと、同級生の親たちにも同様の質問を投げかけました」。ローラは、アンケート結果をもとに社会的ネットワークと人の移動のようすをマッピングし、さらに、ネットワークとネットワークの相互作用をマッピングした。そのうえで、それぞれが何人の相手と、病原体に空気感染しかねない近距離で過ごしたかを数えた。

ローラはこのプロジェクトに熱中し、父親も非常に興味をそそられた。ローラがのめり込めばのめり込むほど、父親ものめり込んだ。「娘を大学院生のように扱いました。『さて、ここまでの成果を見せてほしい。それから、これがわたしの疑問点のリストだ』といった調子です」とボブ・グラスは話す。娘を手伝うためには、コンピュータモデルをさらに改良しなければならず、自身の力を超えたレベルまで進化させる必要があった。ボブ・グラスが出会ったことのある最も優秀なプログラマーは、サンディア国立研究所のウォルト・バイエラーだった。「うちの研究所は本当に風変わりなんです」とボブは語る。「ロスアラモス研究所は、いわば血統書付きの人だらけですが、うちは、手を尽くして、とにかく優れた人物を集めています。血統書なんて気にしません」。ボブ・グラスは、ふつうの人が思い浮かべる秀才そのものだが、そのボブが思い浮かべる秀才こそ、ウォルトだった。娘の科学研究コンテスト向けプロジェクトを手伝ってほしいとウォルトに頼むのは、素人がその場しのぎでつくったバスケットボールチームにＮＢＡのレブロン・ジェームズを引き入れるようなものだ。しかし、ウォルトは話に乗ってくれた。

モデルには、リアルな社会的相互作用を組み込む必要があった。潜伏期間を考慮して、感染しているが他人には感染させないという時期も設けなければいけない。また、無症状でありながら感染力を持つ人もいないとおかしい。死亡したり免疫ができたりした人をネットワークから排除する必要もある。感染者の社会的行動や、誰かと接触したときに病気をうつす確率についても配慮しなければならない。父と娘は、みずからの生活の実態を考えたすえ、「いかなる社会的相互作用においても、子供同士で病気が伝染する可能性は、成人同士に比べて二倍」という意見で一致した。また、モデルをわかりやすくするため、省いた要素もある。「このモデルに大学生は入れませんでした」とボブ・グラスは付け加える。「〝一夜かぎりの関係〟だとか、そのたぐいは抜きです」

ボブ・グラスは真剣に興味を持ち始めた。科学プロジェクトというよりも、工学プロジェクトのように感じられた。コミュニティのなかで病気がどんなふうに移動するかを解明できれば、感染拡大を遅らせる方法、さらには阻止する方法が見つかるかもしれない。しかし、どうすれば解明できるのか？　ボブ・グラスは、感染症やその流行の歴史に関して、片っ端から文献を読みあさった。やがて手にしたのが『グレート・インフルエンザ』——歴史学者のジョン・バリーが、一九一八年のインフルエンザの流行について書いた本——だった。「なんと、五〇〇〇万人も死亡したそうです」とボブは言う。「まったく知りませんでした。大変だ、これは重大な問題だぞ、と思い始めました」

父も娘も、現実世界の病気の話題に敏感になった。その二〇〇四年の秋、イギリスのリバプールにある一つのワクチン製造工場が汚染により操業休止となっただけで、アメリカでインフルエンザワクチンの供給量が半減した、とのニュースを知り、ふたりは色めき立った。ワクチンの数が足りない。では、誰が接種を受けるべきか？　当時のアメリカ政府の方針は、「最も死亡リスクの高い、高齢者にワクチンを投与する」だった。それではいけない、とローラは思った。ボブ・グラスはこう回想する。「『さかんに社会的な交流をして、感染を拡大させているのは、若い人たちなのよ』と娘が言い出したんです。『若者に投与したほうがいいんじゃない？』」。父娘はコンピュータに向かい、モデル内の若者たちにワクチンを投与して、病気を媒介する能力をなくした。すると案の定、高齢者は感染しなかった。ボブ・グラスは、感染症の専門家や疫学者ならこの点をすでに理解しているのではないかと思い、文献を探した。「ところが、これを示唆した論文は一つしかありませんでした」

やがて、アルバカーキ高校の一年生になったローラは、ニューメキシコ州の科学研究コンテストで最優秀賞を受賞した。続いて、世界各国の二〇〇〇人の子供たちとともに、アリゾナ州フェニックスでの国際大会に臨むことになった。いまや、ローラが立ち向かう問題は、ただ一つに絞り込まれていた。「インフルエンザはつねに変異している。もし、適切なワクチンが間に合わない場合、わたしたちはどうすればいいのか？」。かたや父親は、伝染病やその対策について過去に書かれた文献すべてに、少なくともひととおり目を通し終えた。五〇〇〇万人の犠牲者を出した一九一八年の感染症の原因が、ある鳥の体内にあるウイルスのわずかな突然変異だったことを知った。一方、昨今の季節性インフルエンザも、二〇〇五年の時点までに、すでに何度か同様の突然変異を遂げていた。「わたしたちの前に、生死に関わる地球規模の問題が迫りつつある」とボブ・グラスはのちに記している。にもかかわらず、専門家たちは「致死性の高い突然変異が起きた場合、そのあと何カ月間かは、感染者を隔離し、ワクチンの完成を待つよりほか、命を救うためにできることはほとんどない」との基本的な認識で一致していた。ボブ・グラスが娘とつくったモデルによると、ひとりにワクチンを投与することと、その人物を社会的ネットワークから排除することには、何の違いもない。どちらであれ、他者に病気をうつす能力を失うことになる。だが、専門家はこぞって、ワクチンの生産と配布をいかに迅速に行なうかを議論していた。「最も効率的、かつ最も破壊的でない方法で、社会的ネットワークから人を排除するにはどうすればいいか」を模索している者はいないらしかった。「わたしは急に怖くなりました」とボブ・グラスは言う。「自分たちに何ができるか、誰ひとり理解しようとしていないのです」

第一章　ドラゴン

　チャリティがその若い女性のことを知ったときには、もう手遅れだった。女性は、サンタバーバラ郡立の病院で生命維持装置につながれていた。つい少し前、脳に結核腫が見つかったという。しかし、医師団がそれ以上を探れないうちに、女性は息を引き取ってしまった。それが、問題の始まりだった。

　医師のチャリティ・ディーンは、サンタバーバラ郡の保健衛生官の主任に任命されたばかりだった。保健衛生官の仕事は、健康に悪影響を及ぼすさまざまな要因を阻止することにある。チャリティの考えでは、最も重要なのは、市民がまわりの人に病気をうつすのを阻止することだ。結核菌は、感染者が吐き出す飛沫(ひまつ)を介して移動し、空気中に長く浮遊できる。「感染リスクがきわめて高いのは最初の一時間ですが、二時間、三時間、四時間とリスクが続く場合もあります」と彼女は説明する。「正直なところ、よくわからないのです」。結核についてまだ解明されていない点はほかにもある。他人にまったく感染させない結核患者もいれば、おおぜいに感染させる結核患者もいて、その理由は誰にもわからない。何が原因で「スーパースプレッダー」になるのか？　本人の行動パターンのせいか？　その人が持つ結核菌の生態が特殊なのか？　結核は太古から存在する病気で、二〇世紀に入るころには人類の死因の最上位を占めていた。いまだに謎が多い。「きわめて興味深いです。わたしがいちばん関心を持っている感染症ですね」とチャリティは言う。「結核菌は何でもできるし、体内のどこにでもいられる。子宮の結核もあれば、目の結核も、さらには指の結核まで例があります」。チャリティがかつてニジェール共和国で診療した男性患者の場合、肺から始まった結核が胸壁を突き抜け、ついには胴の片側から膿(うみ)が滲(にじ)み出してきたという。

ただし、人から人へうつる際、結核菌は必ずいったん肺に侵入する。サンタバーバラ郡の病院に入院していた若い女性は、脳の結核と診断されていたが、菌が脳にとどまっているだけなら、生命の危険はない。ところが、肺を侵し始めると、結核菌は死を招く力を持つ。脳に結核が見つかった患者の三〇パーセントが、肺にも結核を患(わずら)っていた。

少なくとも疾病対策の世界では、サンタバーバラ郡は、結核の患者数の多さと症状のひどさで有名だ。そう聞くと、世間のふつうの人々は耳を疑う。一見したところでは、この郡は、ベージュ色の岩と黄金色の草とカリフォルニア・オークの木々が織り成す静かな楽園のような場所なのだ。トーク番組の司会者として有名なオプラ・ウィンフリーも過去に住んでいたし、コメディアンのエレン・デジェネレスも住んでいた。海を見下ろす丘陵地帯には大邸宅が建ち並び、アメリカの豊かさを象徴する一枚のタペストリーのように交じり合っている。海までが、プライベートなひそやかさを感じさせる。

ところが、サンタバーバラ郡は意外にも広大かつ複雑だ。カリフォルニア州内で最も子供の貧困率が高い。五万人もの不法移民を受け入れている。さらに、山火事や土砂崩れ、石油の流出、銃乱射事件など、いつ惨事が起こってもおかしくない。楽園もひと皮むけば、苦悩に満ちた「ヨブ記」の世界が口を開けているのだ。

保健衛生官の主任になったとはいえ、チャリティとしてみれば、次の結核の流行がサンタバーバラ郡のどこで、いつ、どのように起こるかなど正確に予測しようがなかった。郡の病院で亡くなったばかりのあの若い女性が、対応の難しさを物語っている。なにしろ、死の直前まで、女性が結核にかかっていることに誰も気づかなかった。夫と子供がいて、人通りの多い地域に住み、間仕切りを最小限にとどめた巨大なオフィスで三〇〇人もの従業員とともに働いていた。もし病魔が肺を侵していたら、身近にいた人たちは全員、死の危険にさらされたことになる。チャリティの当面の課題は、誰が感染しているのかを突き止めることだった。まず、死亡した女性の肺の組織を検査する必要がある。陽性の場合は、その女性を雇っていた会社に連絡して、当分のあいだ業務を停止させ、三〇〇人の従業員、および、従業員から二次感染した可能性のある人たちをすべて検査しなければならない。いや、さらには三次感染や、その先の心配もある。

早い話、サンタバーバラ郡の大部分に警告を出すはめになるかもしれない。しかし、耳を傾けてもらえるだろうか？　チャリティは無名だ。住民のほとんどは、保健衛生官とはいったい何者なのかも、一日じゅう何をしているのかも知らない。見えない存在なのだ。

三年前の二〇一一年、チャリティが三二歳の内科研修医で、五年間で三度目の妊娠中だったころ、サンタバーバラ郡の医務局長から、副保健衛生官の職に応募してみないかと誘われた。郡の規則上、保健衛生官は医学の博士号と公衆衛生学の修士号を両方持っている必要があり、チャリティはその要件を満たしていた。さらに医務局長は、「裕福な外科医と結婚しているのだから、保健衛生官を引き受けても金銭的に困らないはず」という意味のことを、ついでながらといった口調で、しかし明確に告げた。

この仕事は、少なくともふつうの若い医師から見れば、これといった魅力がない。チャリティはすでに民間のクリニックから誘いを受けており、そこの初任給に比べて、副保健衛生官の報酬は三分の一だった。サンタバーバラ郡の医師は、かねてから自分たちを「ワーキング・プア（働く貧困層）」と呼んでいる。ふさわしい報酬ももらえないのに、郡の医師として働く——正気の沙汰とは思えない話だった。「やめておいたほうがいい、と誰からも説得されました」とチャリティは振り返る。「みんな、信じられないといったようすでした。『郡のために働くなんて、本気かよ？』みたいに言われました。郡立診療所の汚らしい地下室で診療するような姿を想像したらしくて」。郡立診療所は、健康保険に加入していない貧しい人々が治療を受ける場所で、サンタバーバラ市郊外のひどく老朽化した施設のなかにある。もともとは一〇〇年前、結核患者向けの療養所として建てられた施設だ。

それでも、チャリティはこの仕事に魅力を感じた。「なぜかわかりませんが、心の糸をたぐり寄せられる思いでした」。医務局長から、仕事の内容が詳しく書かれた分厚いバインダーを渡された。表紙には「カリフォルニア州における保健衛生官の権限」とある。チャリティは中身を熟読した。アメリカの他地域やほかの自由主義諸国の保健衛生官と同様、カリフォルニア州の保健衛生官は多くの任務を負っている。出生や死亡の記録。レストランの立ち入り検査。海水浴場やプールのバクテリア調査。慢性疾患の管理。しかし、チャリティはそのどれにも関心を持てなかった。続いて、「伝染性疾患管理者」という文字が目に飛び込んできた。州の公式な職務だ。地域の保健衛生官が担当する。チャリティの顔は輝いた。「肥満や糖尿病には興味がありません。慢性疾患なんてどうでもよく思えてしまう。わたしが好きなのは危機なんです」

とりわけ心を惹かれるのが、伝染性疾患が引き起こすかもしれない危機だ。奇妙な性癖と本人も自覚しているものの、幼いころから夢中だった。これまで伝染病は歴史を形成し、社会を破壊してきた――が、チャリティが七歳にして伝染病に執着し始めたのは、そのせいではない。「むごい死をもたらすせいです」とチャリティは説明する。「そのむごさに対して、人間が無力だからです。恐ろしい病が、膨大な数の人々に襲いかかる。人々は防ぐすべもなく、悲惨な死を遂げる。その点がひどく心に引っかかりました」。ミドルスクールに通うころ、発泡スチロールでウイルスの模型をつくり、自室の天井から吊していた。「じっと見つめ、ウイルスについて考えるためです」。いずれ西アフリカに行って伝染病を研究しようと思い、そのときコミュニケーションがとれるようにと、フランス語を独学した。大学では微生物学を専攻し、黄熱病や結核、スペイン風邪に関する本を夜遅くまで読んだ。「大学時代に好きだった微生物は、人間に取りついて恐ろしい病気を引き起こす病原体です。だって、植物のウイルスなんて誰も関心を寄せませんよね」。チュレーン大学の医学部では、仲間の学生たちから冷ややかな視線を浴びせられてもかまわず、医学の勉学と並行して、公衆衛生学の修士号取得をめざした。というのも、チュレーン大学には、熱帯病に焦点を当てた珍しい専攻科目があったからだ。その後、アフリカ中・西部のガボンとニジェールに行き、医師として働いた。この地域を選んだ理由の一つは、過去に壊滅的な被害をもたらしたような疫病がふたたび現われるとすれば、アフリカが発生源になる可能性が高い、と考えたからだ。

パンデミックに熱中していることは尋常ではなく、他人の目には不快に映るかもしれないと、本人も自覚している。「この関心事については人前で話題にしないほうがいいと学びました」とチャリティは言う。「うっかり話すと、頭が変だと思われるからです」。しかし実際のところは、幼いころから、気分が落ち込んだとき、腺ペストに関する本を読むと活力が湧いてくる。身の毛がよだつようなイラストが入った本がとくにお気に入りだ。

チャリティは、バインダーを手に、地域の保健衛生官の職務についての細かな規定をさらに読み進めた。すると、ある一文が目に留まり、ほかのすべてを合わせたよりも重要に感じられた。

めいめいの保健衛生官は、本省の規則にもとづき報告義務のある疾病、もしくはその他あらゆる流行病、感染症、伝染性疾患に関して、みずからの管轄区域内に症例が存在する、または最近存在したことを知った場合、あるいは、存在を信じるに足る理由がある場合には、その疾病の蔓延(まんえん)や同様の症例発生を防止すべく、必要な措置を講じることができるものとする。

恐ろしい死を最小限に抑え、伝染病を追い払うため、カリフォルニア州は地域の保健衛生官に特別な法的権限を与えているのだった。

チャリティはこの仕事を引き受けた。規定のなかにあった先ほどの一文をタイピングして印刷し、新しい執務室の壁に貼り付けた。割り当てられた執務室は四号棟にあった。かつては結核患者の隔離室として使われていただけに、患者の肺へ海辺の新鮮な空気を届けるため、壁には鉄格子入りの通気口がつくられていた。デスクに座っていると、中庭を挟んだ向かいの三号棟から、精神科の患者の悲鳴が聞こえてくる。ホールには、建物と同じくらい年代物のキャビネットに、博物館に展示されていそうな医療器具が収納されていた。階段は、じめじめした地下通路につながっていて、通路の先には古い死体安置所がある。そこがチャリティのお気に入りの場所だ。

規定によれば、伝染性疾患を防ぐため、チャリティは驚くほど強大な法的権限を認められていた。しかし、そんな法令を知っている人はごく少数なのだと、ほどなく思い知らされた。郡の住民の大半は——チャリティを迎え入れた公務員仲間もほとんどが——保健衛生官は何をする人なのかもろくに理解していなかった。いつからか、日陰者の扱いになっていた。ほかの公務員も一般市民も、そんな得体の知れない役人はおとなしく引っ込んでいてほしい、と思っているらしかった。学芸会の舞台上のニンジン役のように、あるいは金持ちの外科医の妻のように、呼ばれでもしないかぎりは身を潜め、形式上ちらっと登場するだけでいてくれ、と。法律の言葉は強くても、それを支える理念が弱いようだった。就任二年目のチャリティは、いつでも条文を相手に提示できるように、助手に頼んで例の一文を印刷してラミネート加工してもらい、ブリーフケースに入れて持ち歩いた。「必要な措置を講じる権限がわたしにはあるのだと、話し合いのとき相手に説明するわけです。できるだけ、このラミネート加工の紙を出さずに済まそうとしましたが、週に一回は出すはめになりました」

　脳に結核を患った若い女性がいるとの知らせを受けるまでに、チャリティは、件（くだん）の条文を嫌というほど読み上げた。人生のなかで、こんなに繰り返し朗読した文章はほかにない。祈りの言葉としてよく唱えられる「詩編」第二三編もチャリティは深く愛しているが、それと比べると、この条文は実践が難しい。しかし同じように、言葉に命を吹き込むことができた。

……症例が存在する、または最近存在したことを知った場合、あるいは、存在を信じるに足る理由がある場合……

「このくだりは、どういう意味だとお思いになりますか？」と、いつもチャリティは声を荒らげて、人差し指を宙に立てる。「存在の〝疑い〟です。疑いさえあれば、職務を執行できます」

……本省の規則にもとづき報告義務のある疾病、もしくはその他あらゆる流行病、感染症、伝染性疾患に関して……

「あらゆる流行病、です！」。チャリティはふたたび大声で言い、さらに語句を分析する。「〝流行病〟は医学用語ではないので、ひとまず措くとしましょう。日常的な表現を挟んであるだけです。注目していただきたいのは、〝感染〟と〝伝染〟の違いです」。伝染病はすべて感染性を持つが、感染症のなかには伝染性を持たないものもある。要するに、人から人へうつる病気と、そうでない病気があるのだ。たとえばライム病は、もし感染しても、ほかの人にうつす恐れはない。危機的な状況を引き起こすのは、伝染性を持つ疾患だ。微妙な言葉の差のなかに、チャリティは自分の人生の目的を見いだしていた。

……その疾病の蔓延や同様の症例発生を防止すべく、必要な措置を講じることができるものとする。

「〝できるものとする〟と書いてあります！」とチャリティは言う。「〝できる場合もある〟ではないんです。議論の余地はありません。待ったなし。気が向いたときに、なんなら対処可能、というわけではない。すぐやるのが、わたしの義務です。伝染性疾患の疑いがある場合は、どんな手を打ってもいいんです」

いま、チャリティの課題は、結核で死亡した女性一名だった。車で一時間ほど北にある病院に遺体が安置されている。チャリティは、遺体をサンタバーバラの検死官事務所へ運ぶよう指示したあと、検死官に電話し、あとで肺組織のサンプルを送ってほしいと頼もうとした。しかし、ここで早くも壁にぶつかった。検死官が電話口にも出てくれなかったのだ。しつこくかけたすえ、やっと電話がつながったものの、こんどは依頼を拒否されてしまった。チャリティには法の後ろ盾があり、検死官はチャリティの指示どおりに遺体を処理しなければいけないはずだ。なのに、検死官は「やらない理由」を説明し始めた。

　耳を疑うような言葉の積み重ねだった。七十代のこの検死官は、郡と契約してパートタイムで働いているという。明らかに、専門知識をほとんど持っていない人物だった。チャリティに向かって結核についての講義を始め、結核患者の肺を摘出する行為は危険、かつ不必要である、と弁じた。さらに、「解剖された遺体の結核菌はエアロゾル化（微粒子となって空気中に浮遊）し、術者を感染させかねない」などと書かれた論文があると主張した。

　このとき、チャリティはすでにサンタバーバラ郡の保健衛生の〝最高責任者〟だった。並行年の初めに昇進し、カリフォルニア州の歴史上、最年少の主任保健衛生官になった。並行して、三年間、郡の結核クリニックを運営し、郡内のあらゆる結核患者に法的な責任を負っている。研修医だったころチャリティを指導した医師たちまでが、いまや、結核に関してはチャリティに助言を求めるほどだ。それどころか、カリフォルニア州全体の結核管理者協会の会長に任命されようとしていた。チャリティは、年老いた検死官に礼儀正しく対応しようとしたものの、難しかった。「その論文のことは知っていました」とチャリティは語る。「でたらめな研究です。ところが、うすのろ検死官ときたら、自分はやらない、ほかの人が来てやるのも許さない、と言い張りました」

　チャリティは電話を切り、郡の保安官を呼んだ。優しい口調で状況を説明し、女性の遺体を切り開いて肺を摘出するよう検死官に命令してほしい、と頼んだ。しかし、保安官もやはり法令を知らないらしく、検死官の権限を踏みにじるわけにはいかないと言った。チャリティは我慢の限界に達した。「わたしの指示に従わないなんて、信じられませんでした」。チャリティは法的な命令書を書き、保安官に直接渡した。「あとは、電話が鳴り響くのを待つだけです」

法的な命令書となると、さすがに無視できない。保安官は、地域の保健衛生官が出した命令書など何の権限もないはずだと思いつつも、念のため、郡の主任弁護士に電話をかけた。主任弁護士も、あらためて調べた。その結果、なんと、保安官が間違っていたことが判明した。チャリティの言葉どおり、疫病に関していえば、保健衛生官より上の権限を持つのはカリフォルニア州知事だけだった。それも、知事が緊急事態宣言を出したあとに限られていた。

やっと一件落着、とチャリティは思った。ところが翌日、検死官事務所から連絡があり、障害がまだ消えていないことを知った。チャリティはこう回想する。「『わかった、やるよ。ただ、この事務所のなかではやらない』との返事でした。『建物が古くて換気が悪いから』。わたしが『じゃあ、外でやってもらえませんか?』と提案すると、『いいけど、きみも来てくれ』と言われました」。もしサンタバーバラ郡で重大な伝染病が発生したらどうなるのだろうと、チャリティはいまさらながら考えた。「肺結核のエアロゾル化を心配して、検死すらしないんですから。エボラ出血熱のエアロゾル化だったらどうするつもりでしょう？」

あいにく、クリスマスシーズンと重なってしまった。チャリティは三七歳になったばかりで、つい少し前に裕福な外科医と離婚し、三人の男の子を抱えるシングルマザーだった。クリスマスの翌日、車で郡の検死官事務所へ向かいながら、このあとどんな展開が待っているのかと不安を覚えた。検死官も保安官も、おそらくほかの人たちも、チャリティに苛立っているだろう。どんなふうに苛立っているかがわかったのは、検死官事務所の横にある小さな駐車場に入ったときだった。死体安置所の外で、七人が待ちかまえていた。全員が男性。例の検死官と保安官、加えてその部下たちだ。見るからにものものしかった。チャリティは、クリスマスツリーの下のごみを片付けてそのまま直行してきたので、ふだんの服装ではない。いつもの「戦闘服」は、タルボットのスーツにペンシルスカート、低めのハイヒール。ところがきょうは、薄汚いクリスマスセーターとブルージーンズだ。それに対し、男たちはみんな、完全な防護服を着用していた。「ずらりと並んで――月面を歩く宇宙飛行士みたいでした」とチャリティは言う。「誰かが見たら、本当にエボラ出血熱が出たのかと驚いたでしょうね」

死体安置所そのものも、保健衛生官のオフィスに輪をかけてひどい有り様だった。オークの低木に囲まれ、未舗装の空き地のなかにぽつんと建っている。公的機関の建物というよりも、幹線道路沿いにある休憩所のトイレに似ていた。悲惨な死体がいっぺんに大量に運ばれてきたら、どこに収容する気なのか？

少し離れたところにピクニック用のテーブルがあり、その上に、若い女性の遺体袋が置かれていた。検死官はひたすら腹を立てて、この作業は安全ではない、室内で解剖するリスクは冒せないと繰り返した。またも、以前と同じいんちき論文を引き合いに出し、骨切りノコギリさえ用意しなかったことを言い訳した。結核患者の遺体から外科医が感染したとみられる唯一の事例には、骨切りノコギリが関わっていたという。代わりに、検死官は園芸用のハサミをチャリティに差し出した。いわゆる「庭バサミ」。真新しく輝き、赤い柄に「ACE」という金物店の名前が入っている。主任保健衛生官のチャリティが、この若い女性を開胸して肺の一部を摘出したければ、みずからの手で、庭バサミを使ってやらなければいけないのだった。「てっきり、わたしは脇で見ていればいいんだろうと思っていました」とチャリティは話す。「検死官が、度胸試しのゲームに仕立ててしまったんです」

医学は男の世界だと、かねてからチャリティは感じていた。とくに、ここのように行政にまつわる場所は、男社会という気がする。ただ、このときチャリティは気づいた。問題の本質は、当の男性が怯えていることにある、と。うすのろ検死官は、怖がっているのだ。チャリティは、成人して以来ほとんどの期間、恐ろしい病気に囲まれて過ごし、病気を恐れてはいけないと心に誓ってきた。「トラックの運転手であれば、遅かれ早かれ事故に関わることがわかっているので、あらかじめ、事故が起きた際の対処法を学んでおきますよね。それが、恐怖を克服する方法なんです」とチャリティは語る。「いつか感染症と遭遇することを、素直に受け入れなければなりません」。目の前に並んだ男たちは、受け入れていなかった。れっきとした大人であり、人一倍、勇敢であるべき立場にいるのに……。

ここに漂う恐怖に、チャリティは覚えがあった。医学生だったころ、ニューオーリンズの外傷治療センターで、ときおり警官の姿を見かけた。あの男たちの目に浮かんでいたのと、同じ恐怖だ。「銃で撃たれた被害者を運んできても、その被害者がC型肝炎やHIVに感染しているとわかると、警官たちは悲鳴を上げ、慌てて頭から爪先まで消毒液を浴びていました」。逃げ遅れた犬を助けるために燃えさかる建物へ平気で飛び込んでいくような、筋骨たくましいクルーカットの男たちが、感染症を前にすると、とたんに弱々しく不安げになる。そんなようすをチャリティは何度も見てきた。なかでも、空気感染する病気が、恐怖心をあおるらしい。「結核患者の身柄を確保したいとき、失敗するとすればそれがいちばんの原因です。警官が、怖がり屋の小娘に変身してしまう。患者を連れ出す役は看護師に任せ、自分は車のなかでじっとしているんです」

チャリティ自身、何も恐怖を感じないわけではない。現実的な恐怖もあれば、想像上の恐怖もある。オフィスや自宅の部屋の壁には、人生の支えにしたい言葉を付箋に手書きして貼ってあり、そのほとんどが勇気に関するものだ。

勇気に近道はない。

勇気とは筋肉の記憶である。

森でいちばん高いオークの木も、昔は小さな木の実だった。

ほとんどの人と同じく、チャリティも、戒めを胸に刻み直す必要がある。ほとんどの人と違って、チャリティは、みずから進んで戒めを胸に刻み直す。繰り返し、繰り返し。検死官事務所の外にいる男たちが、自分とは異なる性質の恐れを抱いていることを知ったチャリティは、「あの連中は、わたしなんかにはできないと思っている」と気づいた。考えをもう一歩進めた。「そう思っているのは、できそうな人物に見えないからだろう」。チャリティは、ハイヒールを履いても背丈が一七〇センチ足らずで、からだつきも細い。自分としては、良くもあり悪くもある容姿だと感じているのだが、男性からは悪い評価しか得られないらしかった。毎度のように揶揄される。チャリティは自分なりのルールをつくった。ある種の男性と会って、その相手に何か行動を起こさせたい場合は、行動のきっかけとなる情報を伝える前に、三〇秒の猶予を与える。男性はチャリティの外見から勝手な思い込みをして——まんまと操られる。「人を見た目で判断しちゃいけないのに」とチャリティはときどき胸のうちでつぶやく。

袋のファスナーを開けて、若い女性の遺体を観察した。骨切りノコギリなら胸骨を中央で切断できるが、庭バサミとなると、周辺の肋骨を一本ずつ折っていくしかないだろう。ハサミの先で、第一肋骨の端を探った。ポキッ！ カニの殻を割ったときのような、軽く鋭い音が響いた。ポキッ！ 切りながら、まわりの防護服の奥にある目が視線をそらすのを感じた。若い女性の顔は、覆われないままになっている。それが何よりも集中力を妨げる要素だった。ふつう、解剖に必要な部位のほかは布で隠されているものだ。女性の顔が視界に入るせいで、生々しさが浮き立ってしまう。おぞましい。チャリティはめまいと吐き気に襲われた。「わたしは心のなかで何度も『気絶しちゃ駄目。気絶しちゃ駄目』と自分に言い聞かせていました」とチャリティは言う。「と同時に、はらわたが煮えくりかえっていました。その女性に対しても遺族に対しても、非常に失礼です。なのに、男どもは

『見たいんだろ。ほら、どうぞ』と言わんばかりでした」

　ポキッ！　ようやくカニの殻を割り終えた。チャリティは庭バサミをかたわらに投げ、女性の肋骨を取り除いた。「そのとき、わたしは悲しくなりました。この女性の夫がひどく気の毒に思えたからです」。けれども、チャリティは男たちにはいっさいの感情を示さなかった。それ見たことか、とほくそ笑ませたくなかったのだ。とにかく、検体として、肺組織の塊（かたまり）を切り取らなければいけない。チャリティがふたたび女性の体内に庭バサミを入れようとしたとき、検死官も手を伸ばしてきた。それは……手伝うためだった。「腹部も調べてみましょうか？」と検死官が優しい口調で言った。一理ある、とチャリティは思った。腹部に結核が見られれば、血液中にも存在することになり、血液中に存在するなら、おそらく肺にまで達している。そこで、腹部をまさぐって、結核の兆候がないかどうかを手の感触で調べた。内臓はすべて異常なし。きれいそのものだった。「もし肺が侵されて、でこぼこしていたら、触ればわかるんです」とチャリティは説明する。「でも、問題ありませんでした」。チャリティが触感から導き出した結論は、後日、研究室で裏付けられた。結核は、脳から外へは出ていなかった。肺の一部を庭バサミで切り取る作業はせずに済んだ。というのも、検死官が肺全体を摘出するやりかたを教えてくれたからだ。ふたりで協力して摘出した。チャリティの度胸を目の当（ま）たりにして、検死官は現状を認識し直したらしい。

チャリティは、両手ですくい上げるようにして、若い女性の肺を取り出した。ゼリーのような軟らかさだ。人体の外では、肺組織はかたちを保てない。しかしここでチャリティは、自分が見くびられていたことをあらためて思い知った。検死官は、摘出など本当にできるはずがないと、たかをくくっていたのだろう。肺の置き場所がなかった。容器らしきものといえば、ホームセンターで売っているオレンジ色のポリバケツだけだった。チャリティは女性の肺をバケツに入れ、車へ運び込んで、その場を去った。

あとに残された男たちの脳裏には、一連の光景が鮮明な記憶として焼き付いただろう。だが、チャリティにとっては、地域の保健衛生官として暮らす日々のひとコマにすぎなかった。男たちは、チャリティの業績も、能力も知らなかった。検死官は、チャリティが外科医としての訓練を受けた人物だとは思いも寄らなかったらしい。「男たちはいつだって、わたしを過小評価するんです」とチャリティは言う。「わたしの〝スピリット・アニマル〟がウサギだと思い込んでいます。実際は、獰猛なドラゴンなのに」

第二章　保健衛生官の誕生

　チャリティ・ディーンがあらたな副保健衛生官に任命されたとき、ペイジ・バトソンは、サンタバーバラ郡の保健衛生局ですでに一〇年以上、看護師のキャリアを積んでいた。ペイジは驚いた。サンタバーバラ郡にいる若い医師はふつう、研修医の期間を終え、義務として課せられる郡の診療所での勤務を果たしたあと、貧しい人々の前から全力で逃げていく。保健衛生官になるのはたいがい、ひっそりとした隠遁(いんとん)生活を好む、自身のキャリアの終わりが近づいている年老いた医師だ。「ディーン先生が来る前は」とペイジは言う。「この郡で一〇〇人に質問しても――たとえ医療従事者ばかり一〇〇人に質問しても――保健衛生官とは何をする仕事で、何者なのかを答えられる人は、ひとりもいなかったと思います」

　チャリティは最初から、それまでのほかの保健衛生官とは違う行動に出た。たとえば、局内の看護師たちと非常に長い時間を過ごし、部下ではなく先輩とみなして接した。また、患者をじかに診ることにこだわった。きわめて異例だ。ほとんどの保健衛生官は、内部書類を作成したり、郡の監督委員会に出向いたり、スーツを着て会議に出席したりするのを日課にしている。チャリティは――もっとも、ペイジは必ず「ディーン先生」と呼ぶのだが――郡の診療所へ出向くだけでなく、しじゅう、さまざまな患者を診察して回った。サンタバーバラ市の中心街にあるホームレス受け入れ施設にも毎週通い、半日を費やす。小さな部屋のなかに構えて、入ってくる人なら誰でも治療する。日によっては、ホームレスの男性の傷口からウジを取り除いたあと、監督委員会へ直行してテレビカメラの前で証言を行なう。なぜみずから診療しているのかと看護師に尋ねられたときは、きまってこう答えた。「医者は、患者を診なくなると、少しずつ忘れていくのよ。診療を続けることで、第六感が養われる」。つまり、たんなる善行ではない。知識を蓄えているのだ。

しかし何より興味深いのは、チャリティがいると、不思議な出来事が相次いで起こることだった。「ディーン先生が来たとたん、あれやこれやが一気にあふれ出しました」とペイジは言う。チャリティが保健衛生官の主任に昇格した二〇一四年初頭から、その傾向はさらに顕著になった。いちど、ペイジは面と向かって伝えた。「あなたがいらして以来、とても奇妙な事例ばかりに遭遇します。次から次に、不可思議な事例が現われるんですよ」

最初のうち、ペイジはこれを偶然だと思っていた。けれども、しばらくして、不可解な事例がチャリティに降りかかるのではないことに気づいた。チャリティがいるからこそ、不可解な事例が表面化するのだ。たとえば、とあるC型肝炎の例。ふつうの保健衛生官だったら、見過ごしていた可能性が高い。ひとりの女性が献血のために病院を訪れ、C型肝炎の陽性反応が出た。病院側は、規則どおり、保健衛生局へ報告書を送った。それを最初に受け取った看護師は、どう対処すればいいのかわからなかった。アメリカ疾病対策センター（CDC）の統計によると、二〇一六年、アメリカ国内におけるC型肝炎の死者数は、ほかの感染症すべての死者の合計数を上回っていた。にもかかわらず、地域の保健衛生局が迅速に対応すべき病気のリストには含まれていなかった。血液を介して感染するため、急拡大する危険はあるまいと、ないがしろにされがちだった。「緊急事態発生！」というほどではない。保健衛生局に報告が入るC型肝炎の事例は、ほとんどすべて、感染そのものはかなり以前に起きていた。症状が出始める急性期には、目が黄色くなり、尿が濃くなり、腹痛が起こるのだが、そういう時期もとうに過ぎている。「通常、慢性C型肝炎の患者が見つかっても、どこで感染したのか突き止められません」とペイジは話す。「患者はウイルスを抱えたまま、ときにはやがて肝臓癌（がん）を発症します」

ところが、このときC型肝炎と診断された地元の女性は、珍しいケースだった。定期的に献血をしていて、ほんの数カ月前にも献血歴があった。すなわち、数カ月前にはまだC型肝炎にかかっていなかったわけだ。「この女性に電話して、ここ数カ月間の暮らしぶりを訊いてみて」と、チャリティはペイジに言った。すると、この女性は短期間で驚くほど頻繁に、感染の恐れがある施術を受けていたことがわかった。あり得ない回数のマニキュアとペディキュア、複数回のボトックス治療、歯の治療、ある種の幹細胞治療……。ペイジが電話を切ったとき、女性の血流にウイルスが入り込んだ可能性として、一〇の施術がリストアップされていた。その一〇カ所を視察してくるように、チャリティはペイジに指示した。

*

サンタバーバラ・コテージ病院での研修一年目、チャリティはスティーブン・ホセアという男性医師のもとで働いた。ホセア医師は、ケンタッキー州の貧しい家庭で育ち、一九六〇年代にハーバード大学で研修を受けたあと、NIH（国立衛生研究所）で一〇年間（トニー・ファウチという若い研究者とともに）病気の研究をし、その後、カリフォルニアに来て感染症の治療に携わっていた。背が高く、おっとりした性格で、学をひけらかさない人物だが、患者の病気を解明することや、若手の医師を育てることにかけては、天才的な才能の持ち主だった。毎朝、新米の医師たちを連れて、診断が未確定の患者のもとを訪れた。新米たちはこの日課を「ドクター・ホセア・ショー」と呼んでいた。「必ず、自分の手を患者さんに当てなさい、というのがホセア先生の教えでした」とチャリティは回想する。「ホセア先生はすぐ、患者さんの間近に寄ります。ほら、ふだん会話するとき、ちょっと近すぎる距離まで寄ってくる人がいるじゃないですか。先生はそういうタイプでした」。すると間もなく、患者たちは気軽にプライベートなことをしゃべり出す。旅行の思い出、恋愛話、職場のこと、家族や親類のこと……。一見、なにげない会話のようだが、そうではない。「患者たちはみんな、『ああ、この人はわたしのことを何もかも知りたがっているんだ』と思い込みます」とチャリティは言う。「でも、そうではありません。先生は、鑑別診断に役立つ部分を掘り下げていたんです」

鑑別診断とは、現在の症状を引き起こした可能性のある感染症を絞り込んでいく作業だ。ホセア医師は、患者の話を聞きながら、候補を頭のなかにリストアップし、それぞれの確率を正確に推測していた。患者のなにげないプライベートな会話から、病気に関連のありそうな内容を引き出し、未熟な医師なら見落としていたであろう可能性にたどり着く。実際、そんな場面にチャリティは何度も立ち会ったことがある。ホセア医師の言葉を借りれば、「わたしがやっていなくて、あなたがやったことのうち、いまあなたの体内にある何かを外部からもらってしまうような場面はありませんでしたか？」と聞き取り調査するわけだ。ある日、ひとりの大学生がやってきた。胴まわりに正体不明のひどい発疹を起こしていた。若い医師たちがしばらく首をひねっていると、ホセア医師が現われ、その大学生の社会生活について聞き出す段取りに入った。「最近、湯船に浸かったのはいつですか？」とさりげなく尋ねる（「湯船に浸かったことがありますか？」という尋ねかたはしなかったと、チャリティは心にメモした）。「ええと、数日前です」と大学生は答えた。「誰かといっしょでしたか？」とホセア医師。「ええ、友達数人と」「誰か、発疹のある人はいましたか？」「あっ、そうそう。ルームメイトも似た感じなんです。僕ほどひどくはないけど」。「シュードモナス菌に間違いありませんでした」とチャリティは話す。「湯船で感染するバクテリアです。でも、ホセア先生は言いません。憎らしい手ですよね！　病名は告げない。患者に質問をして、本人の口から原因を語らせるんです」

チャリティが医学部で習った方法とはずいぶん違う。授業では、チェックリストを使って設問を重ねながら、患者のいままでの生活を把握するように教えられた。四五分かけて質問しても、患者の社会的関係にはほとんど触れないままだ。伝染性疾患の場合は、別のアプローチが必要になる。「誰かほかの人からうつったわけです。何かを食べた、吸った、やったせいで感染したのではありません。間違いなく、誰かから菌をもらったはずなんです。『同居しているのは誰ですか』『どんな性行為をどれくらいの頻度でしていますか』『ホームレスの受け入れ施設で寝泊まりしたことはありますか』といった質問が適切になります。ホセア先生から叩き込まれた教えは、『最も重要なのは既往歴ではない。社会歴だ』ということです」

ホセア医師から学んだ事柄はほかにも多い。

「できるだけシンプルな説明が、たいがい最良である」。患者が二つの別々の症状（たとえば、高熱と発疹）を示している場合、原因は基礎疾患一つである可能性が高い。「もし、きわめて深刻な疾患の可能性がわずかでもあれば、可能性をかなり上乗せして考えて対処すべきである」。たとえば、鑑別診断の結果、一〇個の可能性が挙がったとして、最も可能性の低い一〇番目がエボラ出血熱だった場合、その患者はエボラ出血熱だという覚悟で治療に当たるのがふさわしい。そうしないと、重大な結果を招く恐れがある。「自分の診断に何か違和感があるときは、その気持ちを尊重すべきである。誤診の理由を突き止めることが困難だとしても、違和感を無視すべきではない」。まだ最終判断を下すべきでない時点で医師が結論を急いだせいで、おおぜいの患者が命を落としている。

医師は患者のための探偵でなければならない――これがホセア医師からの大切なメッセ

ージだった。その精神をチャリティは保健衛生官としての仕事に注ぎ込んだ。チャリティの「患者」はサンタバーバラ郡だ。健全な状態を保つべく、ホセア医師が患者のことを思うように、チャリティもサンタバーバラ郡のことを考える必要があった。しっかりと把握し続けなくてはいけない。探偵であるために。

ペイジがC型肝炎患者の病状を視察して戻ってきたとき、どうもようすがおかしいと、チャリティは察した。たまに診断と症状が一致しないときに感じる、何かちぐはぐな気持ちが湧いてきた。ふだんおしゃべりなペイジが、妙におとなしい。「どうしたらいいかわからないんですけど、ディーン先生」とペイジが口を開いた。「ちょっと変なんです」。

リストに記されたすべての場所に行ったものの、疑わしく思えたのは一カ所のみ。幹細胞クリニックだった。名称は「トマシェフスキー・クリニック」。関節痛や腰痛の治療として、患者から血液を採取し、遠心分離機にかけ、ふたたび患者に注入する「多血小板血漿療法」を行なっていた。有効性がまだ定かではないため、医療保険は適用されず、このクリニックでは一回四五〇〇ドルもかかる。施術を担当するトマシェフスキー博士は、高齢のベテランだ。金持ちの利用者を数多く抱えている。なかには、ロサンゼルスから車でやってくるプロスポーツ選手たちなど、かなりの有名人もいる。

ペイジは、非公式にそのクリニックを訪れた。まるで、捜索令状を持っていない警官のようだった。トマシェフスキー博士は嫌な顔一つせず、クリニック内を案内してくれた。自分の仕事に誇りを持っているようすだった。ざっと見回った範囲で、ペイジはいくつか気になるものを目にした。中身があるのに患者名の書かれていない採血容器。日付の入っていない複数回使用の鎮痛剤のバイアル。ただ、ペイジは目くじらを立てるべきか迷った。トマシェフスキー博士はかれこれ三〇年以上も診療を続けており、利用者たちはサンタバーバラ郡の誰もが知るような著名人ばかりだ。そのうえ、ペイジが勤務し始めてから一五年間、この郡の保健衛生局がC型肝炎の症例を調査したことはいままで一回もない。「正直なところ、ディーン先生が『このクリニックには教育と指導が必要ね』というようなことを言うのではないかと思っていました」とペイジは話す。しかし、違った。チャリティは自分の手荷物をつかみ、「いっしょにそのクリニックへ戻りましょう」と言った。

　トマシェフスキー・クリニックは、コテージ病院の裏手にあるベージュ色の建物のなかだ。到着したふたりに向かって、受付の若い女性が冷ややかな視線を浴びせた。待合室にはたくさんの患者がいる。トマシェフスキー博士は機嫌よさそうに、「それはもう、もちろん。サンタバーバラ郡の保健衛生局の責任者には、ぜひ見学していただきたい」と応じた。しかしペイジは、最初の訪問時にはなかった緊張感を嗅ぎとった。主任保健衛生官は、令状を携えた警官に近いからだろう。

規制されている事柄と、されていない事柄の線引きが、チャリティにはいつも不可解に思える。「お腹から脂肪を吸い出して、培養し、膝に注入するという行為には、何の文句も言えません」。もちろん、カリフォルニア州医師会は免許を剝奪する権限を持っているが、医師会にしろ誰にしろ、トマシェフスキー博士を問題視している者はいなかった。このクリニックがあるビルは、かつてはアパートメントだったため、施術室にも生活感が漂っている。チャリティは室内を歩きまわり、すべてに目を光らせた。博士の名刺には「整形外科スペシャリスト」と書かれていた。じつは整形外科医としての訓練を受けていない医師が使う、おきまりの肩書きだ。チャリティは、戸棚や引き出しの中身もチェックした。患者の関節に血漿を注入するとき使う、長さ一〇センチの太い注射針を見つけた。この博士は、鎮痛剤だけでは済まさず、全身麻酔を使い、しかもその際、患者のバイタルサインを測定していないことを知った。一連の作業を行なう部屋の洗面台には、博士の歯ブラシと歯磨き粉が置かれていた。患者の血液を保管する冷蔵庫に、博士の昼食が入っていた。

チャリティは、クリニックの受付係の若い女性に、ここで働いている人はほかにいないのかと尋ねた。「いません。わたしと博士だけです」。受付業務だけでなく、いろいろな仕事をこなしているという。「いろいろな仕事って、たとえば何？」「たとえば、患者の血液を遠心分離機にかけています」。チャリティは「やってみせてくれる？」と頼んだ。

女性が、冷蔵庫から採血容器を一本取り出し、遠心分離機を使ってみせた。トマシェフスキー博士はいちどに二名の患者を治療できるらしく、となると、受付係は同時に二本の容器を冷蔵庫から取り出す必要がある。

「どの容器がどの患者のものか、どうやって管理しているの？」とチャリティは尋ねた。「それはまあ、流し台の右端と左端に置いておけば、区別が付きますから」。受付係が言った。

冷蔵庫から出された血液の容器には、日付が入っていない。検体を扱うあいだ、受付係の女性は手袋をしていなかった。学歴を尋ねたところ、医師免許を持っていないことを認めた。エステティシャンだった。

続いてチャリティは、トマシェフスキー博士に、患者を治療しているところを見学させてもらえないかと頼んだ。見られているとなれば、ぼろが出ないように本人も万全を期すだろうが、医師——とくに年配の医師——は、ふだんの癖がつい出やすい。「手首の動かしかたに癖があるものです。からだの向きの変えかた、台上での物の広げかたなどにも癖があります」。トマシェフスキー博士の場合、手を洗わず、手袋も使わなかった。施術中、物の置き場所についても明確なルールがないらしかった。使用済みの容器や注射器を、未使用の物と同じテーブルに置いた。「外科手術の際は、未使用の物を置く場所と使用済みの物を置く場所をはっきりと分けます。なのに、博士は混ぜこぜにしていました」。その点をチャリティが指摘したところ、博士は相変わらず上機嫌に「三〇年前からこのやりかたでやってますよ」と言った。

感染を防ぐためには、要するに、随所に防壁を設けることが重要だ。患者同士、使用済みの針と未使用の針、仕事場と生活の場……。そのために、さまざまな規則が存在する。ところが、この博士は規則にまったく従っていなかった。「この人の場合、感染防止策の素養というものが完全に欠落していました」とチャリティは指摘する。感染源である可能性が最も高いのは、汚染された容器とみられるが、ほかの何が原因でもおかしくなかった。遠心分離機の操作も難しい。あのエステティシャンが液体のバランスをじょうずに取らなければ、装置じたいが汚染されてしまう。「ひどすぎる、三〇年間ずっと患者を感染させ続けていたのではないか、と思いました。わたしが視察するとわかっていてこの状態なら、視察していないときはどんな有り様でしょう？　そう考えるともう、C型肝炎どころの些細な問題ではありません。HIVが心配になりました」

保健衛生局で看護師を務めるペイジは、一連の流れを興味深く眺めていた。これまでに見たことのない光景だった。問題の博士に向かって、チャリティはその場で、このクリニックを閉鎖するように保健命令を出す、と伝えた。印象的だったのは、チャリティの声に申し訳なさや躊躇がいっさいなかったことだ。「言い争いになったとき、視線をそらす人がいるでしょう。ディーン先生はそんなタイプではありません。まっすぐに相手の目を見て、ストレートに話します。『本日をもって、ここを業務停止とします。今後の手続きについてはこれを読んでください』と」。オフィスに帰ったあと、チャリティはサンタバーバラ郡の主任弁護士に電話して、いまやったことを伝えた。さらに、博士の大事な顧客たちから猛烈な抗議が来るのを覚悟してもらいたい、と付け加えた。続いて、ペイジに指示を与えた。クリニックから押収した利用者リストをもとに、ここ一八カ月間に治療を受けた数千人に一人ひとり手紙を出して、C型肝炎に感染している恐れがあること、検査費用は郡が負担することを知らせてほしい、と。

この時点で、カリフォルニア州保健衛生局と、アトランタにあるCDCに経緯を報告する義務が生じた。報告中、チャリティは、自分がどれだけ危険な高みまで登ってしまったのかを痛感した。「事前に意見を求めなかったことに、CDCは愕然としていました。疑いがあるというだけで地方の保健衛生官がクリニックの業務停止命令を出すなど、まったくもって前例がない、と驚いていました」。CDC側は、たんなる郡の保健衛生官にそんな権限はないと難癖を付けてきた。CDCが保健衛生官の権限の広さを認識していないとは、理解に苦しむ。ただ、じつはチャリティ自身、つい先ごろ知ったのだが、アメリカのほかの地域では、この種の権限は郡の保健衛生官ではなく州の保健衛生官にある。つまり、カリフォルニア州は異例なのだ。テキサス州やミシシッピ州などが州の保健衛生官に与えているのと同じ権限を、郡の保健衛生官に与えている。しかし、ＣＤＣ側は、チャリティの権限をしぶしぶ認めたあとも、行使のやりかたに問題があると譲らなかった。「もし間違っていたらクビだと言われました」とチャリティは振り返る。

もっとも、この脅し文句はそれほど耳新しくない。カリフォルニア州保健衛生官協会のキャット・デバーグ会長も、「地域の保健衛生官の仕事をやり遂げるためには、いつ職を失おうとかまわないという覚悟が必要です」と語る。保健衛生官になるには――その役割を本当にものにするためには――地元紙の一面全体に、自分が出先でやらかした失態を書き立てられる、といった事態を覚悟しなければならない。自分がクビを切られる段になって初めて、「保健衛生官なんていう職があるのか」と、ほかの人が気づくことになるかもしれない。

チャリティにしろ、彼女が何者かを多少なりとも知っているのは、診療所やホームレス受け入れ施設で診療時に接した保険未加入の貧しい人たちくらいだろう。それ以外は、チャリティに何かとんでもなく腹立たしいことをされたとき、ようやく正体を知る。「わたしが自分の任務を説明すると、裕福な白人たちは、過去の遺物を眺めるような目をこちらに向けてきました」とチャリティは語る。「まるでタイタニック号の燭台をたまたま見つけたかのような目です。『まあ素敵――でも、今時こんなの必要かしら？』と言わんばかりでした」。保健衛生官が病気を防いでも、命を救っても、社会の上層部で暮らす人々には気づかれない。そのせいで、チャリティの立場で使える予算は、年々減る一方だった。オフィスにある「ハイテク機器」といえば、せいぜいファックス機くらい。各種の記録は紙で残し、赤いマニラ封筒に入れて整理していた。「手紙を送ろうと思ったら、申請用紙に記入して、承認をもらわなければいけませんでした。切手代が国から支給されているからです。わたしは郡の保健衛生官だったので、勝手に切手を使うことは許されませんでした。でも、べつにいいんです。そういうシステムのなかで生きるすべを学びました」

「そういうシステム」が、感染症と戦う最前線なのだ。特定の郡だけではない。国全体が、そうできている。サンタバーバラ郡の伝染病患者の七〇パーセントは、保健衛生局が監督する五つの公共クリニックのいずれかで見つかる。この数字は他地域でも大差ない。にもかかわらず、ゆとりがあって健康保険に加入している人たちが「保健衛生局なんて、自分には関係ない。お役所の仕事だろ？」と無関心なせいで、社会はこのシステムの予算や設備を貧弱にしてしまった。「ひどい事態が起きるまで、世間はこのシステムの現状に気づかないのです」とチャリティは言う。「社会全体を、経済全体を守っているシステムなのに」。しかし、経済の側は、チャリティの役割をごく狭い財政面でしか理解していなかった。「選挙で選ばれた政治家たちに疾病対策のための予算を要求する場合、『地域で最も弱い立場にある人たちをケアするのが正しいことだ』と訴えても無駄だとわかりました。むしろ、病気が地域内のほかのところまで波及したらどうなるかをもとに、それを防ぐためなら投資に見合うだけの利益があると主張するのが効果的です」。しかしそれでも――見返りの大きさを伝えたあとも――投資が実現しないことが多かった。結核の検査を迅速に行なう機械にしろ、購入費を得るのに何年もかかった。その機械があれば、新規感染をある程度防げるにもかかわらず……。「ひとりの結核患者にかかる費用は三万ドルないし一〇万ドル。薬剤耐性のある結核だと、もっと高くなります。なのに、なぜ一台で七万二〇〇〇ドルの機械を買う許可がなかなか下りないのでしょう？」

チャリティは、物資の援助が乏しい環境には慣れていた。だが、トマシェフスキー・クリニックの調査をめぐっては、州政府からも連邦政府からも精神的、実務的なサポートがまったくないことに、首をかしげた。「CDCやFDA（食品医薬品局）などの連邦政府機関から、『ディーンさん、こんな証拠をつかみましたよ』といった連絡が来るのをずっと待っていました。でも、誰からもそんな連絡はありませんでした」。ただし一方で、天然痘の発生のような重大な事態とは違うことを認めざるを得なかった。トマシェフスキー

・クリニックは、社会を麻痺させるほどの脅威ではない。金持ちや有名人のかかりつけ医のひとりにすぎず、C型肝炎患者も一名だけ。社会全体から見れば、取るに足りない事例だ。それでいて、もしチャリティが間違っていたら、解雇されてしまう。いや、もし間違っていたら、みずから辞めるだろう。「『ああ、こんなことする必要なんかないのに。今回は、むきになりすぎている』と自分でも思いました」

不思議なのは、チャリティが関わり始めた当初から、トマシェフスキー博士がずいぶん従順なことだった。まるで、チャリティの登場を待っていたかのようだ。何か見落としがあるのではないかと、チャリティは、さらに二回、業務停止中のクリニックへ足を運んだ。「必要な何かを見つけそこねているかもしれない、見つけておかないと、何らかの病気を発症する人があと二〇人くらい現われるかも、と不安でした」。この追加調査で、トマシェフスキー博士がベルセド（ミダゾラム）――マイケル・ジャクソンの死因の一つとされる薬――を処方していたこと、それを注射するため、高台に住む裕福な高齢女性たちの家へ出向いていたことを知った。また、複数回使用の薬剤のバイアル瓶が、博士の申告よりかなり大量に見つかった。しかも、その種の薬剤を何人かに分けて使用する場合、注射針は取り替えるものの注射器は交換していなかった。病気の蔓延を防ぐためには、注射針、注射器とも取り替えなければならないのだ。博士がオレゴン州にクリニックをもう一つ持っていて、そこでも同じ施術を行なっていたことも明るみに出た。いままで見逃していた部屋もあった。クローゼットの扉に見えたものが、じつはドアで、開いてみると、患者の回復室と博士の休憩室を兼ねた部屋があった。受付係兼エステティシャンの冷淡な若い女性は、博士の娘だった。

数カ月かかって、検査結果が出そろった。トマシェフスキー博士の顧客のうちさらに四人がC型肝炎に感染していた。全員、二〇一四年九月四日に施術を受けている。互いに知り合いではないが、体内のウイルスのゲノムは同一で、感染源が同じなのは明らかだった。結局、五人すべてに使用した一本の注射器が原因であることが判明した。チャリティは、州の医療委員会がさらなる真相を究明してくれるだろうと思っていた。だが、期待は空振りに終わった。「委員会に電話して、『調査に取りかかっていただいたはずですが』と尋ねてみました。すると、こんな返事でした。『やっています。ただ、あなたが発見して報告してくれた内容がすべてです』」。のちに出された州の医療委員会の報告書には、トマシェフスキー博士がきわめて多くの標準業務手順に違反していたと記された。博士はカリフォルニア州の医師免許を剝奪され、やがて、オレゴン州の診療所にも業務停止命令が下った。これで、医療の世界における博士のキャリアには終止符が打たれた。

この一件を通じて、チャリティは、病気の蔓延を食い止めるためにはかなりの孤軍奮闘を覚悟するほかないと悟った。もちろん、友人や味方はいる。たとえば保健衛生局の看護師たちは、過去に知り合った人々のなかでも非常に優秀な部類だ。サンタバーバラ郡の主任弁護士にも、しだいに敬意を抱くようになった。責任を取る覚悟があるなら、とチャリティの行動に許可をいつも出し、一般市民を守るうえで必要と思うことは何でもやる権利があると法律面で太鼓判を押してくれた。チャリティは、州内の各地にいるほかの五七人の郡保健衛生官とも強い絆を感じていた。ただし、ひと口に保健衛生官と言ってもさまざまであることを認めざるを得なかった。この任務を実体のない名誉職のようにとらえている時代遅れの医師もいれば、片手間にやっているだけで熱意のない人もいた。「どんなキャリアを経た人が保健衛生官になるのか、明確な道筋が決まっていないのが問題なんです」とチャリティは話す。「引退した麻酔科医が、ほとんどの時間は犬のブリーダーとして働きながら、保健衛生官を務めているケースもあります」。しかし、チャリティと同じように、使命感に燃えてこの仕事に全力を傾けている保健衛生官もいる。そういう人々の存在が、何よりも心の支えだった。とはいうものの、各自のニーズや課題はじつに多様で、一つの強力なユニットとして機能するのは無理だった。お互い、いざというときに助け合える立場でもなかった。

アメリカの公衆衛生の大きな組織は、チャリティが外から見て想像していたものとはずいぶん異なっていた。最高機関であるCDCは、チャリティの実務にあまり役立たなかった。トマシェフスキー・クリニックに業務停止命令を出した際、非協力的だったが、それがふだんの態度なのだ。揉め事が起こると逃げ腰になる傾向があり、そんな場面にチャリティは繰り返しぶつかった。

たとえば二〇一三年末、チャリティが保健衛生官の主任に昇進したころ、地元の病院から電話があった。カリフォルニア大学サンタバーバラ校（UCSB）の一九歳の学生スポーツ選手がB型髄膜炎を発症し、友人たちに運び込まれてきて、ショック状態で集中治療室にいるという。B型髄膜炎は稀な病気だが、健康な若者を襲い、数時間で死に至らしめることもあり、学内の担当医たちは恐れをなしていた。同校の医療責任者であるメアリー・フェリス医師は、こう説明する。「これは、学生の健康を管理する医師が最も恐れる病気の一つなんです。あのときも、患者が命の危険にさらされている状況だとすぐにわかりました」。唾液を介して感染することは確かだが、ほかの感染経路についてはいまだ謎に包まれている。大学のキャンパス内で感染が発生した場合にどのような措置をとるべきか、専門家の見解は定まっていない。「CDCに連絡して、指示を仰ぎました」とフェリス医師は言う。「ところがCDCは当初、それほど関心を示しませんでした。わたしたちとしては、緊急対策時にはCDCの助言が頼りなんです。なのに、CDCの助言は『何もするな』でした」

最初の問題は、明確な診断が下されなかったことだ。怪しい症状が現われ始めた段階での担当医は、ほかならぬチャリティの恩師、スティーブン・ホセア医師だった。病気の診断についてチャリティが持つ知識の多くは、このホセア医師から教わったのだ。彼はチャリティに、問題の男子学生の両脚が紫色になっていたと伝えた。しかし、血液と髄液の検査ではB型髄膜炎は陰性と出たため、危険な伝染病を患っている可能性はまずないとの判断だった。感染症の診断は、さまざまな手がかりを拾いながら道をたどるのに似ている。その最初の手がかりとなるのがグラム染色――この時点で髄膜炎を陰性と判定した検査――だ。グラム染色は、いま扱っている細菌が、大きく分けて二つの種類のどちらに属するかを教えてくれる。「きわめて信頼性の高い検査で、誤った判定はめったに出ません」とチャリティは言う。だがその一方、男子学生の両脚がまだらな紫に変色しているのを、ホセア医師は自分の目で見ている。上半身へ感染が進むのを防ぐためには、両脚を切断しなければならないだろうと、すでにホセア医師は考えていた。

「どう思います？」とチャリティはホセア医師に尋ねた。

「きみはどう思う？」ホセア医師が訊き返した。チャリティは戸惑った。学生時代と同じように教え子として試されているのか、それとも、医師仲間として意見を知りたがっているのか？

「グラム染色が間違っていると思います」とチャリティは言った。

たまたま、ホセア医師は少し前、グラム染色が間違っている可能性はどれくらいあるかと、研究室に問い合わせたことがあった。返事は「ゼロです」だった。ただ、ホセア医師はおもに学術的な視点でグラム染色に関心を寄せたにすぎない。万が一に備えて、男子学生にはすでにB型髄膜炎の治療を始めていた。

「検査結果を無視してB型髄膜炎とみるのがわたし自身にとってどんな意味を持つか、じゅうぶん承知している」とホセア医師は言った。「しかし、きみにとってどんな意味を持つかとなると、話がだいぶ違う」。つまり、誤診だったとしても、ホセア医師は職を失う恐れはない。チャリティのほうは、リスクが非常に大きいのだ。

「どう思いますか？」とチャリティはふたたび質問した。

「わたしも、グラム染色が間違っていると思う」

実際、グラム染色は間違っていた――が、そうと判明するまで一日半かかった。ふたりには、再検査の結果を待っている時間はなかった。学生一名が感染しているなら、学内にほかにも感染者がいるはずだ。現時点で六人の学生が感染していれば、翌週には一二人が感染するかもしれない。翌週が一二人なら、翌々週には二四人。そして……。パンデミック発生まで長くはかからないだろう。「その前に先手を打つ必要がありました」とチャリティは振り返る。「戦いの九割は、最初の数日間にかかっているんです。でも、始まりはきまって静かです。こちらとしては静かに矢継ぎ早の決断を下すわけですが、第三者からは何を大騒ぎしているのかと白い目で見られます」

そんなわけで、わからず屋のCDCと何度も電話で交渉しなければならず、作業を中断させられてうんざりだった。何かにつけて、無駄に手間が多かった。電話で話し合うためには、事前にメールで連絡する必要があり、そのメールがCDC内で二〇人に回覧されるのだった。メールアドレスはイニシャルなので、チャリティはほとんどの相手の名前すら知らない。やっと話をする段になると、電話口には、CDCに常駐している髄膜炎流行の専門家が出るのだが、同時にほかにも十数人が回線に接続し、ふたりの会話を傍聴する。「気持ちが悪いといったらありません」とチャリティは言う。「まるで映画のワンシーンですよ。一対一で会話しているつもりなのに、じつは壁がマジックミラーになっていて、その向こうで二〇人くらいが息を潜めているわけです。会話の相手は、ミラーの向こう側の二〇人を代弁しているみたいでした」。電話が終わるたび、チャリティはインターネットでCDCの組織図を調べ、影の集団がどの部署に属する何者なのかを調べようとしたが、どうしてもわからなかった。現実社会から離れた象牙の塔に住む、隠者たちらしい。電話の内容じたいも、たいがい実りがなく、腹立たしかった。「あの人たちは、精神的なマスターベーションをしたがるんです」とチャリティは言う。「そういう表現が的を射ていると思います。堂々めぐりの話し合いを一時間も続けて、何の結論にも達しないんですから。でも、それが終わる時点で、わたし自身は決断を下さなければいけませんでした」

最初の決断は、学生たちのなかに潜む感染者を探し出すことだった。チャリティは、サンタバーバラ郡の医療関係各所に連絡し、微熱のある若者を見つけたら必ず検査するように伝えた。「軽症者本人はべつにいいんです。心配なのは、そういう軽症者がほかの人たちにうつして、感染が加速度的に拡大することです」。CDCが手をこまねいているあいだに、UCSBの学生がさらに三人、髄膜炎菌感染症の陽性反応を示した。症状はそれぞれ異なる。発疹が出ただけのひとりの学生は当初、水疱瘡(みずぼうそう)と診断された。ほかのふたりは微熱があり、ふつうの風邪と誤診されていた。「三人は同居者ではありませんでした」とUCSBの医療責任者、フェリス医師は回想する。「なぜこんなふうに症状がまちまちなのか、理解に苦しみました」。数日も経たないうちに、学校側はホットラインを設置するはめになった。パニックに陥った両親や、付近の住民から、苦情の電話が殺到したからだ。住民たちは、二万人の学生を全員、外出禁止にすべきだと考えていた。

チャリティは夜も眠らず、執務室でホワイトボードを睨んだ。そこには、感染したUC

SB学生の対人関係が描かれていた。一番上のタイトルは「他家受粉」。ホセア医師から教わった専門用語だ。「誰と誰がセックスしたか、どんなセックスだったかと言いたくないときに使う言葉です。要するにわたしは、どの学生が誰と、どこで唾液を共有したかを把握しようとしていました」。すべての手がかりが、社交クラブを指していた。チャリティは、学内の女子学生クラブと男子学生クラブを閉鎖し、所属する一二〇〇人の学生にワクチンを投与することに決めた。「B型髄膜炎の場合、ワクチンが効果を発揮する時期はかなり限られています。しかも週末でした。いちどに素早く実施しなければいけません。そうしないと、病原体は循環し続けてしまいます」

チャリティは電話で、CDCの専門家と、取り巻きの無言の集団に交渉した。専門家は、チャリティが行動を起こすことに強く反対した。「こう言われましたよ。『その判断はデータに裏付けられていない』と。わたしは『あら、そうですか——データなんて、そもそもないでしょう』と答えました」。チャリティは自分の計画を説明した。学生の一部をホテルの部屋に移して、寮で暮らす人を減らす。学内のスポーツチームを活動休止させる。加えて、ヨーロッパでは認可されているもののFDAは未認可のワクチンを投与する。「CDCの専門家は、『われわれはそのようなことをするつもりはないし、もしするのであれば、それはあなたが決定したことであり、われわれは同意しないという点を書面にする』と言いました」

以後もCDCとの電話でのやりとりが続き、そのたびにチャリティに対する態度が荒くなっていった。ある日の電話のあと、看護師のペイジ・バトソンが「ディーン先生、CDCの職員があんな口の利きかたをするなんて、ひどすぎますよ！」と憤慨したほどだ。しかし結局、大学側はCDCを無視し、チャリティの勧告にすべて従った。「厳しい命令のようなものでした」とフェリス医師は振り返る。「前例がありません。けれども、チャリティがすべてのパーティーを中止させ、予防措置を講じたあとは、それ以上の症例は現われませんでした」。フェリス医師をはじめとする誰もが、CDCが一貫してチャリティを快く思っていないことに気づいていた。フェリス医師はこう語る。「CDCは『裏付けとなる証拠がない』と言い続けていました。それはそうでしょう。四年に一件しか症例が出ませんからね」

CDCの姿勢の根底にあるのは、ごく単純に「恐れ」だった。あとになって非難されるような行動を取りたくなかったのだ。チャリティは言う。「あの人たちが発するメッセージはこうです。『われわれは、おまえたちよりも優れていて賢いけれど、おまえたちが好きで危険を冒したいなら、目をつぶってやる』。男子学生クラブや女子学生クラブでの若い子たちの行動についてさえ、わたしの言葉に反論してきました。わたしはカッパデルタという女子学生クラブの会長だったんですよ」。危機的状況のなか、チャリティは、感染症に関する国の最高機関が何を望んでいるのかをついに理解した。「『あれこれいっぺんにやって成功したら、どれが成功の要因だったかわからなくなる。一つずつ試して、証拠を集めなければ』と言われたとき、急に気づきました。わたしは髄膜炎のアウトブレイクを防ぎたかったのですが、あの人たちは、この髄膜炎発生からサンプルを得たかったのです。わたしの目標が感染を食い止めることだったのに対し、あの人たちは違う目標を持っていました。髄膜炎が大学のキャンパス内でどう広がっていくか、科学実験のように観察したかったのです。わたしは『冗談じゃない。男子学生がひとり、両脚を失ったというのに』と思いました」

自分がとった対策のうち、どれが功を奏したのか、チャリティには永遠にわからない。彼女にとって重要なのは、感染を食い止められたことだけだ。保健衛生官の仕事は——少なくとも、チャリティの場合——壮絶な銃撃戦の連続だった。遭遇する状況の多くには、標準的な業務手順が存在しなかった。たいがい、過去の事例とはずいぶん異なっていた。じゅうぶんな証拠がそろって医学専門誌に発表されるまで待っていたら、戦闘は終わり、敗北が確定してしまう。若い人が手足を失ったり、死んだりするだろう。チャリティに課せられた決断は、たとえばブラックジャックのテーブルで行なわれるようなものではなく、戦場の小隊長が下す英断に近かった。決断を下す際、必要なデータが手元にあったためしがない。あとになって「わたしは数字が示すとおりに行動しただけです」と弁明するわけにはいかないのだ。

厳しい現実問題として、データが集まるまで待つゆとりはない。感染症が発生すると、すぐに決断を迫られる。遅れれば遅れるほど、あなたが決断するのを——あるいは、間違っていた場合の言い訳にしようと、あなたがデータを集めるのを——待っている人々が死亡する確率が高まる。

ＵＣＳＢで髄膜炎が発生してから二年後、ＣＤＣはようやく報告書をまとめ、大学キャンパスで髄膜炎の陽性者が出た際の対処法を発表した。推奨する措置のリストには、チャリティがＵＣＳＢで行なったことがほとんどすべて含まれていた。その後、ＣＤＣからときどきチャリティに連絡が入り、アメリカのどこかの大学の保健担当者にＵＣＳＢにおける事例の対処法を電話で説明してくれないかと頼まれた。しかし、チャリティはもうＣＤＣとはきれいさっぱり手を切っていた。「わたしの調査の場にＣＤＣしました」とチャリティは言う。ＣＤＣはさまざまな手を打った。健康危機に関する学術論文をいくつも発表した——遅まきながら。また、非常に注意深く、世間からの評価に気を配った。しかし、いざ銃撃戦が始まると、ＣＤＣはそばにある穴へ大急ぎで避難し、ほかの人々が弾丸を食らうのだ。「最後はもう、『くそくらえ』みたいな気分でした」とチャリティは語る。「なんであいつらはこんなにひ弱なのかと、頭にきました。カーテンの後ろに隠れている連中のふがいなさにも、本当に腹が立ちました」

理屈では、CDCはアメリカの感染症管理システムの頂点に位置する。しかし実際には、社会的権力を持たない人物に政治的リスクを押し付けるシステムと化していた。誰も背負いたがらないリスクと責任を、地域の保健衛生官に背負わせる。保健衛生官はそのためにいるようなものだ。損得勘定でいえば、CDCの姿勢は賢明だと、チャリティも理解していた。保健衛生官が何かしでかせば世間から糾弾されかねないが、何もしなければ非難を受ける恐れは小さい。勤勉な者は、罰として解雇される。怠慢な者は、おそらく罪を問われない――が、人々を死なせる。保健衛生官の仕事とは、二つの過ちのどちらを犯すかを自分で選ぶに等しい――やりすぎるか、やらなすぎるか？「わたしは、そんな種類の勇敢さを求めて職に就いたわけではありません」とチャリティは語る。「まったく見込み違いでした。わたしはCDCに向かって『これはあなたたちの仕事でしょ。ちゃんと仕事をして！』と訴え続けました。でも、あのUCSBでの一件のあと、こう肝に銘じました。『助けが来るのを待つのはやめよう。誰も助けてはくれないのだから』

＊

看護師のペイジは、チャリティのワトソン役を七年間務めただけに、自分の上司がどれだけ未解決の謎を抱えているかを、多少なりとも感じ取っていた。さかのぼること二〇一二年、すなわち保健衛生局に着任した翌年に、チャリティは、サンタバーバラの外科医だった夫と離婚した。夫は、妻が仕事を辞めて専業主婦になることを望んでいたのだ。チャリティは自分の私生活をよく「炎上中の大型ごみ箱」と形容した。すべてを一つの箱にしまい込み、燃やし続けるしかないのだろう、とペイジは思い、チャリティの心のなかに大きな空洞があるのを感じた。しかし、にもかかわらずチャリティは週八〇時間働き、三人の男の子を育てていた。「ディーン先生は年中無休の二四時間態勢で待機していました」とペイジは言う。「夜中の二時に電話がかかってきて、『4＋の結核を患っている男が、いまさっき、郡の刑務所から釈放された』なんて告げられるんです」（数字は感染力の尺度）。結局、ペイジはチャリティの私生活に立ち入るべきではないと心に決めた。ペイジ自身、私生活がぜったいに仕事の邪魔にならないように気をつけている。「先生は、プライベートな側面をみじんも感じさせませんでした。どこに置いてくるにしろ、完全に置いてきていました」

ペイジが考えるに、チャリティについて特筆すべき点は、ひとりのアメリカの保健衛生官として、前例のない真剣さで任務に当たり、ある程度の危険をみずから背負い込んでまで、一般市民の健康を守ろうと奮闘したことだ。

モンテシートの土砂崩れが、その典型的な例だった。「ヨブ記」に書かれていそうな大惨事で、サンタバーバラ郡では発生しがちな出来事だった。二〇一七年一二月七日、ベンチュラ郡から火事が広がってきた。のちに「トーマス火災」と名称がつくほど大規模な火事だ。みるみる拡大し、カリフォルニア州の観測史上最大の山火事となった。真冬にもかかわらず、人口五〇万人にも満たないこの郡で一〇万人以上が避難しなければいけなかった。中心街に降った灰は、ふつうの山火事とは桁違いの量で、道路の縁石より高く積もり、車体の色がわからなくなるほどだった。呼吸するのも危険だ。郡の緊急対応チームが、この大量の灰にどう対処すべきか前例を探したところ、相当するのは一九八〇年のセントヘレンズ山の噴火しかなかった。

しかし、トーマス火災は序章にすぎなかった。モンテシートの町の上にそびえるサンタイネズ山脈の植生が焼失したため、土砂を支えるものが何もなくなった。国立気象局（NWS）の予報によれば、二〇一八年一月八日は大雨。連邦政府のチームが、地滑りの恐れありと警報を発した。郡は、州道一九二号線周辺の丘陵地に強制避難命令を出した。オプラ・ウィンフリーが住み、エレン・デジェネレスが土地を購入しようとしていた地域だ。巨大な邸宅が並んでいて、その多くは遠く離れた場所に自宅を持つ金持ちのセカンドハウスだった。

マット・ポンテスは、住民の説得が難しいのをすぐに悟った。だいぶ離れた山から多少とも土砂が襲いかかってくるとは、にわかに信じられないらしい。ポンテスは、もともとアメリカ農務省林野部の消防士だったが、たび重なる膝の怪我のすえ、しばらく緊急対応の仕事を任された。さらに、二〇一八年を迎えるころには、サンタバーバラ郡のCEO補佐に就任し、山火事とは無縁の問題に取り組んでいた。カリフォルニア州の住民は、山火事を経験しており、火事が迫ってくるのを見慣れている。いよいよ目の前まで火が来たとき、住民に向かって大声で避難を呼びかけてやる必要はない。各自、対処法を心得ている。ところが、今回の化け物は種類が違った。住民は土石流など見たことがなく、想像もつかないのだった。「現実味がありませんでした」とポンテスは言う。「過去には発生した例がないと思います。少なくとも記憶にありません。『ちょっと、厄介なことになりそうだ。山火事じゃない。避難してもらわなきゃいけない』といった感じで呼びかけたのですが、誰も従ってくれませんでした」

一月八日の雨は、予報から想像していた以上の豪雨だった。降雨量は五分で一〇ミリを超え、一時間で四〇ミリ近かった。一月九日の午前三時ごろ、モンテシートの向こうにそびえ立つ山が崩壊して、町へ流れ込んだ。猛烈な勢いで濁流が押し寄せ、自動車くらいの大きさの岩がいくつも流されていくのが見えた。丘の上に駐めてあった車が次々に呑み込まれ、何キロも押し流された果てに、海へ沈んだ。それから一週間ほどのあいだに、救急隊員たちは土砂のなかから二三名の遺体を掘り出した。二名はついに見つからずじまいだった。犠牲者の最終的な総数は不明。数週間後には、肘掛け椅子に座ったままの高齢者の遺体が見つかった。かたわらに空っぽの酸素ボンベがあった。

　事前の警報は、信じられないほど正確だった。専門家たちの予測どおりに、土砂が移動した。「超能力者でもないかぎり、あれ以上の精度は無理でしょう」とチャリティは語る。彼女の最初の仕事は、泥に何が埋まっているかを知ることだった。すでに、大雨が降る前のクリスマス休暇中に、公衆衛生上の緊急事態を宣言してあった。これにより、留守宅に関しては作業員が私有地に入って、火災で生じた瓦礫を撤去できる。「危険な有毒物質が山のようにあります。ガレージ内の化学物質がすべて燃えてしまったんですから。ホースをつないであたり一面を洗い流す必要があります」。雨が降る前には、まだほんの少ししか撤去が進んでおらず、土砂災害を受けたいま、もはやいたるところが悲惨な有り様だった。「病原体となるどんな微生物が存在しているかを把握し、救急隊員、消防士、医療関係者、公共設備の作業員などにどのようなワクチンを与えるべきかを知る必要がありました」。誰ひとり見当も付かないようすだった。チャリティは独学で知識を仕入れようとした。「都市部へ土砂が流入した場合について書かれた文献は皆無でした。とても珍しい災害なんです」。連邦政府や州政府が支援に乗り出しており、カリフォルニア州保健衛生局のカレン・スミス局長に相談したところ、「泥のなかに何があるのか、自分で調べてみてはどうか」と提案された。「そこでわたしは答えました。『じゃあ、とりあえずリストをつくります。何が潜んでいるか、可能性を考えてみます』」。まずは存在しそうなバクテリア（大腸菌、破傷風菌など）、続いてB型肝炎などのウイルス、最後にその他の単細胞生物を列挙していった。「なかでもとくに怖いと感じたのは、ビブリオ属のコレラ菌です。ここはコレラが発生しやすい環境でした」

次に、発疹の症例を調べた。緊急支援に携わる救急隊員や消防士らがシフトを終えるたび、チャリティは、そういう人たちのズボンの裾を上げて、皮膚をチェックした。「病気を持ち帰ってきていないか検査するには、それしか方法がありませんでした。監視システムがなかったんです。わたし自身が監視システムになって、汚泥からどんな病気が発生するか、目を光らせました」。一方で、地元のテレビ局を通じ、「発疹が出た人はご連絡を」と呼びかけた。やがて皮膚の異常例が見つかったものの、チャリティは最初、化学物質による火傷と誤認した。そのあと、本当の原因に気づいた。ウルシの樹液が雨水と交じって土石流に溶け込んでいたのだ。後日、地名にちなんで「モンテシート発疹」と名付けられた。

このころには、モンテシートの住民はほとんどが避難していた。しかし、なぜか「カーサ・ドリンダ」という富裕層向けの老人ホームだけ、居残っている住民がいた。テレビの料理番組で有名になったジュリア・チャイルドが、死去するまで余生を送った施設だ。最近は、大富豪が母親をここに入居させることが多い。間もなく二度目の大きな嵐が来ようとしていた。一回目のとき土砂がどこへ流れるかをみごとに当てた専門家たちが、次の土石流はカーサ・ドリンダを直撃する可能性が高い、と明らかにした。にもかかわらず、誰ひとり対応していなかった。

最初の土石流が発生して一週間経ったある午後、チャリティは車でカーサ・ドリンダの近辺へ出向いた。同行者は、医師一名（「わたしの判断を確認してもらうため」）、および郡のカウンセラー一名（「公式見解が二種類に分かれると困るので」）。もっとも、チャリティにいちばん必要だったのは、地図とコンパスだ。彼女は極度の方向音痴で、いまどっちへ向かっているのかすぐ混乱する。道路標識は流されて、跡形もなく消えていた。どこが道なのかすら定かではなかった。車で行けるところまで行き、あとは泥のなかを歩いた。

衝撃的な光景が広がっていた。ヘリコプターから撮影されたニュース映像では、これほどの壊滅状態だとはわからなかった。「まるで戦場でした」。土石流で運ばれてきた泥が、場所によっては四、五メートルも堆積し、たくさんの大邸宅が無残な姿をさらしていた。家屋の一部は、木からぶら下がっている。巨大な汚水浄化槽が地面に散乱し、まるで落ちた果実のようだ。遺体が発見された家のドアには、赤い×印が付けられていた。

何よりも目を疑うのは、土砂の量だった。のちに、手押し荷車四五〇万台ぶんと判明することになる。有毒物質を含んでしまっているだけに、山に戻せば済むという問題ではない。土砂や瓦礫をどこへ運ぶべきか、関係者と協議して、安全な場所を探す必要があった。どこに決めるにしろ、世間から反対の声が上がるのは必至だ。「保健衛生官じたいが、ごみ捨て場みたいなものです」とチャリティは言う。「誰の未処理書類入れにも収まりきらない問題は、保健衛生官の書類箱に入れられてしまいます」

惨状に囲まれて、問題のカーサ・ドリンダが建っていた。敷地につながる門の外で、救急隊員が泥から遺体を一つ掘り出す作業中だった。ところが、門の内側を見やったとき、チャリティは愕然とした。何百人もの人々が、何事もなかったかのように生活している。その多くがかなりの高齢者だ。庭はきれいなままだった。最初の土石流は、この豪華な老人ホームを避けたらしい。まるで、入居者たちの資産が魔法の泡となって施設をくるんでいたかのようだ。チャリティは「なんだ、早とちりだった」と思い始めたという。「ここはぜんぜん被害が及んでいない。大げさに考えすぎたわ」

ほどなくして、日が暮れた。チャリティが見つめるなか、カーサ・ドリンダが夜の闇に沈んでいった。電気が通じていないのだ。「玄関まで行ってみると、キャンプ用の明かりがともっていました。予備の発電機が一台あり、それを使ってプールの水をくみ上げて飲んでいました」。チャリティは、この施設の医局長を見つけて、何か手を打つ気はないのかと尋ねた。からだが弱っている入居者もいるから、よそへ移すのは難しい、という返事だった。チャリティは頭のなかで計算した。難しい計算ではない。専門家の予想によれば、ふたたび土石流が発生してこの施設と入居者およそ一〇〇人が全滅する可能性は二〇パーセント。かたわらにいる医局長の見立てでは、避難を余儀なくされた場合、入居者のうち五人は一〇〇パーセントの確率で死亡する。アメリカ各地の倫理学の授業で大学一年生が習う有名な問題に似ていた。新入生のみなさん、あなたはいま、電車を運転しているとします。線路の前方に五人の人がいるのを見つけました。このままだと、電車に轢かれて死んでしまいます。しかし、あなたには選択肢があります！　ポイントを切り替えて、電車を側線へそらすことができるのです。ただ、その側線にはあいにくカールという男が立っています。何もしないと五人が死んでしまいますが、ポイントを切り替えるとカールが死にます……。新入生の多くは、カールを殺すことを選ぶ。すると教授は、次にこんな質問を投げかける。カールは健康な臓器を五つ持っていて、それらを摘出すれば、臓器移植が必要な五人の命を救うことができるとしましょう。あなたはカールの後頭部を撃てばいい。この状況でも、あなたはカールを殺しますか？　もし殺さないのなら、矛盾を説明してください……。

大学の倫理学の授業では、このテーマについて整理するのに一週間かかる。カーサ・ドリンダの前に立つチャリティに許された時間は三〇分だった。「自分が何をしなければならないか、わかっていました。でも、やりたくなかった。わたしは自問しました。この状況から抜け出す方法はないか、と」。出た答えは「ない」だった。あたりを見渡すと、消火用スプリンクラーが作動していないことに気づいた。それだけでもここを閉鎖する理由になる、と医局長に伝えた。「わたしは入居者たちに、『こちらとしては、穏便に事を運んでもいいし、手荒な真似をしてもいいんですよ』と告げました。みんな非常に動揺したようすでしたが、自主的に退去すると決めてくれました。案の定、七名が亡くなりました。医局長から『死亡はあなたのせいだ』とする手厳しいメールが届きました。まったくそのとおりでした」。二回目の土石流は来なかった。

いまや、おおぜいがチャリティの一挙一動を注視していた。そのひとりが、災害対策本部長のマット・ポンテスだ。「この女性はいったいどこから来たんだろう、と不思議でしたね。とにかく、ふつうの人とは違いました」。とくに、ポンテスが知る行政関係者とは違う印象だった。「感受性が非常に鋭く、情報を素早く処理して、そこから次々に決断を下すのですが、まわりの人たちは困惑ぎみです。とりわけ行政関係者は困惑して、神経をとがらせます。あんなタイプの人は政府の内部にはいないでしょう。ああいう女性が現場に来てくれたのは、思いがけない偶然に感じられました」。カーサ・ドリンダの入居者を避難させたのは正しい判断だったと、ポンテスは考えている。ただ、チャリティは、なんなら判断を回避することもできたのだ。「保健衛生官の任務をこなすには、二つの方法があります」とポンテスは言う。「一つは、何も起きていないふりをすることです。あの人はそうしませんでした」

もうひとり、チャリティを興味深く見守っていたのが、医師のカレン・スミスだ。土石流のあと、チャリティに電話をかけ、サクラメントにある州の保健衛生局に異動して、自分の手伝いをしてくれないかと頼んだ。「わたしがバスに轢かれでもしたときに、州の保健衛生官を代行してくれる人が誰か必要でした」とカレンはのちに明かしている。「どう考えても、適任者はあの女性しかいません」。チャリティは四〇歳で、カレンより一世代若い。この職には若すぎるきらいもある。おまけに、こちらの職に就いた場合、年収が五万ドルも下がり――そのうえ、七万二〇〇〇ドルの学費ローン免除を取り消される恐れが出てくる。それだけに、チャリティはこのオファーに驚いた。

「なぜわたしなんですか？」とカレンに訊いた。

「あなたは決断を下せるからよ」

それ以上の「なぜ」は謎のままだ。なぜ、チャリティは決断を下すのか？　なぜあえてみずから意識して決断力を培ってきたのか？　だいぶ前から、チャリティはなぜ自分が生活のためにいまのような仕事をしているのか、他人に語ることをやめていた。少なくとも、すべてを話すことはしない。何かが襲ってくる、とチャリティは予感していた。子供のころからそういう思いに取りつかれていたが、ほかの人に話すと変人扱いされるので、胸の内に秘めてきたのだ。しかし、サクラメントに向かって車を走らせている途中、ある問題が脳裏をよぎった。サクラメントで暮らし始めて間もない二〇一八年の終わりごろ、あるジャーナリストからその問題についての質問を受けた。「わたしがいちばん怖いと思っていること、そして頭のなかをいちばん大きく占めていることは……」とチャリティは話しだした。「いまだ遭遇したことのない新しい病原体や、インフルエンザのような古い病原体が突然変異したものに対して、わたしたちはどの程度の対応能力を持っているかです。一九一八年にH1N1型インフルエンザが引き起こしたパンデミック、いわゆる〝スペイン風邪〟から、一〇〇年以上が経過しています。インフルエンザにしろ何かほかの病気にしろ、世界は似たようなパンデミックをそろそろまた迎えてもおかしくない時期に入っているんです。公衆衛生の分野にいるわたしたちは、そうした事態に備えなければならないとわかっています」

第三章　パンデミックを憂える人

　じつは、アメリカにはパンデミック対策の計画が存在していた。最初の草稿は二〇〇五年一〇月、ラジーヴ・ヴェンカヤという人物が、オハイオ州ジーニアにある両親の家の地下室で書き上げた。一度目の週末のうちに完成させると心に決めて臨んだが、それでも長すぎるくらいだった。大統領が待っているのだ。しかも、しびれを切らしている。

　アメリカがパンデミック対策に初めて乗り出したといえるこの経緯のきっかけは、同年の夏、ジョージ・W・ブッシュ大統領が一冊の本を読んだことにある。前年に出版され、本書のプロローグで触れたボブ・グラスが衝撃を受けたのと同じ本だった。ジョン・バリー著『グレート・インフルエンザ』。世界では、異常なほど恐ろしい出来事が起こる可能性があり、実際に起こる。そういう現実を最も頻繁に人々に思い知らせたのが、現代の大統領のなかではブッシュだろう。在任中、アメリカ本土への史上最悪の攻撃と、国内では過去一〇〇年のうち最悪の自然災害が発生した。ブッシュは、ハリケーン・カトリーナの災害対策に頭を悩ませながら、日々の執務をこなしているころ、一九一八年に流行したスペイン風邪について書かれた前述の本を手にした。一年半のあいだに世界各国で四〇〇〇万人から六〇〇〇万人の死者が出たパンデミックだが、著者のバリーは、アメリカ国内における惨状に焦点を合わせていた。少なくとも五〇万人のアメリカ人が死亡。そのほとんどが若者だった。以後の人口増加を考えると、もし二〇〇五年に同じくらいの割合で命を奪われれば、一五〇万人が死ぬ計算になる。この本に描かれているような事態がふたたび起こったら、アメリカ人の生活はきわめて異様なかたちに歪められ、永遠に変化してしまうだろう。

夏休みを終えてホワイトハウスに戻ったブッシュは、パンデミックへのあらたな関心を抱いていた。二〇〇五年一〇月一四日、ホワイトハウスで行なわれた会議に招かれたひとりが、ラジーヴ・ヴェンカヤだった。執務室に集まった面々のなかでいちばん年下だったものの、医学的な訓練を積んできただけに、ラジーヴにはどことなく権威が漂っていた。皮肉な話で、本人は医師になりたいと思ったことなど一回もない。父親に説得されて、医学部へ進学したのだ。「医学生のころからすでに、自分は、医院で椅子に座って患者を診るようなタイプではないとわかっていました」とラジーヴは語る。「かといって研究室に残るつもりもなく、何かもっと大きなことをしたいと思っていました。ただ、それが何なのかはわかりませんでした」。結局、医学の学位をチケット代わりにして、医学と政府の境界線上に立つことにした。二〇〇二年、三五歳のとき、ホワイトハウスの特別研究員に就任し、その後、国土安全保障省の無名の部署に入った。アメリカ国民に対する生物学的な脅威を扱う、バイオディフェンス局という奇妙な名称の部署だ。二〇〇五年の夏、ラジーヴはこの部署の責任者に任命された。

国土安全保障省のスタッフはおもに軍人で、敵対的な外国人による攻撃を想定したり、その対策を練ったりするのが日常業務となっている。管轄下のバイオディフェンス局も、炭疽菌(たんそきん)やリシンによる生物テロのほか、自分のからだに天然痘ウイルスを注射したあと国内を歩き回って感染を広めるといった今後あり得る事件などに対し、各種の準備を進めることがおもな業務だ。インフルエンザを心配する立場ではなく、議会からその種の予算ももらっていなかった。「バイオディフェンスに熱心な人たちは、インフルエンザには興味がなくて、話題にしたがりませんでした」とラジーヴは言う。「『H5N1(インフルエンザの一種)が香港の家禽(かきん)類のあいだで流行? ニワトリの話なんかしてどうなる?』といった調子です」

この時点でさえ、ラジーヴは、関心の向けかたが少し偏りすぎだと感じていた。二〇〇三年、ガンなどの渡り鳥から発見された新型インフルエンザは、一二〇人のヒトに飛び火し、うち半数が死亡した。渡り鳥は移動する。同じ年、新しいコロナウイルスが——おそらくハクビシンと呼ばれるジャコウネコ科の動物から——ヒトの体内に入り、八〇〇〇人が感染し、八〇〇人が死亡した。変異はあちこちで起こっており、いずれかの変異ウイルスがアメリカ人の生活に大打撃を与える事態に発展していてもおかしくなかった。にもかかわらず、国家安全保障政策の分野に身を置く人々は、自然がもたらす脅威を他人事のようにとらえていた。しかしその後、ジョン・バリーの著書を読んだブッシュ大統領が、わが国の戦略はどうなっているのか、と疑問を呈した。「わが国には戦略が皆無でした」とラジーヴは言う。

いまのところあるのは、手ぬるい文書だけだった。パンデミックが発生した場合、ワクチンの製造と抗ウイルス薬の備蓄を加速させるという計画書が、保健福祉省から少し前に提出されていた。執務室で会議が開かれたのは、これが理由だった。この計画書を読んだブッシュ大統領が、苛立ちをあらわにしたのだ。ラジーヴはこう回想する。「『こんなものは屁にもならん』と大統領は吐き捨てました。『健康上の観点しかない。社会全体の計画が必要だ。国境はどうするんだ？　旅行は？　商業活動は？』とね」。また、ワクチンの製造を急いだところで、それを待つあいだに何十万人ものアメリカ人が死亡するのをどうやって防げばいいのか？　一九一八年のスペイン風邪のような事態が起きれば、社会の根底をなす機能が停止してしまうのに、連邦政府の誰ひとり心配していなかったらしい。「要するに、大統領はひどくご立腹でした」。会議の最後に、国土安全保障問題担当補佐官のフラン・タウンゼントが「二週間後にプランを出します」と大統領に約束した。

アトランタにCDC（疾病対策センター）という連邦政府機関があるにもかかわらず、ホワイトハウスがみずから疾病対策の策定に乗り出すのは、異例の試みだった。「CDCは不満げでした」とラジーヴは言う。そのうえ、新しい戦略がどのようなものになるか、まったく不透明な状況だった。ホワイトハウスの各種スタッフがさまざまなアイデアを持ち寄り、議論を交わした。「最初の一週間は徒労に終わりました。頭の切れる人たちが、意見を統一しようとしていたからです。戦略というものは、共同作業では書けません」。ラジーヴは、ホワイトハウスにおける会議中に書き留めたメモをオハイオ州の実家に持ち帰り、独力でまとめ上げようと決意した。実家は、北部のカントリークラブの七番フェアウェイに面したところにある。たまにゴルフボールが飛んできて居間の窓ガラスが割れるものの、それ以外は静かでのどかな環境だ。「金曜日の夜、六時間で全部書き上げました」

連邦政府は動きが遅いとかねがね批判されてきた。しかしラジーヴは、大統領が腹を立てるとこんなにも速く動くのかと驚いた。ラジーヴが実家から帰ってきたのが二〇〇五年一〇月二三日。その五日後には、一二ページの文書に閣僚全員が署名した。さらに四日後の一一月一日、ブッシュ大統領がNIH（国立衛生研究所）でスピーチを行ない、新戦略を発表した。その内容は大きく分けて三項目あった。その一、国外における感染症の流行をいち早く察知し、国内流入を食い止めること。その二、ワクチンや抗ウイルス剤を備蓄すること。その三、パンデミックがアメリカ国内に流入した場合、連邦、州、地域レベルで対応できるよう準備すること。「準備」が何を指すかは曖昧で、大統領は詳しい説明を避けた。原稿に何も書かれていなかったからだ。ラジーヴが独力で書き上げた一二ページの文書は、計画というよりも、計画を立てるための計画にすぎなかった。「たったひとりに読ませるために書いたものでした」とラジーヴは言う。「つまり、大統領です。大統領の気を静めるのが目的だったわけです」

ラジーヴが実家の地下室にこもって原稿を執筆してから一一日後、ブッシュ大統領は三項目のパンデミック戦略に使う予算として七一億ドルを計上し、連邦議会の承認を得た。下院歳出委員会のメンバーのあいだでは、『グレート・インフルエンザ』は「七〇億ドルの本」と呼ばれた。*ただ、この本には七〇億ドルの使い道については何も書かれていなかった。正直なところ、この本を読むと、「あれほどおおぜいの命を救う手立てなど、ないに等しいのではないか」と絶望的な気分になってしまう。しかし、ラジーヴが作成した文書は漠然とした内容だっただけに、ホワイトハウスは思うがままに何でも実行でき、それを実行するための資金が七〇億ドルもあった。「あらゆる自由が許されていました」とラジーヴは語る。「わたしたちは、計画をみずから推し進め、詳細を決めていく許可証をもらったも同然でした」

このプロジェクトは、新しいだけでなく、きわめて大胆な試みでもあった。ラジーヴはこう説明する。「アメリカは、世界のどこよりも早く、この問題を国家的な優先事項として取り上げたのです。わたしたちは、脅威に立ち向かうために、国力のすべてを注ぎ込みたいと考え、あらたなパンデミック対策を生み出そうとしました」。とはいえ、ラジーヴはまだ孤軍奮闘に近い状態だった。また、何をすべきか、誰が行なうのか、具体的なプランを作成する必要があった。そこで、連邦政府の関連機関から七人の協力者を雇いたいと願い出て、許可を得た。

ラジーヴが最初に選んだのは、リチャード・ハチェットという名の医師だった。もともとは患者にじかに接する診療医だったが、いまは政府の仕事に就いていた。リチャードは、近ごろ珍しいタイプの人物だ。すなわち、本来はロマンを愛し、文学を好む南部出身者だが、故郷から遠く離れた北部へ移り住み、違和感のある環境のなかで生活を営んでいる。生まれ育ったのはアラバマ州ダフニ。一九八五年に、少し北のテネシー州にあるバンダービルト大学に進学した。在学中、彼の詩の才能が、同大学に招聘されていた有名な詩人ドナルド・デイビーやマーク・ジャーマンの目に留まった。その結果、彼は、大学代表に選ばれて全米大学詩歌コンクールに参加し、二位に入賞した。審査員を務めたポール・マルドゥーン――のちにピューリッツァー賞を受賞するアイルランドの詩人――が、リチャードの詩の一つをとくに気に入って、「将来有望な若き詩人の作品」と高く評価した。なぜ詩人としてのキャリアを歩まずに医学部へ進んだのか、と尋ねられるたび、リチャードは

＊ジョン・バリーがこの一件と自分の関わりを初めて知ったのは、二〇〇五年九月の記者会見で、夏休みは何をしていたかと質問されたブッシュ大統領が、バリーの著書を読んだ、と答えたときだった。のちになって、さらに詳しい経緯が耳に入った。なんでも、保健福祉省の長官に就任したばかりのマイク・レビットの側近、スチュワート・サイモンソンが、レビットに『グレート・インフルエンザ』を手渡してこう言ったらしい。「もしパンデミックが起きたら、9・11並みの一大事になって、報告書ではあなたが悪者として名指しされると思います。これを読んだほうがいいですよ」。レビットは読了後、追加で五〇冊取り寄せて、重要な箇所にしるしを付け、うち一冊をブッシュ大統領に渡した。「あれがターニングポイントでした」とサイモンソンは指摘する。「あの時点まで、こういった問題の対策費はゼロでした。みんな、『なあに、ただのインフルエンザだろ』と軽く受け流していたのです」。もっとも、現在にいたるまで、バリーはブッシュからひとことも連絡を受けていない。

「書くことはあまりにも難しい」とだけ答える。

二〇〇一年九月、リチャードは、ニューヨークのメモリアル・スローン・ケタリング癌センターの緊急治療室に勤務し、腫瘍学の特別研究員になるための準備をしていた。そんななか、あの九月一一日を迎えた。彼は、スタイベサント高校に自然発生的にできた臨時病院へ出向き、ワールド・トレーディング・センターのテロ現場から救急搬送されてくる負傷者たちの治療優先順位を決めていった。当時の心情について、数年後、生まれたばかりの息子に宛てた手紙のなかでこう述べている。

あの日とそれに続く数週間を振り返ったとき、鮮明に記憶に残っているのは、地域社会の強い結束力と連帯感、そして、奉仕し貢献したいと願う一人ひとりの熱意だ。ごく単純に見れば、それは愛国心だと思えるかもしれない。いやたしかに、愛国心の最高のかたちという一面もあるのだろうが、現実には、少なくともわたしにとっては、もっと複雑なものに感じられた。あのときのわたしたちの経験は、国家レベルのアイデンティティよりも、地域社会の団結に深く関わっていたと思う。とりわけ最初の数日間の空気は、竜巻やハリケーンの後に見られる社会的な結束と相通じるものがあり、戦時下の人々のナショナリズムとは異なっていた。

9・11同時多発テロの際、緊急時に医師や看護師を呼び集める体制がまったく整っていないと、リチャードは痛感した。そこで後日、アルフレッド・P・スローン財団に向けて短いメッセージを送り、あらゆる政治的影響力を使って国家医療予備団の設立を推進してほしいと訴えた。一週間ほど経ったある日、化学療法中の患者の発熱にリチャードが対処しているさなか、看護師から伝言を受けた。いま電話がかかってきていて、先方がリチャード先生と直接話したいと言い張ってきかないのだ、と。血球数が少ないときの発熱は命に関わるだけに、リチャードは腹立たしく思いながら受話器を取った。

「バイス・プレジデント執務室のノリーン・ハインズと申します」と電話口の向こうから女性の声が聞こえた。

「何のご用ですか？」とリチャードは苛立った口調で答えた。バイス・プレジデントだって？　どこの副社長だ？

「ロウラー将軍が、医療に関するあなたの提案を読みました」と女性が言った。*

＊ブルース・ロウラー将軍は、ブッシュ政権の一員であり、国土安全保障省の設立計画を作成した人物。ノリーン・ハインズは感染症の専門家で、当時、ホワイトハウスに赴任していた。

一瞬戸惑ったあと、リチャードは気づいた。「ああ、チェイニー"副大統領(バイス・プレジデント)"ですね」

「ほかに副大統領がいますか？」と女性が切り返した。

どうやら、財団の誰かが、リチャードには何も告げないまま、彼のメッセージをワシントンの誰かに転送し、その誰かがまた別の誰かに送り、めぐりめぐってホワイトハウスまで届いたらしい。ブッシュ大統領は、翌二〇〇二年の一般教書演説のなかで、医療予備団の設立を提唱した。リチャードはワシントンの保健福祉省へ赴いて、設立の準備を手伝うことになった。準備の完了時点で、医療予備団は一〇〇の事務所と二〇万人の医療ボランティアを抱えるほどの規模になった。

また、リチャードは、緊急事態対応をめぐる連邦政府のサブカルチャーを肌で感じ始めた。少し前に起きた二つの出来事のせいで、国家安全保障に携わる人々は、バイオテロの脅威を強く意識しつつあった。一つは、二〇〇一年一〇月、連邦議会を標的にした炭疽菌による連続テロ事件。もう一つは、その数カ月前に行なわれた「暗黒の冬」と呼ばれる演習だ。二〇〇一年の夏、政府内外の専門家がアンドルーズ空軍基地に集まり、アメリカ国民に対する仮想のバイオテロ攻撃を考え出した。アトランタ、フィラデルフィア、オクラホマシティのショッピングモールで、三〇〇〇人の一般市民が天然痘に感染するという設定だ。天然痘は一九七〇年代に根絶されており、いまやワクチンの備蓄がわずかしかないため、あらたな感染例が発生した場合、対応が難しい。この仮想演習から導き出された結果は深刻だった。仮想のテロ攻撃からわずか数カ月後に三〇〇万人が感染し、一〇〇万人が死亡する。

わずかのちの二〇〇一年九月一一日、現実のテロ事件が起こり――ブッシュ政権は、奇妙な行動に出た。テロ実行犯たちの多くがサウジアラビア国籍だったにもかかわらず、世間の関心や恐怖をサウジアラビアからそらし、イラクとサダム・フセインに向けさせたのだ。天然痘が最後に大流行したのはサダム・フセインが政権の内部にいた一九七二年のイラクであり、彼は生物兵器の使用を好むとみなされていた。

サダム・フセインは天然痘ウイルスを保存しているのではないか――ブッシュ政権はその不安に取りつかれていた。国家安全保障の協議のなかで、リチャードの立ち位置はあやふやだった。驚いたことに、話がバイオテロリズムに及ぶと、リチャードが医者だというだけで、新しい同僚たちは彼に何か考えがあるはずと思い込んでいるらしかった。「自分には場違いの役割を求められていました」と彼は言う。「ホワイトハウスや国土安全保障会議でいろいろな会議に参加するはめになりました。多方面の人たちが集まった場で、何か疑問が生じると、みんなわたしのテーブルに目を向けるんです。まるで、わたしが立ち会いの専門医であるかのように」。成り行きに流されるうち、二〇〇三年一月には、国防総省内での講演まで任された。テーマは「テロリストが天然痘ウイルスを拡散した場合、いかにして患者や死者の数を最小限に抑えるか」。じつのところ、リチャード自身は、テロリストが天然痘ウイルスを使ってアメリカを攻撃するとは思っていなかった。「そんな可能性は信じられないという気持ちが、いつも消えませんでした。もし自分がテロリストだったら、目的を遂げるには、もっといい方法があるはずです」。それでも、国防総省の要請を受けて、天然痘ウイルスによるテロ攻撃について徹底的に考えた。ほとんど独力で、ゼロから対策を練らなければいけなかった。「難しい問題を解決しようとするとき、わたしは、従来の常識にとらわれず、白紙に戻してからスタートします」。まず、何枚ものナプキンに図を描いていった。小さな点で人を、円で人のネットワークを表現していくうち、リチャードは手が止まらなくなった。

国防総省のためにリチャードが知恵を絞ったのは、ワクチンが製造可能となるまでのあいだ、どうやって伝染病の感染拡大を遅らせるかだった。伝染病は社会的なネットワークを介して広がるのだから、そのネットワークを遮断する方法が必要になる、とリチャードは考えた。最も簡単な方法は、人と人との物理的距離を空けることだ。名付けて「戦略としての、有効なソーシャル・ディスタンス（社会的距離）の拡大」。「ソーシャル・ディスタンス」は、元来、人類学者が親族関係を表わすために使っていた言葉だが、当時のリチャードはそれを知らず、あらたな用語を生み出したつもりだった（「もっとも、ソーシャル・ディスタンシング〔social distancing〕という ing 形に変化して広まるとは思いも寄りませんでした」とのちに語っている）。もう一つ、リチャードは自覚のないまま、世間から葬り去られていたある考えを復活させていた。すなわち、「病気を治す薬を待つあいだ、患者を隔離するだけでなく、病気の蔓延を食い止めるために手を尽くさなければならない」という考えだ。「そういう考えを持つ人たちが、一九一八年に手を尽くしたものの、だめだった、という事実をわたしは知りませんでした。あえて逆行するつもりなどなかったんです。たんに、予備知識が欠けていただけです」

二〇〇五年末にラジーヴ・ヴェンカヤから連絡を受けたとき、リチャードは、放射線被曝の研究や治療を行なうプロジェクトをＮＩＨで指揮していた。ホワイトハウスで核攻撃に対する医療対策を進めている人物から、核攻撃への備えを依頼されたことがきっかけだったが、リチャードとしては、このプロジェクトが実際にはむしろ癌治療に役立つのではないかと考えていた。放射線治療の際に組織の損傷を防ぐ方法を見つけられれば、より安全により大量の放射線を癌細胞に照射できる。「アメリカのどこかの都市で原子爆弾が爆発する可能性は、基本的にゼロだと思っていました」とリチャードは言う。「わたしはまたも、自分が信じてもいない脅威に向けて対策を練る立場に置かれたわけです。ただしこんどは、より幅広い価値を持つ成果を生み出すことができました」

ラジーヴと同様、リチャードは、アメリカ政府が人間のもたらす脅威に気を取られすぎ、自然がもたらす脅威をないがしろにしていると感じていた。新型インフルエンザかそのたぐいの呼吸器疾患をもたらすウイルスがいつ大流行してもおかしくない、という点でもラジーヴと同意見だった。そこで、国家レベルでのパンデミック対策を立てたいとするラジーヴの提案を聞いて、リチャードはおおいに乗り気になった。その一方、彼の雇い主は違った。ＮＩＨは、彼を手放したがらなかった。「わたしがリチャードを欲しがったところ、難色を示されました」とラジーヴは振り返る。「トニー・ファウチに許可をもらって、やっと片が付きました」

ラジーヴは、あと六人、誰をホワイトハウスへ引き入れればいいのか心当たりがなかった。希望する人物像だけを関係各所に伝えて、人材を募ることにした。「学習能力が高く、チームワークが得意で、所属機関の上層部から信頼されている者を求む」と。また、今回の任務が非常に特殊であることから、「既成概念にとらわれない発想ができる人物」との条件も付け加えた。ほどなくして、メンバーがそろった。国務省からは、外国政府との連携を図るうえで役立つ人材が送られてきた。新種のウイルスが国内に侵入するのを防ぐためには、他国との協力体制が重要になる。司法省からは、法執行機関や裁判所を守るための戦略を立てる人材が派遣されてきた。そんな調子で、誰も彼も、ある意味でワシントン・タイプだった。頭が切れる。連邦政府の内部事情に精通している。国家政策の立案に関しても経験豊富。要は「インサイダー」だ。すでに、リチャードでさえもそのひとりだった。

しかし、退役軍人省から送り込まれてきた男だけは、明らかに異色だった。退役軍人省からひとりメンバーを入れることが、ラジーヴのたっての希望だった。退役軍人省は、アメリカ最大規模の病院システムを運営しているからだ。退役軍人省の協力が得られれば、パンデミックが発生した場合、病床の状況を把握するうえでも、国内各地で何が起こっているかのデータを集めるうえでも役立つだろう。退役軍人省から選ばれてやってきた男は、政策担当者でもなければ、ワシントン・タイプの人物でも、パンデミックに詳しい専門家でも、スーツ姿が似合いの堅物でもなく、カーター・メシャーという名前のアトランタ出身の医師だった。結果的には、この医師が決定的な違いを生み出すことになる。

＊

カーター・メシャーは医者になることだけを望んでいたが、世間は何かにつけて彼をほかの用途に活かそうとした。彼はシカゴの労働者階級の大家族のなかで育った。父親は、九学年までしか修了していないものの、工具や金型の製造業者としても、親としても、かなりの成功を収めていた。父さんが鋼を成型するときと同じくらい、自信を持って何事にも取り組め、と子供たちに教えた。「どこかの間抜け野郎にできることなら、おまえにもできる」というのが口癖だった。カーターが「父さん、僕は医者になれると思う？」と尋ねた際も、同じせりふを口にした。

カーターは、鋼を加工して何でもつくれる父親の能力を尊敬していて、その才能を受け継いだ。両手を動かしていると、完璧に神経を集中できる。逆にそうでないと、考えが定まらない。「たぶん、わたしはＡＤＤ（注意欠陥障害）なんでしょう」とカーターは言う。「とにかくそんな感じで、つい、意識がふわふわ漂ってしまうんです」。大学に入るころには、講義に耳を傾けないのが当たり前になっていた。授業中も、自分の考えたいことを考える。教授が話題にしている本のタイトルだけメモしておき、あとで自力で読み解けばいい。ただし、例外もあった。たまに、心が一つの問題にロックされる。車のエンジンを修理している最中と同じように、無我夢中になる。そういう瞬間こそ、自身の力が最大限に発揮されるときであり、いちばん自分らしいときでもある。

没頭できるもの以外には注意を払えないとなると、医学生としては望み薄に思えるかもしれない。しかし、もっぱら消去法によって、カーターは天職である救急医療の世界にたどり着いた。誰しも、病院のＩＣＵ（集中治療室）に入って最初の数時間は、不安と動揺にさいなまれる。一命を取り留めた患者でさえ、ＰＴＳＤ（心的外傷後ストレス障害）に悩まされることが多い。ＩＣＵに足を踏み入れた医学生は、たいがい、心のなかに湧き上がってくる恐怖に気づく。かすかな機械音のうなりだけが場を覆い、長い沈黙が続く。やがて突然、ライトが点滅して、警告音が鳴り響き、誰かが死に瀕する。危篤状態。あなたにはもはや、経過を見守ったり驚いて手を止めたりしている猶予はない。急転直下、あなたの判断と行動が、生と死を分かつのだ。

カーターは、ＩＣＵに一歩入った瞬間、これこそ自分の居場所だと直感した。ＩＣＵでは器用さが重宝される。カーターなら、どんな患者にも挿管できた。「ＩＣＵでは二つのスキルが大切なんです」と彼は説明する。「誰にでも点滴を施すことができ、誰にでも気管チューブを挿すことができなければいけません。それができなければ、患者の命を失ってしまいます」。ＩＣＵはカーターの心をつかんで放さなかった。「わたしはすごく気に入りました。警告音が鳴ると、誰かがリタリンをくれたような気分になりました。ほかのすべてが消えて、問題点だけがくっきり浮かび上がってくるんです。どうやらわたしは、とんでもない事態が起きたとき、いちばんいい精神状態になるようです。何もかもめちゃくちゃになりかけると、わたしの神経はレーザーみたいに研ぎ澄まされます」

もう一つ気に入ったのは、ICUが呼び覚ましてくれる感情だった。自分であえて感覚を麻痺させてしまわないかぎり、ICUからは、生命の複雑さと神聖さを感じ取ることができる。医学生を指導する側に回った一九九〇年代初頭、カーターはアメリカの退役軍人省病院で働いていた。患者のほとんどは、第二次世界大戦の戦場で負傷したブルーカラーの人々だった。医者や医学生としての視点でいえば、見渡すかぎり、死期が迫った高齢者だらけだ。しかし、そういう人たちの話に耳を傾けると、驚くべき体験談が次々に飛び出す。戦闘機でゴールデンゲートブリッジの下を飛んだことや、硫黄島を奪取したこと……。「人はそれぞれ、一つの物語のようなものだ」とカーターは学生たちに語った。「きみたちが目にするのは、本の最後の二ページにすぎない。その人について、じつはほとんど知らないのだ。その人も、かつては小さな子供だった。かつてはきみたちと同じ年齢だった」

もし生命の尊さを再認識したければ、もう生きていたくないと言いつつも命にしがみつく人々の姿を見つめればいい。カーターが忘れられない退役軍人がひとりいる。その老人は不治の肺病に侵され、喉にチューブを入れられていた。ホワイトボードに文字を書くことでしかコミュニケーションをとれなかった。ある日、老人はホワイトボードにこう書いた。「死にたい」。看護師に呼ばれたカーターが枕元に寄ると、「このろくでもない機械を外して、死なせてくれ」と書き足した。カーターは「本当に死をお望みなら、それも可能です。ただ、少し時間を置いて考えてみましょう。死は簡単に取り消せるような行為ではありませんから」と伝えた。老人は「あんたがこのチューブを抜いてくれないんなら、自分で引っこ抜く」と書いた。「だいぶ癇癪を起こしている状態でした」とカーターは振り返る。「看護師たちは病院付きの牧師と、家族を呼び寄せました」。カーターは話題を変えることにした。

「もう少し楽にして差し上げたいのですが、何かご要望はありますか？」と尋ねてみた。カーターの顔をしばらく見つめたあと、老人がホワイトボードにひとこと書いた。「ビール」。

「銘柄はどうします？」とカーターは訊いた。

数分後、カーターはガソリンスタンドで六本パックを買った。それをICUの看護師に渡し、「ひと晩につき一缶を飲用のこと」と記した正式な処方箋を添えた。「ビールを渡すと、その男性は笑顔を浮かべ、やがて眠りに就きました」。第二次世界大戦の帰還兵だったその老人は、結局、生きることを選び、驚くほど長生きした。「人は強い意志を持っているんです」とカーターは言う。「それを感じることができる。見ることもできる。I

ＣＵにいると、とても崇高な気持ちになります」

　カーターは、自分自身に思いをめぐらせたり、ほかの人との違いを考えたりすることにはあまり時間を割かない。おのずと、心が内ではなく外へ向かう。それでも、死の淵（ふち）にいる人間に対する医学生たちの姿勢が、自分とは異なると感じざるを得ず、カーターの熱い気持ちを共有してくれる若者はめったにいなかった。医学生たちは重圧を感じていた。重圧はミスを生む。カーターは多くの失敗を見聞きした。とりわけ、最初に目撃した失敗例が、強烈に記憶に焼き付いている。ロサンゼルスの郡立病院における研修期間が間もなく終了するころだった。ある日、わりあい高齢の女性がＩＣＵに運ばれてきた。肺炎と狼瘡（ろうそう）（自己免疫疾患の一種）を患っていて、急速に呼吸困難に陥りつつあった。カーターは気管にチューブを挿し、人工呼吸器を装着した。命を取り留める可能性が高いだろうと思いながら、勤務シフトを終えた。「翌日、戻ってみると……」とカーターは回想する。「ベッドは空っぽでした」。自分の後を引き継いだ医師を見つけて、事情を尋ねた。呆然としたようすの医師が、彼女は肺がつぶれて死亡した、と語った。

　何が起こったのか、カーターは即座にわかった。たまにある事例だ。人工呼吸器によって送り込まれた空気が、肺から漏れて、胸腔内へ流れ込む。体外への逃げ場がないため、空気は胸腔にどんどん溜まっていき、肺を圧迫する。空気圧が高くなるうち、ついには心臓への血液の流れが遮断されかねない。

その医師がどんな処置を施すべきだったのかも、カーターにはわかっていた。胸腔に穴を開けて、空気を抜くのだ。手の感触で第一肋骨を探り当てて、そのすぐ上あたりに針を刺し、胸壁を突き破る。「胸に針を刺さなかったんですか？」とカーターは訊いた。しかしすぐ、訊いたことを後悔した。その医師は取り乱していた。自分が死を招いたのだと悟っていた。女性の胸の内部で何が起きているのかを見ようとレントゲン撮影を依頼したものの、写真が届いて確信を得たとき、すでに女性は死んでいたのだった。「わたしたちはよく、自分に向かってつぶやいたものです」とカーターは言う。「『おまえは失敗を犯すだろう』と。罪深いのは、同じ失敗を二度犯すことです。いちばんいいのは、他人の過ちから学ぶことです」

カーターはICUでは失敗を犯さなかった。少なくとも、重大なミスは一件もない。しかし、他人の失敗がたびたび身のまわりに付きまとった。一九九一年、ノース・シカゴ退役軍人医療センターのICUを担当していたとき、ほかの病棟で医師のミスが原因とみられる死亡が相次いだ。病床が一〇〇〇もある巨大病院だった。ある退役軍人は、背中の痛みを訴えて診療に訪れ、医師から鎮痛剤のモトリンを処方されて帰宅した。二四時間後、その退役軍人は大動脈破裂で病院に戻ってきた。背中の痛みはじつは動脈瘤のせいだったたのに、医師が見逃していたのだ。退役軍人は手術中に死亡した。外科病棟での不始末がたび重なったため、退役軍人省による調査が行なわれ、その後、病院を強く非難する報告書が出された。

民間における医療ミスとなると、おおやけにされないまま埋もれてしまうケースも多い。遺族から医師に苦情の申し立てがあっても、保険会社が丸く収めてしまいかねない。その点、退役軍人省病院で医療ミスが起きた場合は、連邦議会に報告しなければならず、ホワイトハウスを掌握していない政党の議員たちが、「退役軍人をぞんざいに扱った」として、大統領を批判し始めることになる。「事例が次から次へと明るみに出されました」とカーターは言う。「議会は、まるでゲームのように、怪しい事例を片っ端から掘り返していました」。どれ一つとしてカーター自身は関わっていなかったものの、影響は避けられなかった。ノース・シカゴの責任者たちに解雇や異動の処分が下され、退役軍人省は同病院での外科手術を禁止した。混乱に巻き込まれたくないと、おおぜいの医師や看護師がいっせいに辞めていった。メディアはひっきりなしに報道した。『シカゴ・トリビューン』紙は、第二次世界大戦の退役軍人の妻が、死亡した夫の写真を握りしめているようすを一面に載せ、「夫は、『屠り場へ引かれる子羊のような』（「イザヤ書」五三章、新共同訳より）扱いを受けた」とする未亡人の談話を見出しに掲げた。カーターが、新しい患者の家族と話をしようとICUを出てみると、家族たちは決まってテレビに釘付けになっていて、ノース・シカゴの門をくぐった患者がいかにさまざまな方法で殺されたかという報道を食い入るように見つめているのだった。「それがどれほど屈辱的なことか、言葉では表わせません」とカーターは言う。「肌で感じるんです。とうてい忘れることができません」

カーターは辞めたくなかった。逃げ出すようなタイプの人間ではない。それに、退役軍人たちが好きなのだった。だからこそ、高い報酬を求めて民間の医療機関に勤めようとはしなかった。ブルーカラーの老人たちを見ていると、父や叔父を思い出す。「ただひとり、最後に取り残された気分でした。みんな何らかのかたちで出て行ってしまい、病院じゅうがめちゃくちゃでした」

手術中に起こることがいかに複雑か、カーターは身に染みていた。退役軍人はたいがい高齢で、体力がない。少し前、『ニューイングランド・ジャーナル・オブ・メディシン』誌が、医療ミスに関する調査結果を公表していた。それによると、アメリカでは入院患者一〇〇〇人あたり三人が医療ミスで命を落とすとのことだった。退役軍人保健局は、一日におよそ二五万人を治療する。イギリスの国民保健サービス（ＮＨＳ）に次ぐ世界第二位の大規模な医療機関だ。今回のスキャンダルは、結局のところ、統計上の産物かもしれない。つまり、システムがこれほど巨大になると、まったくの偶然でたまに起こるミスも、積み重なってかなりの数になる。退役軍人の治療に当たる外科医たちは、間違いなく最善を尽くしていた。どの外科医も、民間の医療機関で働けば、もっと金を稼げただろう。「誰かを傷つけようと思って仕事をしていた医師なんて、ひとりもいません」とカーターは言う。「人間はミスをするものなんです」。しかし、現実がどうであれ、世間の認識のほうが圧倒的に力が強い。ノース・シカゴにおける退役軍人の不当な扱いをめぐって、連邦議会で公聴会が開かれ、退役軍人省の関係者の責任が追及された。「みんな、うつむいて歩いていましたよ」とカーターは振り返る。「自信に満ちあふれていたはずの外科医たちが、完全に打ちひしがれていました」

第二次世界大戦の末期に退役軍人省の責任者となったオマール・ブラッドレー将軍の尽力によって、退役軍人省の病院と各地域の医学部とのあいだには、意外にもみごとな協力関係が出来上がっていた。絆の強さを反映して、ノース・シカゴの一件は、シカゴ医科学大学院の学長が混乱の収拾に乗り出した。やがて、その学長がカーターのもとへやってきた。「危機的な状況です。誰かに解決してもらわないと」と学長が言った。「わたしは興味ゼロです」とカーターは答えた。しかし、消去法で自分が選ばれたことを察していた。カーターは当時三六歳。救急医療に天職を見いだしていた。デスクワークをさせられるのは退屈に思えた。学生時代に受けた講義と似たような退屈さ。集中できず、心がさまよい続けるのがおちではないか……。それでも学部長は説得をあきらめなかった。カーターは、発想を少し転換して、引き受けることにした。「わたしの強みは、重い病気にかかっている患者のケアです。思えば、医療センター全体が重症患者といえる状況でした。死の瀬戸際にある病院。そうとらえて、どうすれば病状を安定させられるか、と考えました」

カーターは、研修医時代の友人、ジム・トゥーフシュミットを呼び寄せた。ふたりで協力して、いまや重症患者とも呼ぶべき病院の評判の回復をめざした。「気が付いたら、そんな役回りを押し付けられていました」とカーターは言う。「わたしはまだかなり若くて経験も浅かったのに、あれよあれよという間に、病院の責任者に祭り上げられたわけです。何をすればいいのか見当も付きませんでした」。カーターは、それまでの非人間的なシステムを改め、ノース・シカゴがケアしている三万人ほどの退役軍人めいめいを意識した個人向け医療チームに変えた。そのうえで、各チームが提供するケアの質について、測定可能なものを片っ端から測定した。救急処置の病床使用率、緊急外来患者の人数、入院期間……。データがあれば、弱点を早く見つけて修正できる。カーターたちはこの新システムを「プライム・ヘルス」と名付けた。アメリカ海兵隊が硫黄島に旗を掲げるようすをデザインして、新しいロゴにした。ロゴの下には「勇敢に戦ったあなただけのために」という言葉を入れた。四年後の一九九五年、カーターが去るころには、ノース・シカゴは優秀な医療機関としてたびたび表彰されるまでになった。

重要なのは、こうして努力が実を結ぶ過程で、カーターがあらたな知見を得たことだ。一連の出来事がきっかけで、カーターは医療ミスに興味を持ち、やがてこのテーマにのめり込み始めた。加えて、新しい任務を得た。ノース・シカゴの奇跡的な再建を目の当たりにした退役軍人省から、アトランタへ移って地域全体の最高医療責任者を務めてほしいと依頼されたのだ。「異動するたびに、階段を上っているような気分でしたね。景色がどんどん広がりました」とカーターは語る。「アトランタは次なる高みでした。人生で初めて、国レベルで物事を見る立場に置かれました。おかげで、世界を違った目で見るようになりました。システムを見定めようとし始めたんです」

アトランタでカーターは三つの州にまたがる九つの大病院を監督したが、各病院でミスが後を絶たなかった。往々にして、ごくありふれたものが死亡事故の元凶になった。たとえば、湯。退役軍人省病院では、スチーム暖房用の加熱装置は、特定のバクテリアを殺菌でき、なおかつ、人が火傷をしない程度の、非常に厳密な温度に水を加熱する決まりになっている。誤って高温の熱湯が出ないように、浴槽の蛇口には特殊な安全バルブが取り付けられ、設定した温度以上になると湯が止まる仕組みになっていた。ところが、ある病院で加熱装置に不具合が発生し、ふつうのままでは湯の温度が低くなりすぎたため、看護師たちは安全バルブの設定を熱めに調整した。ここまでは、とくに問題なさそうに思える。しかしある夜、配管工がやってきて、看護師たちには連絡なしで加熱装置を修理してしまった。

安全バルブが本来の働きをしてくれれば、熱湯が浴槽に溜まるはずはない。だが、配管の損傷でしばらく使われていなかった浴槽があり、その蛇口の安全バルブもいつの間にか壊れていることに誰も気づかなかった。ふつうなら、蛇口の湯が熱すぎれば、患者が看護師に文句を言うだろう。ところが、その病院には、精神面に問題を抱える高齢の患者がひとりいた。看護師が何をしても悲鳴を上げる。看護師たちは、次の勤務シフトの人に負担をかけまいと、いつも真っ先にその患者を入浴させていた。そんなわけで、エンジニアが加熱装置を修理したあと、何かにつけて悲鳴を上げる男が、最初に風呂に入ることになった。「看護師は安全バルブの故障を知りませんでした。加熱装置の修理が終わったことも知りません。しかも、最初に入浴した患者は、しょっちゅう悲鳴を上げる男性でした。その日、風呂に入れられたときも、悲鳴を上げました」。一時間後、男性は皮膚が剝がれ落ち、熱傷で死亡した。カーターのもとへ、監督下のシステムが人を生きたまま茹(ゆ)でてしまったと知らせる電話が相次いだ。看護師たちは大きなショックを受けていたが、カーターの考えでは、看護師たちも被害者だった。ふだん働いている環境、信頼するように促されていた環境に、裏切られたのだから。「いろんな事件の詳細を探っていくと、悪いのは人ではなくシステムだ、とわかります。人間の注意力に依存しているシステムは、うまくいきません」

医療ミスは、ICUのコード・ブルーと同じくらい、カーターの関心を惹きつけるテーマだった。患者の安全を守るためには、何かまずい問題が発生した場合、その詳細をつかまなければならないと、職務の必要性を超えて、非常に強く感じていた。

カーターが監督者に就いて間もなく、サウスカロライナ州チャールストンの退役軍人向け病院で、ある問題が発覚した。ほかの病院に比べて、大腸癌の死亡者数が妙に多い。しかも、治療不可能な段階になってから癌が見つかるケースが、驚くほどの割合を占めていた。なぜなのか、誰にもわからなかった。カーターはその病院を訪れ、実態を探った。すでに、彼には自分なりのルールがあった。すなわち、何らかの問題を調査すべく病院を訪れる際は、必ず複数回、訪問する。最初の訪問時には、先方の関係者たちが心を開かないからだ。あら探しをして誰かに責任を負わせようとして来たに違いない、と警戒されてしまう。システムの欠陥を突き止めるため、パートナーとして協力してほしいのだという真意が伝わらない。この点は、実地調査を行なう人類学者から学んだ知恵だ。「人類学者が各地の村をめぐるとき、二回目の訪問がきわめて重要だと教わりました。二回目で初めて本気度が伝わる。二回行かないと、たいてい、村人たちの信頼を得られないそうです」。チャールストンを二回目に訪れたとき、カーターは質問を始めた。ハイリスク患者をどう治療しているか、大腸内視鏡検査のスケジュールをどんなふうに組んでいるか、などだ。医師ではなく子供が疑問を発するかのように、平易な言葉で尋ねることを心がけた。「どうしてそういうやりかたをしているんですか?」「いま、やってみせてもらえますか?」。医者ふうの言葉づかいだとばかばかしく聞こえるような基本的な質問も、シンプルなかたちにすると、尋ねやすくなる。

三回目の訪問時、看護師たちが大腸癌発見のプロセスをすべて説明してくれた。「こちらから指示は出しません。相手がカーテンを開け、なかを見せてくれるのを待つんです。びっくりするくらい、いろんなことが見えます。時間を割いて、観察するだけでいい。高度な知識は必要ありません」。カーターに説明しているうちに、看護師たち自身が、いままで見落としていた問題点に気づいた。患者たちに大腸癌の検査キットを送付し、検体を送り返してもらうことになっているのだが、この病院の場合、検体の提出率が異様に低いのだった。ほかの病院と同様、便を採取するための小さな紙とともに検査キットを郵送していた。確実に提出してもらえるように、宛名の入った返信用封筒も添えてあった。

カーターは、検査キットの封筒が届く場所を見たいと言った。郵便室に行くと、その日の郵便物の入った麻袋がテーブルの上に置いてあった。なかには大量の検査キットが入っていて、すべての封筒に同じ赤い紙が貼られていた。「切手代不足につき、差出人に返送のこと」（「指示どおり返送せずに、病院へ届けてくれて幸いでした」）。看護師のひとりがつぶやいた。返送されてしまったキットはどのくらいあるのかしら、と。「みんな頭のなかが真っ白になりました」とカーターは言う。大腸癌の検査キットに切手が二枚必要だとは誰も気づかなかったのだ。「大腸癌検査キットを医療機関へ送り返すとき、切手が一枚では足りないなんて、誰も思いませんよね？　わたしでも同じミスを犯したでしょう」。切手一枚のせいで、おおぜいが死んでいるのだった。チャールストン病院は、切手を二枚貼った返信用封筒を入れるようになり、一年も経たないうちに、大腸癌の発見率でトップクラスに躍り出た。「その瞬間、すごくうれしかったですね。常識にかなった結果が出ましたから」

医療ミスを減らすためには、悪いことが起こりにくい環境を整えるべきだ、とカーターは考えた。「一二〇ボルトのプラグを誤って二四〇ボルトのコンセントに差し込むことはあり得ません」とカーターはたとえ話を使った。「なぜか？　できないからです。形状が合わないから、入れようがありません」。なのに、医療の世界では、二四〇ボルトのコンセントに挿入可能な一二〇ボルトのプラグが多すぎる。たとえば看護師が、ある患者に飲ませるはずの薬を、別の患者に飲ませてしまうというミスが容易に起こりうる。カンザス州トピカにある退役軍人省病院の看護師が、優れたアイデアを思いついた。患者と薬にバーコードを割り当てて、照合すればいい、と。それを耳にしたカーターはさっそく採用し、監督下のシステム全体に広めた。

さらに、人間の心の動きや、どこでなぜミスをしやすいのかなど、できるかぎり多くを学ぼうとした。そんななかで見つけたのが、イギリスの心理学者ジェームズ・リーズンの『ヒューマンエラー』という本だ。「人間の心の取扱説明書を読んでいるようでした」とカーターは語る。「通常の取扱説明書ではなく、とくにストレス下での人間の行動の特殊性や特異性を指摘した取扱説明書です」。ICUは重圧と複雑さに満ちた場所であり、カーターは、この本に取り上げられている状況を実際に経験していた。とくに感心したのが、「ミスを防ぐ最良の方法は、防御機能を何重にも持つシステムを設計することである」という指摘だ。穴がたくさん空いたスイスチーズのスライスも、何枚となく重ね合わせれば穴を完全にふさげる——そのイメージがひどく気に入った。

その結果、アトランタで新しい仕事を任されたカーターの意識に、子供のころからの癖が現われた。教室に座って先生の話を聞いていても、つい、頭のなかで別の何かを考えてしまうものだった。訊かれた質問に答えるより、もっと面白い質問を見つけるほうが面白く思えた。いま、いくつもの病院を運営するかたわら、カーターは、一見関係のなさそうなさまざまな分野の専門家になりつつあった。たとえば、航空安全。飛行機同士がニアミスを起こすと、報告を受けたＦＡＡ（連邦航空局）が原因究明に乗り出す。ところが、看護師が誤って別の患者に薬を渡してしまっても、患者が死亡しないかぎり、記録には残らない。「航空業界の姿勢に、強い感銘を受けました」とカーターは言う。「〝あわや事故〟の事例を把握してこそ、本当の事故を未然に防ぐことができる。ものの見方が、そんなふうに変わりました」

カーターは、各病院内で起きたミスに関して退役軍人省がもっと体系的に対処すべきだと痛感した。システム全体に目を光らせ、〝あわや医療ミス〟を把握する必要がある。いわばニアミスなのだから。「民間の機関と違って、医療ミスを隠すことができないので、ミスの実態を探るのに適していました」。カーターは、ワシントンＤＣの上層部に対し、事故が起こる寸前だった場合、それを素直に認められるような「免責の余地」を設けてほしいと働きかけた。ほかにも、退役軍人省の二一人の医療責任者に長い文書を送り、変革を推進するよう呼びかけた。カーターはこんなふうに書いている。「医療界にはインシデント報告システムが必要です。現状では、実際に起きた事故のみに目を向け、事故が起きる寸前だったケースは無視しています。事故の関係者を叱責する一方で、ほかの人たちについては不問に付しているわけです。これではシステムを改善できません」

政治的な利益をもくろむ議員たちが、医療ミスを見つけておおやけにしようと構えているせいで、免責の余地をつくることは容易ではなかった。カーターは、ワシントンへ送った要望書が思うような効果を上げていないと感じた。「真剣な話題とは受け止められていない気がしました」。上層部は二〇〇一年、インシデント報告システムの代わりに「教訓ウェブサイト」を立ち上げ、退役軍人省システムの誰でもログインして投稿できるようにした。しかし、投稿された内容のほとんどは、医療ミスの告白やヒヤリハットの報告ではなく、投稿者が称賛を浴びるようなアイデアや考察だった。このウェブサイトはたちまち、うっすらと個人広告のベールがかかった提案箱と化してしまった。「関係各所で働く人たちがこのウェブサイトを眺めて、いろんな素晴らしいアイデアを取り入れてくれれば良かったんですが、そんな成果は皆無でした。上層部は不満なようすでした」

上層部はすでに、アトランタにいる最高医療責任者が少し変わり者で、ふつうとは違う問題と向き合いたがるタイプだと気づいていた。そこで、その変わり者のカーターに依頼することにした。委員会をつくり、例のウェブサイトに投稿されたアイデアのなかからベスト五を選んで、システム全体に普及させてほしい、と。

またしても、教師が口にした言葉のうち意図しない部分が、カーターの心をとらえ、想像を広げていった。すなわち、こんなふうに考え始めた。教訓ウェブサイトに投稿されたアイデアがそんなに優れているのなら、なぜどれ一つ流行らないのだろう？　逆に、退役軍人省の内部にすでに浸透しているアイデアは、なぜ誰の手も借りずに広まったのか？　カーターはふと、車輪付きのキャリーケースを思い出した。空港に行くと、昔はみんな大きな旅行かばんを抱えていたものだが、あるとき突然、誰もがキャリーケースを引いて歩くようになった。キャリーケースは、いいアイデアの典型だ。誰が呼びかけたわけでもなく、おのずと普及した。カーターは次にこう自問した。なぜ、注目されるアイデアと、注目されないアイデアに分かれるのか？　なぜ、自分のオフィスに『ニューイングランド・ジャーナル・オブ・メディシン』誌のバックナンバーが未読のまま山積みになっているのを思い出すと、罪悪感を覚えるのか？　同誌に目を通さねばという衝動に駆られるのは、何が原因か？　さらに言えば、なぜ、自分が人生で学んだことの多くは仕事を通じて得たもので、学校からはほとんど学ばずに終わったのだろう？　そして、なぜ……カーターの頭はフル回転を始めた。上層部から依頼された件はそっちのけだった。「言われたとおり、委員会をつくりましたが、掲げた課題が違いました」とカーターは語る。「あらたな課題は、『教訓ウェブサイト』というアイデアがどうしてうまくいかなかったのかを解明することでした」

カーターはそれから一年間、人はなぜ、どのような状況で物事を学ぶのか――加えて、なぜ、どのような状況で学ばないのか――を徹底的に研究した。多くの本を読み、おおぜいの著者を直接訪ね、著者たちの頭のなかを覗いた。やがてカーターは、退役軍人省の上層部に向けて、「教訓ウェブサイト」がなぜ空振りに終わったかについての長い報告書をまとめた。その論旨は、こうだった。「人は、押し付けられたものは学ばない。みずからの欲求や必要性に迫られ、自分の意志で探し当てたものを習得する」。人が学ぶためには、学びたいと思う気持ちが必要なのだ。「みなさんはいままで何回、飛行機で旅行したことがありますか」。カーターは、上層部への報告書の冒頭、そんなふうに切り出した。

……何十回、あるいは何百回？　みなさんが利用した一般的な航空機といえば、ボーイング757ではないですか。ボーイング社は757型機を二〇〇〇機近く製造しており、デルタ航空だけでも一〇〇機以上保有しています。みなさんが旅行する頻度を考えると、757型機に乗った経験がある可能性はかなり高いはず。離陸前の安全説明では、マルチメディアを駆使した動画が流れたはずです。

カーターは、航空会社が安全情報を乗客の頭に叩き込もうと、あらゆる手を尽くしていることを確認したあと、こう続けた。「みなさんはいったい何回このような〝トレーニング〟にさらされたでしょう？　数十回？　数百回？　では、以下の質問に答えてみてください」

757型機には出口がいくつありますか？　四つ？　六つ？　八つ？
オレンジと赤のランプは何を示していますか？
座席の下にある救命胴衣はどうやって取り外しますか？

こんな調子で、乗客側の記憶の曖昧さを指摘した。続く三〇ページにわたる文書を通じて、カーターは、退役軍人省のなかに、各病院が学んだ教訓を互いにやりとりするための機関を新設するよう訴えた。「組織に属する人たちは、さまざまな知見を得ます。幅広く学ぶ。けれども、他人から一方的に教えられた事柄は、身につきません。公式の会議に出席する場合も、本当に貴重な情報は、会議中には得られません。休憩時間に廊下で交わされる会話のなかで、学びとるのです。しかもたいてい、重要な事柄はタブーで、フォーマルな会議では明らかにしづらいのです」

カーターがめざした改善点の一つは、廊下で行なわれているような会話をフォーマルな会議中にできるようにすることだった。しかしもちろん、会議を運営する側には、それを許可できない事情がいろいろとあった。「わたしたちは報告書を提出しましたが、上層部は対処に苦慮していました。お願いだから、教訓ウェブサイトに掲載されているアイデアのなかからベストなものを四、五個選んで、システム全体に広めてくれないか、と言われました」

二〇〇五年一〇月下旬、退役軍人省はホワイトハウスからある要請を受けた。受け取ったのは、かつてＨＩＶ治療で主導的な役割を果たしたローレンス・デイトンという医師だ。少し前から、退役軍人の禁煙を促進するプログラムを立ち上げ、成功を収めていた。ホワイトハウスは、保健衛生問題に国家レベルで取り組むため、医療責任者のたぐいで異才の持ち主はいないか、と打診してきたのだった。デイトンは、同じ建物内で勤務するオデット・レベスクにその件を伝えた。退役軍人省に所属する二二人の医療責任者のことなら、レベスクが誰よりも詳しい。レベスクは看護師出身で、現場の医師と省本部の医師をつなぐ役割を担っていた。「わたしは、何か問題が持ち上がったとき誰に連絡すればいいかを把握していました」とレベスクは言う。今回の要請を知り、すぐにひらめいた。「ホワイトハウスは、既成概念にとらわれない発想ができる人物を求めていました。わたしの頭に浮かんだのはただひとり。カーター・メシャーでした」

カーターはホワイトハウスからの電話に驚いたが、それ以上に、自分が何を求められているのかに驚いた。各所のＩＣＵで感染症の治療を行ない、豊富な知識を持っているとはいえ、パンデミックについては何も知らないし、対策を考えたこともなかった。「でも、ホワイトハウスからの要請でしたからね」とカーターは振り返る。「はい、はい、もうどうとでもなれ、と思いました」

＊

二〇〇五年一一月下旬、カーターはワシントンへ行き、新チームのほかのメンバー六人と顔合わせした。オフィスは、ホワイトハウスの隣にある旧行政機関ビルの四階、廊下の突き当たりの一室だった。室内には、一〇人ぶんのパソコンとデスクと椅子が置かれているだけで、何の仕切りもなかった。ただ、窓からは、きれいなローズガーデンと大統領専用ヘリコプター（マリンワン）の発着場が見渡せる。すぐ隣の部屋では、作業員たちが、ハリケーン・カトリーナが残した被害の処理業務を行なっていた。メンバーが顔をそろえた瞬間から、カーターは、何か一つ異質な存在が交じっているように感じた。それはおそらく、彼自身だった。最初の会議のとき、ほかの六人はスーツを着用していた。カーターはドレスアップしたつもりでスポーツジャケットを着ていて、会議後すぐさま、ジョス・エー・バンクでスーツを五着購入し、それをローテーションで着ることにした。それでもまだ、異質さを解消できてはいなかった。ラジーヴ・ヴェンカヤのもとでパンデミック対策チームを監督していたケン・ステイリーは、こう語る。「カーターの第一印象は……そう、たしかに新品のスーツを着ていましたが、足元はコンバットブーツでした。なぜそんな靴を履いているのかと訊くと、人からもらって、かっこいいと思ったからだそうです」

リチャード・ハチェットも、カーターを興味深く眺めていた。「お互いよく知らない政府機関の代表者が、一つの部屋に放り込まれた状態でした」とリチャードは話す。「カーターが打ち解けるまでには時間がかかりましたね。まわりの環境に馴染(なじ)んで、みずからの頭脳に従って率直に行動できるようになったのは、しばらく経ってからです」。カーターの頭脳は、最初のうち、進むべき方向性を見つけられずにいた。「メンバー全員、同じ肩書きを与えられていましたが、そんなものはまやかしです」とカーターは言う。「わたしは退役軍人省から来た不心得者。ほかのみんなはワシントンの人間で、政策に詳しい。わたしは政策だの何だのを扱った経験なんかありませんでした」。役割を分担して作業が本格化してくると、カーターはしだいに話の内容を見失い始めた。「まるで新しい学校に入学して、ひとりだけ勉強が遅れているような有り様でした。知らないことばかり。勝手が違うことばかり。みんなやたらと、わたしが聞き慣れない略語を使うんです」。APHIS……FBO……CBO……HSPD……PCC……インターエージェンシー（省庁間）。

最後の語は略語ではないが、カーターには意味がよくつかめなかった。連邦政府全体が、巨大なブラックボックスのように感じられる。メンバーのひとりは農務省から派遣されており、ほかの人たちは農務省が何をしている政府機関なのか知っているらしいが、カーターには見当も付かなかった。他メンバーがさかんに「NRP」という言葉を使うので、カーターは意を決して、リチャードの耳元でささやいた。「NRPって、何ですか？」。

「国家対応計画（ナショナル・リスポンス・プラン）の略です」とリチャードが答えた。「緊急時に連邦政府がどんな臨時態勢をとるかを記してあります」。大事な文書のように思えたので、さっそく入手して、四〇〇ページすべてに目を通した。しかし、ちっとも知識が増えた気がしなかった。「役所の言葉づかいだらけで、同じことをくどくど繰り返しているだけでした」

ほかの六人のメンバーはそれぞれ、絞り込まれた範囲で明確な役割を担っていた。国土安全保障省の女性は「交通と国境」の章を、農務省の男性は「家畜の健康保護」の章を書く。もうひとりの医師であるリチャード・ハチェットは、ふとした成り行きから、計画のかなめに当たる第六章「人間の発病と死亡を最小限に抑えるための戦略」の執筆をすでに任されていた。計画の策定は、椅子取りゲームにやや似ていて、音楽が止まるとカーター以外の全員が椅子に座った。「ラジーヴからは、たったひとこと、『リチャードが第六章を担当し、カーターはそれを手伝ってほしい』と言われただけでした」とカーターは振り返る。

政府の報告書がつくられていくようすを目の当たりにして、カーターは、なぜ誰も読む気になれない文書になってしまうのか納得した。リチャードは天性の文才に恵まれていたが、作成プロセスには文才を活かす場面がない。「くだらないルールがあふれていました」とカーターは言う。彼の最初の仕事は、リチャードが書いた草稿がアメリカ政府の書式マニュアルに沿っているかどうかを確認することだった。「たとえば、不公平にならないように、国や州はアルファベット順に並んでいないといけません。また、三〇〇ドルを〝超える〟と言いたいとき、over ではなく more than という表現を使わなくてはいけない決まりになっています」。さらに大きな障害は、リチャードが何を書いても、文句を付ける人が必ずおおぜいいることだった。いずれかの連邦政府機関に関係する文章はすべて、その機関に送って承認を得なければならない。「たとえばEPA（環境保護庁）に何度も送りました。ただ、EPAの担当者はひとりではありません。一〇人くらいいます。同じ文章に五人から、それぞれ違う修正要求が来たりするわけです」。リチャードは完全に頭にきて、「文章がどんどん駄目になっていくじゃないか」と嘆いた。

死に至る病の蔓延を食い止める方法について、リチャードとカーターの考えかたは、角度が少し異なっていた。リチャードのメンタルモデルは戦争だ。敵は、連結度の高い多数のノードからなるネットワークのようなもの。他との連結数がきわめて多いノードを特定し、排除していくことで、ウイルスとの戦いに勝利できる、と考えた。カーターが真っ先に当てはめたモデルは、医療ミスだった。これまで、医師や看護師のミスをできるかぎり防ぐためのシステムを設計してきた。それを応用して、こんどは、人から人への感染を最小限にするための戦略を考案する。ふたりのアプローチに共通するのは、一発で効くような特効薬はない、とする姿勢だろう。スイスチーズのスライスを重ねるように、複数の戦略を重ねて穴をすべてふさぐことが最善の策なのだ。カーターは、ほかのメンバーにもこのスイスチーズ戦略を伝えた。

旧大統領府ビルの一室では、いま、表裏一体の二つの状況が展開し始めていた。カーターもリチャードも、それに気づいていた。任務に従ってくだらない修正を繰り返すうち、プランの文章が生気や輝きを失いつつある。しかしその半面、文意が曖昧になったぶん、いざというとき自分たちに許容される行動の枠が広がってきた。要するに、この計画書（プラン）は最終決定版ではなく、いずれあらたなプランをつくれるようにするための「プランのプラン」にすぎなかった（したがって、ラジーヴが最初に作成した一二ページの文書は「プランのプランのプラン」と化してきた）。各章に含まれる文言は、結局、どうとでも拡大解釈できる曖昧なものになった。最も重要な箇所は、パンデミックが発生したあと、ワクチンが入手可能になる前に、連邦政府が何をすべきかを示唆する一節だ。連邦政府は「ソーシャル・ディスタンスの徹底、集会の制限、隔離の実施が保健衛生上の適切な介入となり得る状況等において、感染の制御および抑止のための幅広い選択肢にまつわる決定の基準ならびに手段その他の指針を、あらゆるレベルの地方政府に提供する」と書かれていた。

これを読んで自発的に行動を起こす人がいるとは思えないし、従来の行動を改めようとする人がいるとも思えない。この文言は、何かを定めているというより、何かを定められる余地を定めているにすぎないだろう。聖書や合衆国憲法と同様、内容は解釈しだいだ。誰がどのようにどんな目的で解釈するかによる。リチャードやカーターの解釈では、この文言により、目の前にあるかつてなく重大な医療問題に答えを出す環境が整った。その問題とは――治療薬やワクチンがないパンデミックのさなか、どうやって命を救うのか？

第四章　止められないものを止める

いつの日か歴史家が過去を振り返って、「アメリカ人」と自称する奇妙な民族はよくもまあ、こんなやりかたで統制が取れていたものだ、と驚嘆することだろう。アメリカ政府のなかには、小さな箱がたくさんある。何か問題が発生するたび、その問題に対処するため、新しい箱がつくられてきた。たとえば、「食の安全を確保するにはどうしたらいいか」「銀行の倒産を防ぐにはどうすべきか」「テロの防止にはどんな対策が必要か」などだ。それぞれの箱が、特定の問題の解決に役立つ知識や才能、専門技能を持った人たちに割り当てられる。時間の経過とともに、その問題を中心とした文化が出来上がり、小箱によって異なる文化が根付く。箱ごとに、独自の硬直した小さな世界になっていく。適応能力が低く、ほかの箱の内部で何が起こっていても関心を示さない。「政府の無駄づかい」を追及する人たちは、ふつう、納税された金がどう使われたかに注目する。しかし本当の無駄は、こうした箱単位の文化にある。ある箱のなかに、別の箱が抱えている問題の解決策が入っているかもしれないし、解決策を見いだせる人材がいるかもしれない。なのに、箱同士は互いの中身を知らないのだ。

サンディア国立研究所が一九四〇年代なかばに設立された理由の一つは、さまざまな箱のなかに閉じ込められている人々が、箱の外へ出て知恵を合わせられるようにすることだ。同研究所の研究者たちの高い基準に照らしても、ボブ・グラスは優秀な頭脳の持ち主であり、どの一つの箱にも縛られない生来の闊達さを備えていた。にもかかわらず、二〇〇六年の春、グラスは自由の不足を感じていた。二年前から手を貸してやっている、一五歳の娘の科学研究コンテスト向けプロジェクトが、疾病管理モデルに発展したところだった。グラスは、長く忘れられていた一九五七年から五八年にかけてのインフルエンザの大流行のデータを見つけた。推定で一〇万人以上のアメリカ人が死亡したらしい。彼はそのデータを使って、自分のモデルを検証した。その結果、当時に関する大まかな事実と符合し、パンデミックをおおむね正しく再現できることがわかった。たとえば、現実もモデルも、各年齢層の発病者数と死亡者数がほぼ一致した。大量の疫学的文献に目を通していたグラスは、娘のこのプロジェクトが、疫学にあらたな貢献をもたらすだろうと踏んでいた。

「わたしは自問しました。なぜ疫学者たちはいままでこういった手法を編み出せなかったのか、と。きっとそれは、問題に正しく焦点を合わせたツールを持っていなかったせいです。感染拡大を阻止するためではなく、感染拡大のようすを理解するためのツールしか持っていませんでした」。サンディア研究所の天才プログラマーの助けもあって、グラスと娘は、感染拡大を阻止できるかもしれないツールをつくり上げたのだ。

ところが驚いたことに、このモデルを活用してもらうどころか、価値がわかってくれる人を見つけることすら、非常に難しかった。数カ月前、ホワイトハウスの国土安全保障会議から、インフルエンザ大流行に関して机上演習を行なう準備を手伝ってほしい、とサンディア研究所に依頼があった。どのような問題に対処すべきか、過去にまだ検討されていないもののなかで検討すべき点は何か、などを知りたがっていた。* しかし、研究所内でその任務を割り振られたのは、グラスのグループではなかった。グラスは友人を説得し、自分のモデルについて説明した紙をホワイトハウスへ送る小包のなかにこっそり入れてもらったが、なしのつぶてだった。「いつの間にか、ある種の筋書きにのめり込んでいたからです」とグラスは言う。「感染拡大を食い止める方法を考えようとせず、国外からの流入を防ぐことに固執していました。だから、あらゆる時間を費やして、いかにして国境を封鎖するかを論じてばかりいたのです。実際はそんなことは不可能で、国境を封鎖したら、即座に経済の流れがすべて止まってしまいます」

疫病対策に役立つ新しいツールとして注目してもらうためには、学術誌に論文を載せるしかない、とグラスは考えた。ただ、サンディア国立研究所の科学者たちは、連邦政府のなかでも最高レベルの「Qクリアランス」と呼ばれる機密保持契約のもとで働いており、許可を得ずに研究内容を公表することは禁じられている。もともとは娘の科学研究コンテストに向けてのプロジェクトだが、いまやグラスは、所内のどんな研究にも劣らないほど真剣に取り組んでいた。上司に事情を話したあと、長い論文を書き上げ、どうにか公表の許可を得た。完成した論文は、『サイエンス』や『ネイチャー』のほか、それほど有名ではない医学雑誌にも送った。「どの雑誌も、読みもしないで送り返してきました。わたしがその分野で名前を知られていなかったせいです。急に、ひどく心配になってきました」。めったにないが、自分自身をどんな人間だと思うかと訊かれたとき、グラスは「極度に内向的」と答える。ひとりで物思いにふける時間が非常に長いからだ。みずから伝染病関係者に連絡して協力を求めるというやりかたは、本来の性格に反する。それでも、グラスはそういった方向へ舵を切った。コンピュータモデルを使って感染症の拡大を研究中と公言

＊大統領府の会議でパンデミック対策に取り組むことが決定した際、合わせてこのミニ演習の実施が決まった。実際に行なわれたのは二〇〇五年一二月一〇日、すなわち、対策プランの策定が始まって間もないころだったが、策定には何の影響も及ぼさずに終わった。

しているプロの疫学者たちを見つけ出し、自分の論文にメモを添えて送ったのだ。「誰ひとり、メールに返信すらしてくれませんでした。まったく反応なし。わたしは憮然としました。と同時に、怖くなったんです。パンデミックが起きても、誰もまともな対処をしないのではないか、と。お手上げだと思いました。人間はもうおしまいだという気分になりました。ところが、ふと、退役軍人省のある人物を思い出したんです」

その一年半前、グラスの娘ローラは、ワシントンDCにいる叔母のもとを訪ねた。叔母の交際相手が退役軍人省に勤める感染症の専門家だと知り、三人で夕食をともにしたとき、科学研究コンテスト向けのプロジェクトについて話してみた。すると、「ぜひ、論文にまとめて発表するといい」とその男性が熱心に勧めてきた。「前例のない研究だよ」。帰宅後、ローラは父親にこの反応を伝えた。「やれやれ、大仕事になりそうだな」とグラスは思った。それでも、コンテスト向けのこのプロジェクトを、父娘で共同執筆の本格的な学術論文にまとめようと決めたのだった。そういう経緯を思い出して、グラスはひらめいた。論文執筆の後押しをしてくれた彼が、ひょっとするともうひと押ししてくれるのではないか？　妹の交際相手を利用して専門家筋の注意を惹くのは心苦しかったが、ほかには連邦政府に伝手がない。「学界の枠内の問題ではありません」とグラスは言う。「同年代の人がぜったいにやらないことに挑戦しよう、システム全体を相手にしてやるぞ、と自分を奮い立たせました。そこで彼にメールを送り、論文を添付して、『これを読む必要がある人を誰かご存じありませんか』と尋ねました」

その時点で、感染症対策の専門家に注目してもらう努力に半年近くを費やしていた。六時間もしないうちに、リチャード・ハチェットから電話がかかってきた。グラスはこう振り返る。「『いま、ホワイトハウスにいるんですが』と言うんです。『こちらに来て話をしてもらうのは、いつが都合いいでしょう？』」

＊

じつは、グラスの妹が当時交際していた退役軍人省の男性が、カーター・メシャーと知り合いで、グラスから届いたメールをそっくりカーターへ転送したのだった。「最初に見たときは、なんだこれは、と思いましたね」とカーターは言う。「ホワイトハウスで受け取るものは、だいたい全部たわごとですから」。カーターの心のなかには、退役軍人省におけるプロジェクトの余韻が残っていた。公的な情報伝達がいかに薄っぺらで、非公式なやりとりがいかに重要かを思い知っていた。折しも、チームメンバーのリチャードが、パンデミックの戦略を立てるうえで数理モデルを活かしたいと強い意欲を燃やしていたため、カーターは、自分に転送されてきたメール一式をリチャードへ再転送した。

数理モデルの活用に熱心なのは、リチャードひとりだったといってもいい。NIH（国立衛生研究所）は、三人の学者に出資し、感染症のモデルをつくったものの、有効性は不透明な状態だった。出来上がったモデルはどれも複雑で、動作が遅く、運用コストが高かった。たとえば、「人々に在宅勤務を強制した場合、特定の感染症の拡大にどのような変化が現われるか」といった簡単な課題でさえ、答えが出るまでに何日もかかる。おまけに、答えが得られたところで、処理プロセスが複雑すぎて検証できないため、正しいシミュレーションが行なわれたのか確信が持てない。知見を得るため、開発者である学者三人を招いて会談した。カーターは、その三人の尊大な態度が気に入らなかったが、リチャードはそうでもなかった。会談のあと、リチャードは各モデルの特徴を把握しようと、何百列ものスプレッドシートを作成した。どのモデルも、あらかじめ、新型の感染症の性質を仮定する。どのように拡大するか、人から人へどのようにうつるか、致死率はどのくらいかなどだ。その感染症に見舞われる集団に関しても、年齢分布、居住形態、雇用、ワクチン接種率など、さまざまな仮定を行なう。巨大なスプレッドシートを運用するのは容易ではないが、リチャードは、数理モデルこそ新しい戦略を編み出すための唯一の光だと感じていた。

たったひとりでスプレッドシートを操作しながら、リチャードは、人生のなかでもきわめて不思議な体験をした。じつは、幼いころ恐ろしい事故に遭い、その記憶をいまだ振り払えずにいる。両親と旅行中の出来事だ。ペンシルバニア州にあるブッシュキルの滝を訪れ、急斜面に刻まれた道を歩いていた。不意に、握りしめていた救命具のパックを落としてしまい、転がっていくそのパックを追いかけて、フェンスをくぐり――崖から転落した。二〇メートルあまり下を流れる小川に叩きつけられた。父親が駆けつけたとき、リチャードはうつ伏せで水面に浮かび、息をしていなかった。額に深い裂傷を負って出血しており、顎(あご)が動かない。銀行員の父親は、医療の訓練を受けたことなどなかったものの、偶然、小児救命処置の講習を受講中の友人から多少の心得を教えてもらったばかりだった。息子の顎をこじ開けられず、鼻孔に息を吹き込むことにした。父親が根気よく人工呼吸を続けたかいあって、やがてリチャードはふたたび自力で呼吸を始めた。

　アラバマで育つあいだ、リチャードは、その話を何度も聞かされた。「いつも最後には、両親が『おまえは何か理由があって救われたんだよ』と言うんです。父も、たぶん母も、本気でそう信じ始めていました。成長期のわたしにとっては、重圧でしたが」。しだいに、リチャード本人も、自分には何か特別な使命があるのではないかと感じ始めた。しかし、それが何なのかを深く考えたり、口に出したりすることはなかった。必要以上の使命感が、いつも重くのしかかっていた。なにしろ、リチャードの骨の髄は、南部の穏やかな詩人なのだ。だからこそまったく不思議なのだが、ホワイトハウスで、役に立たないかもしれないモデルをめぐってひどく退屈なスプレッドシートに取り組んでいる最中、リチャードは突然、ある感情に襲われた。「雷に打たれたかのような衝撃を味わいました」と彼は言う。「これだ、この問題を解決することが、自分が生きている理由なんだ、とわかったんです。ホワイトハウスでこの解決方法に関心を向けているのは、ただひとり。わたしが追求しなければ、埋もれて消えてしまう……。本当に、全身に稲妻が走りました。人生のなかでそんな体験をしたのは、あとにも先にも一回きりです」

リチャードは後日、衝撃の根底にあるものを理解した。あの瞬間、自分が気づいたのは、「新型の感染症が大流行し始めたとき、食い止める方法がまだどこかに潜んでいるのではないか」と考えている人が、ほかにほとんどいないという現実だった。昔から「効果的な対策は一つしかない」との意見が根強い。すなわち、患者を隔離しつつ、ワクチンや抗ウイルス剤の製造と配布を急ぐことだ。ほかのいろいろな対策、たとえば政府が介入して人々を物理的に遠ざけるなどは、一九一八年のパンデミックで試したが、うまくいかなかった。この点について、アメリカのおもな感染症専門家たち——CDC（疾病対策センター）をはじめとする、保健福祉省の面々——の見解は一致していた。そんな専門家のうち最も著名なのがドナルド・エインズリー・ヘンダーソンで、リチャードは仕事を通じて個人的にも親しい。ヘンダーソンの身長は一八八センチほどだが、印象ではその倍くらいありそうに感じられ、専門分野のなかではさらに大きな存在だった。業績は数々あるが、とくに、WHO（世界保健機関）と協力して天然痘を撲滅した人物として知られている。* ジョンズ・ホプキンス大学公衆衛生学部の学部長などを歴任し、リチャードが保健福祉省に赴任したとき、同省に勤めていた。

赴任当初、リチャードは、ヘンダーソンが数理モデルをこき下ろすのを聞いたことがある。感染症対策に有効なものはすべて数理モデルに取り込める、などと考えているおかしな輩（やから）たちが、あちこちの一流大学にいるらしいが、と。「見当違いも甚（はなは）だしいとヘンダーソンは考えていました」とリチャードは言う。ヘンダーソンとその件をめぐって議論した

＊「人類が伝染病の根絶に成功したことはかつてなかった」とヘンダーソンはあるインタビューで語っている。もちろん、ひとりの力だけで根絶できたためしは、いまだない。元CDC所長のトム・フリーデンは、同じく元所長のウィリアム・フェイギーをわたしに「天然痘を撲滅した男」と紹介した。つまり、誰を最大の功労者とみるかは意見が分かれているようだが、いずれにしろ、一九七七年一〇月二六日に診断された二三歳のソマリア人を最後に、天然痘の患者は世界のどこにも現われていない。

ことはないものの、自分がいま取り組んでいる研究をヘンダーソンが知ったらどう言われるか、リチャードにはだいたいの想像がついた。一九五七年から五八年にかけて、新型インフルエンザで一〇万人以上のアメリカ人が命を落としたとき、連邦政府に対応を指示していた人物が、ほかならぬヘンダーソンだった。基本的には患者を隔離してワクチンを待つしかない、ほかの対策はコストに見合うだけの効果を期待できない、と彼は政府からの諮問に答えた。リチャードは、ヘンダーソンがどんな根拠でそう断言したのか、不可解な古い固定観念がなぜこれほどはびこっているのか、理解に苦しんだ。「反論の余地がない真実として、もし患者をひとり残らず特定し、めいめいの自室に閉じ込めて、誰とも口をきかないようにさせれば、感染はそれ以上広がらないでしょう」とリチャードは話す。「問題は、現実の世界でそんなことが可能かどうかです」

感染症の新しい数理モデルは、時間がかかるうえ扱いにくかったが、それでもリチャードにひと筋の希望を与えてくれた。ヘンダーソンをはじめとするCDCの関係者、さらには公衆衛生に携わるほとんどの人が、モデルには何の価値もないと考えていた。けれどもそれはおかしな話で、そういう人々も、じつはモデルを使っているのだ。抽象的な概念にもとづいて、判断を下している。判断材料としてふさわしい抽象概念が、たまたま頭のなかにあったにすぎない。現実世界のエッセンスとして、頭のなかにあるモデルを利用している。ただ、頭脳内のモデルとコンピュータ内のモデルがいちばん大きく違うのは、頭脳内のモデルの場合、存在が曖昧で検証しづらいということだ。コンピュータ内のモデルと同じように、専門家たちは世界についてさまざまな仮定をしているのだが、その仮定は目に見えない。

しかも、専門家の頭脳内のモデルには重大な欠陥があるらしいと、日々明らかになってきている。たとえば、プロスポーツの世界。何十年ものあいだ、引退した選手たちが、現役選手と戦略の両方を評価できる専門家として扱われ、誰も疑いを持っていなかった。ところが、データ革命が起こった。数理モデルで武装した完全な部外者たちが、専門家のプライドを木っ端みじんに打ち砕いたのだ。プロスポーツの世界では、強い市場原理の働きにより、無知が排斥されていった。疫学の分野にはそこまで強力な仕組みはなく、疫学者が犯したミスによって、チームが負けたり、上司が何千万ドルも損したりするわけではない。けれども、あるバスケットボール選手が試合でどのくらいの価値を持つか、数理モデルを活かせばより正確な予測ができるのなら、パンデミックにおいてどんな対策がどのくらいの意義を持つか見極める際にも、同様の貢献ができてもおかしくないだろう。

もし突然、ワクチンのない新型インフルエンザがアメリカ国内に蔓延したとしても、感染や死亡を防ぐための戦略は存在する、とリチャードは堅く信じていた。また、コストを上回るだけのメリットがあると疑わなかった。ワクチンに頼らなくても、新型ウイルスを根絶できるかもしれないとさえ考えた。肝心なのは、ウイルスの増殖率を下げることだ。増殖率――患者がほかの何人にうつすかを示す数字――が一を下回れば、いずれその感染症は消えてなくなる。ところが、こういった考えかたをする感染症対策の専門家はほとんどおらず、現状では、実際にパンデミックが起きたときこの種の戦略を模索することは無理だろう。だから、数理モデルを活かしたかった。人工の世界のなかで戦略を模索するしかない。そんなふうに思っていた矢先、カーターからメールが転送されてきて、ボブ・グラスがすでにつくり上げたものを知った。リチャードは即座に、ホワイトハウスにはこの男が必要だと判断した。

リチャードの熱意を見たカーターも、ボブ・グラスから送られてきたメールをあらためて開き、ざっと眺め始めた。数式は理解できる。考えかたも単純明快。子供や大人の社会生活を表わすためにグラスと娘が編み出したルールは、どれも妥当に思える。感染の拡大をつかさどるルールも同様だ。唯一の問題は、モデルの出力結果が数字の羅列にすぎず、気が遠くなるほど長い表になっていることだった。「たいがいの人は表を読めません」とカーターは言う。「視覚的な情報が必要です」。そこで、数字をグラフ化してみた。グラフを見て、カーター自身、衝撃を受けた。

そのグラフは、さまざまな戦略方針が感染症に及ぼす影響を示していた。患者を隔離する、患者がいる家庭を隔離する、大人同士のソーシャル・ディスタンスを空ける、抗ウイルス剤を投与する……。どの戦略方針も、多少の効果を発揮していた。しかしどの方法にしろ、たいして大きな効果ではなく、ましてや、増殖率を一未満に下げてパンデミックを食い止めることは不可能だった。ところが、一つの方法だけ、結果がまったく異なっていた。すなわち、学校を閉鎖して子供たちのあいだにソーシャル・ディスタンスを取ると、インフルエンザを模した病気の感染率は激減していくのだ（このモデルが定義する「ソーシャル・ディスタンス」とは、接触をゼロにすることではなく、子供たちの社会的な交流を六〇パーセント減らすことを指す）。『なんてことだ！』と思わず叫びました」とカーターは言う。「学校を閉鎖しないかぎり、大きな変化は起こりません。ほかの措置とはまるっきり違うんです。なだらかな変化ではなく、がらりと局面が変わる。水温が一℃から〇℃になるようなものです。二℃から一℃に下がってもあまり変わりませんが、〇℃になると急に凍り始めます」

カーターもリチャードも、最初は、ぬか喜びかもしれないと自重した。『まあ、これはあくまで、おもちゃのようなモデルだからな。本格的なモデルをつくった、例の専門家たちに相談してみよう』ということになりました」とカーターは振り返る。大規模で複雑なモデルを考案した三人の研究者が、いつでも諮問に応じられるように待機していた。「学校を閉鎖して、未成年者の社会的な交流を六〇パーセント減らしたらどうなるか」をそれぞれのモデルに入力してもらった。すると、三つのモデルはゆっくりと時間をかけて、同じ結果を導き出した——「成功」。

二〇〇六年四月のことだった。国家としての公式戦略はおおかた出来上がっていて、残るは、退屈な最終章——パンデミック時、大規模な施設を閉鎖せずに済ますための実務手段——だけだった。公表予定日まで、あと一カ月もない。この戦略には、政府機関がとるべき大小の行動が詳細に記されていた。なかには、カーターもリチャードもあまり興味のない項目もあった。たとえば、次のようなものだ。

家禽の飼育者を教育する。「鳥のためのバイオセキュリティ」と題する複合的な教育福祉キャンペーンを展開し、家禽を扱う業者、とくに住宅地の近隣で養鶏業を営む小規模な業者に、感染症やバイオセキュリティに関する情報を提供していく。（一一頁）

この種の項目が何百とあり、連邦政府の該当する部署（前記のケースなら農務省）が執り行なうことになっていた。しかし、カーターとリチャードが本当に興奮を覚えたのは、計画書が出来上がったあとだった。

ふたりは、ほかのチームメンバーとは比較にならない仕事量をこなし始めた。ホワイトハウスの基準に照らしても、残業時間が尋常ではなかった。「深夜、リチャードの奥さんからよく電話がかかってきて、いつになったら帰ってくるのかと夫を問い詰めていました」とある同僚は語る。「まるで、パンデミック対策と不倫中みたいでしたね」。メンバーたちが驚くほど、ふたりは息が合っていた。ラジーヴのバイオテロ対策ユニットの一員だったケン・ステイリーは、ふたりを「奇妙なカップル」と呼んだ。リチャードはチェスをしながらボルヘスを引用し、カーターはピックアップトラックを分解してまた元に戻す。リチャードが好きなことの多くは、白いリネンのスーツを着てやれる。カーターが好きなことの多くは、手が黒くなる。リチャードは引用句を好み、カーターは道具を好む。リチャードはトップダウン型で、頭脳明晰な学者や重要政策の担当者と気軽に会話ができ、先方も気軽に接してきた。カーターはボトムアップ型で、ありとあらゆる些細な事柄や人に好奇心を向けた。どんな授業を受けても、リチャードはクラスで最上位の成績を収め、カーターはたいてい教室から出て行く。リチャードがもっともらしく「すべてのモデルは間違っているが、なかには有効なものもある」などとつぶやきながら歩くのを見て、カーターは、からかいながらも、自分たちふたりの化学反応から貴重な成果が生まれるに違いないと感じた。「わたしが持っていない脳内の部位をリチャードは持っているんです」とカーターは言う。一方、ふたりをホワイトハウスに招いたラジーヴは、こう評している。「リチャードは哲学者タイプで、物事を大きな文脈のなかで考えるのが得意なんです。逆にカーターは、物事を小さな文脈に置くのが得意です」

リチャードの考えでは、モデルは、人間の判断をチェックするもの、人間の想像力を助けるものだ。これに対してカーターは、モデルを懐中電灯になぞらえる。いままで真っ暗だった部屋のなかを見えるようにしてくれるツールだ。ふたりは毎日、アイデアや疑問を出し合い、ボブ・グラスへ送った。最初は、グラスが十代の娘とともにつくったこのモデルに関する質問だった。重症度を変えると、結果はどのくらい変わるのか？　人同士の交流のようすを変更すると、どうなるか？　市民が政府からの要請に一部分しか従ってくれない場合はどうか？　さまざまな質問のすえ、この非常にシンプルなモデルがアメリカ人の社会生活の実態を非常に良くとらえていることや、細かな点をいじってもおおよそ同じ結果が得られることに、ふたりは満足した。そこで次に、旺盛な好奇心をあらわにして、あらたな質問を連発した。バーやレストランだけを閉鎖するとどうなるか？　公共交通機関だけを運休したら？　テレワークを強制したら？　思いつくかぎりの戦略をいろいろな組み合わせで行なったら、それぞれどうなるか？　学校を閉鎖し、子供たちが互いに顔を合わせる時間を六〇パーセント減らせば、地域内にどれだけ患者が多くても、感染拡大を止めることができるのか？　ほかに、このモデルから明らかにできる事柄は何か？

リチャードから最初の連絡を受けた数日後、ボブ・グラスは、裏庭の小屋にある自分用のコンピュータの横に、ベッドを設置した。時差の関係上、ニューメキシコ州アルバカーキはワシントンDCより二時間よけいに仕事ができる。グラスは毎晩、さまざまなパンデミックとさまざまな対応策をコンピュータでシミュレーションし、まだ会ったこともない人たちが朝、出勤してすぐ結果を見られるようにした。ほとんど一夜にして、グラスは、世界一無視されていたパンデミック・モデル研究者から、世界一重要なパンデミック・モデル研究者へ昇格したのだ。科学研究コンテスト向けのプロジェクトを拝借して、夜中、ホワイトハウスの仕事を手伝っている件は、娘には明かさなかった。「子供はストレスを感じやすいですから」とグラスは言う。サンディア国立研究所の上層部にも許可を求めなかった。どうなるかは想像がつく。「許可してくれるはずがありません。上層部は腹を立てて、わたしとワシントンDCのあいだに人を挟むでしょう。そうしたら、もう何もできなくなってしまいます」

若年層が感染拡大にひと役買っていることは、以前から知られていた。しかし、グラスのモデルが示すほどの影響力を持つとは誰も思っていなかった。モデルが正しいとはかぎらない。しかし、可能性はある。「おかげで、どこを掘ればいいのかがわかりました」とカーターは話す。「『よし、ここを深く掘り下げよう』とみんなに伝えました。『子供や学校について、まだじゅうぶんに判明していない点や、見落としている点があるかもしれない』と」。カーターの「掘り下げる」とは、データを収集することだ。地球上でアメリカ政府ほど多くのデータを集めているところはない。カーターが連邦政府のデータベースを調べてみると、州政府や地方政府に雇用されている人々の大多数が教育関係者だと判明した。「どうりで教員組合の力が強いわけだ」とカーターは胸のうちでつぶやいた。全米には幼稚園から高校までの学校が一〇万校以上あり、五〇〇〇万人の子供たちが学んでいる。うち二五〇〇万人はバス通学。「驚いたな、アメリカの子供たちの半数がスクールバスを使っているのか」。アメリカの公共交通機関を合計してもバスは七万台なのに、スクールバスはなんと五〇万台もある。平均的な一日でみると、スクールバスは、アメリカの公共交通機関全体の二倍もの人数を運んでいるのだ。ホワイトハウスのパンデミック対策室では、それまで、大人たちがどのように働き、どのように移動するかが議論の中心だった。「ニューヨークの地下鉄やDCメトロにばかり目を向けていました。ところが、公共交通機関の利用者数と比較して、一日にスクールバスを利用する子供の人数は二倍いるわけです」

通学の手段のほか、学校に着いてからどう過ごしているかがまた別の問題になる。教育省からアメリカの学校の設計図を入手し、子供ひとりが占める空間の広さを計算した。その結果、小学生はわずか半径一メートル、高校生でも半径一・二メートルの空間内で一日を過ごすことがわかった。さすがにまずい。狭すぎる。ただ、カーターが学校に通っていたころとは時代が違う。「妻に電話して、『学校を見学したい』と伝えました」

カーターは、高校時代の恋人デブラと結婚している。夫婦ともに、きょうだい六人の家庭で育ち、自分たちもまた、六人の子宝に恵まれた。ホワイトハウスの仕事を請け負っているあいだも、カーターは、週末だけははるばるアトランタへ戻って、家族とくつろいだ。もちろん、保護者会にも顔を出したことがある。ただ、生徒たちの間隔を観察した経験はなかった。今回は妻に頼んで、授業をやっている日に教師と会う手はずを整えた。その当日、車に乗った瞬間から、カーターは新しいレンズを通して世界を眺めた。スクールバスを待つ子供たちのそばを通り過ぎるたびに、「おい、見てくれ！」と妻に言った。「子供はあんなふうにバスを待つんだな。大人がバス停に立つときは、お互いに間隔を空ける。でも子供たちは、コメディードラマの『となりのサインフェルド』みたいに、くっついておしゃべりしている」。カーターと妻は校内に入った。「おい！　人がびっしりだ。あの子たちの頭の上を歩けそうだな」。みんな大はしゃぎしたり、友達の背中に飛びついたりと、大人がやらない行動をとっていた。「見ろよ！　あの子たちは〝小さな大人〟じゃなくて、別の人種だ。空間に対する感覚が違う」

ようやく教室にたどり着くと、教師が待っていた。カーターは、保護者会のたび、子供の椅子に座らされるのが苦痛だったが、きょうは気にならない。授業中、子供たちがどのくらい狭苦しい思いをしているかを体験できる。教師の説明を聞きながら、両腕を広げてみた。「おいおい、これが一メートルだぞ」と心のなかでつぶやいた。「隣の人に触れるじゃないか」。帰りぎわ、スクールバスを見かけたので、巻き尺を持って乗り込んだ。座席の幅は一〇〇センチだった。「子供のお尻の幅が三〇センチあまりと見積もって、一つの座席に三人がけの設計になっていました」。通路も、ふつうのバスより狭い。あとで聞いたところでは、救急隊員は通常サイズの担架をスクールバスに持ち込まないよう注意しているという。通路に入りきらないからだ。「感染症を広げるにはもってこいの、このうえなく理想的な学校システムだな」

それまで、少なくともパンデミック戦略家の視点からは、学校の特殊性を誰ひとり理解していなかった。グラスのモデルがあってこそ、浮かび上がったのだ。「なぜだろう？」とカーターは不思議に思った。「なぜ見逃していたんだ？」。そして、気が付いた。「すべてを大人の目で見ていた。子供たちが住んでいる世界、自分がかつて住んでいた世界を忘れてしまっていた」。大人の空間を実際よりも狭く、子供の空間を実際よりも広く思い描いていた。いままでホワイトハウスのパンデミック対策室を訪れた専門家が、現代の職場はきわめて密になっているから、パンデミック時には在宅勤務に移行すべきではないか、などと提言したことがある。「そういった人たちは本当に知能が高いんです」とカーターは言う。「疾病や疫学の分野でアメリカを代表する専門家です。すぐに、『当然、職場に関して手を打たなければいけない。テレワークにすべきだ』と指摘しました。しかし、パーティションで仕切っただけの狭い作業スペースが並んでいるとしても、教室ほどは人が密集していません」。しばらくしてカーターは、問題は人間の心にあると結論した。「子供時代を忘れてしまっています。大人は子供の気持ちを忘れているのです」

判明した事実をわかりやすくするため、カーターは、二四〇平方メートルの家に、アメリカの学校と同じ人口密度の人数が詰まっているイラストを作成し、スライドにした。見出しは「人と人とのスペース――もし家が学校だったら」。一家族が暮らすアメリカの典型的な一戸建て住宅の内部が、突如、難民キャンプか、運が悪い日の運転免許更新センターのような惨状と化していた。「学校の教室、廊下、スクールバスほど人が密集した社会的な空間は、ほかにありません」

深く知れば知るほど、カーターとリチャードは興奮してきた。カーターは、長い内部文書にこう記した。「もしわたしたちに天候を変える力があったら、と想像してみてほしい。カテゴリー5のハリケーンをカテゴリー2や1に変える力があるとしたら……。現時点で、連邦政府はハリケーンの勢力を大幅に弱めることはできない。しかし、もう一つの自然災害であるインフルエンザのパンデミックに対しては、抑え込む力を行使できる」。一方のリチャードは、少数の要人を集めてスピーチを行ない、「ワクチン接種までの時間稼ぎにできることがある」という自分たちの直感が数理モデルによって裏付けられたと説明し、新しい戦略を「ターゲテッド・レイヤード・コンテインメント（TLC）」と呼んだ。

この新戦略の基本的な考えかたは、カーターの医療ミスに対するアプローチと同じだ。インフルエンザのたぐいの感染症は、一つの対策では防げない。感染症の性質や人々の行動に応じて、戦略を組み合わせることが重要になる。それぞれの戦略は、穴だらけのスイスチーズのスライスのようなもの。じゅうぶんな枚数のスライスを適切に並べれば、穴をふさぐことができる。インフルエンザに類する感染症の場合、幼稚園から高校までの教育施設を閉鎖することがスライスの一枚になるわけだが、ほかにも対策を打ち出していく。

「ボブのモデルを利用すると、わたしたちの思いつきをあれこれ試して、どれが成功するかを確認できました」とリチャードは説明する。うまくいったアイデア、うまくいかなかかったアイデアを逐一報告してもらう。ウイルスの増殖率が三を超えた場合——つまり、感染者ひとりが三人以上にうつす状況*——もしくは、社会のルール遵守率が三〇パーセントを下回った場合、その戦略は失敗とみなされる。「感染力がそこまで高まってしまうと、もうお手上げなんです。ただし、ボブのモデルによって、うまくいかないことがかなり重なっても、まだ手を打てるとわかりました」

カーターはいよいよ、学校閉鎖の措置について猛烈に掘り下げていった。いったん掘り下げ始めると、地球の裏側に達するまでやめようとしない。もっとも今回は、掘削作業の途中、周囲で非難の声が上がり始めた。「学校についての調査に取りかかった時点から、

＊ひとりの患者が何人に感染を広げる可能性があるかの指標を「基本再生産数（R_0）」と呼ぶ。流行の発生当初、薬やソーシャル・ディスタンスなどの拡大防止措置をとらない状況で、平均何人にうつすかを表わす。しかし、人々が行動を変えたり、あるいは免疫を獲得したりすれば、感染力は変化する。そこで、第二の指標として「実効再生産数」がある。こちらは、状況の移り変わりに応じて、刻々と変化していく。「基本再生産数＝三」とはどのくらいの感染力なのか、比較の参考になる数値を挙げると、一九一八年にパンデミックを引き起こしたインフルエンザは、基本再生産数が一・八〜二・一だった。

すでに反対意見が出ていました。学校閉鎖なんかうまくいくはずがない、と言うんです。子供たちがショッピングモールでたむろするようになる。犯罪率が急上昇する。貧しい子供は飢えてしまう。子供が家にいたら、親は仕事ができないじゃないか……」。カーターたちは、大統領たっての依頼にもとづいて、連邦議会から多額の予算を割り当てられ、ホワイトハウスで作業している。公衆衛生や教育、緊急事態管理など、アメリカ政府の一翼を担う人々から、懐疑の声を浴びせられ、自分たちの戦略がいかに賢明であるかを説得してまわる必要があった。ホワイトハウスのどこかの棚の上に置いておくだけでは、戦略は機能しない。この戦略が正しいと、多くの人たちに信念を持ってもらわなければいけない。ところが早くも、おおぜいが信じていないのだった。「わたしがデータを送ると、ワシントンDCのメンバーがグラフ化し、それを持って周囲を説得しに出かけるわけです」とボブ・グラスは振り返る。「ところが、笑いものにされて帰ってくるのがおちでした」

＊

ある時点で、リチャードとカーターは、公衆衛生に携わるすべての関係者の意識を変える必要があると気づいた。となると、まず変革しなければいけないのは、CDC（疾病対策センター）の職員の意識だ。ＣＤＣはアメリカの公衆衛生システムの頂点、いや、ある意味では世界の公衆衛生システムの頂点に位置している。あらゆる指導者が、ＣＤＣの意向を参考にする。しかし、ラジーヴがＣＤＣにパンデミック戦略策定チームへの参加を要請しなかったのには理由があった。どのような戦略を打ち出すにしろ、斬新さが必要だと考えたのだ。疾病対策についてのエキスパートを自任する人たちは、斬新な発想ができないだろう。もう何もかも知り尽くしているという思いに縛られており、じつはそうではないと判明するのが怖い。実際、未知の事柄がある可能性は高い。みずからの力でいまの立場にたどり着いたリチャードやカーターと、自分たちこそ疾病対策の世界的権威であると考える人々とのあいだには、いやおうなしに緊張関係が生じるのだった。

　プランが完成するまぎわ、カーターはＣＤＣの慇懃（いんぎん）無礼な態度に初めてさらされた。書き残しの章は、パンデミックの際、公的機関や民間の大規模施設をいかにして運営し続けるかを論じる章だった。この「第九章」を組み込む必要があるという点では、チームのメンバー全員、意見が一致していたのだが、誰ひとり、自分が書くとは言い出さなかった。ある日、部屋に立ち寄ったラジーヴが、「第九章」の進捗（しんちょく）状況をカーターに尋ねた。

「まだ白紙の状態です」とカーターは答えた。

「じゃあ、あなたが書いてください」

「このあたり、わたしはぜんぜん詳しくないので……」

「とにかく頼む。詳しい人なんていないんだから」

退屈な章なんだよなあ、とカーターは声を出さずに言った。だから嫌だったのに。

それでも、書き上げた。すでに、アメリカ政府の奇怪な文体マニュアルに合っているかをチェックするソフトウェアプログラムを自作してあった。完成した原稿をそのプログラムにかけたあと、関連する各方面へ送り、コメントを求めた。すぐに、返事が来た。すべての文に赤線が引かれ、異議が記されていた。「無傷なのはタイトルだけでした」。コメントに目を通すと、ほとんどがCDC内部のたったひとりの女性によって書かれていた。温かく励ますような内容ではない。カーターから知らせを受けたリチャードが、その女性に電話をかけたものの、戻ってきて言った。「話してもくれませんでしたよ」。ふつう、ホワイトハウスからの電話なら、相手は最低限の敬意を払って取り扱ってくれるものだが。

「この女性、何者です?」とリチャードが訊いた。「知りません」とカーターは答えた。

「でも、見つけ出しますよ」

次の週末明け、カーターは、飛行機でワシントンDCに戻る代わりに、最寄りのCDCのオフィスへ向かった。アトランタに住んで一〇年近くになるが、CDCの敷地に入ったことも、そこで働く人に会ったこともない。道すがら、少し落ち着いて、CDCの女性のコメントを読み返してみた。カーターが書いた文章に対して、連邦政府周辺の二〇人ほどから批判を受けたが、そのなかで、きちんとした知識にもとづく意見は、彼女のものだけだった。「ほかの人たちのコメントは、全部くだらない内容でした。たとえば、happyをgladに修正しろ、とか。でも、彼女が書いていることはどれも一理あると思いました」。カーターは、その女性がCDC内でかなり下のポジションにいる事実に驚いた。電話をかけたところ、長いはしごを一段ずつ降りていくように何度も何度も転送されたすえ、彼女につながった。名前はリサ・クーニンだった。

＊

リサ・クーニンは、一九六〇年代にアトランタで育った。一四歳のとき、医師に虫垂炎の切除をしてもらい、「自分もこんなふうに他人のために役立ちたい」と決意した。学校のガイダンス・カウンセラーにその思いを打ち明けたところ、いずれ家庭を持ちたいのなら、医師をめざすより、看護師になったほうがいいと言われた。だから看護師になった。看護学校を卒業後、ダグラス総合病院の小児科を取り仕切り、そのかたわら公衆衛生学の修士号を取得した。彼女の論文は、麻酔科医のミスによって出産時に妊婦が死亡する事例がテーマだった。きわめて独創的な切り口で書かれており、これがきっかけでＣＤＣからスカウトを受け、妊産婦の死亡率を研究する部門に就職した。そのあと二〇年間、ＣＤＣ内部でいくつかの部署を転々としたが、おそらく、医師の資格を持っていればもっと高いポジションに就けただろう。いつまで経っても一万二〇〇〇人の「歩兵」のひとりにとどまっていた。この職場を愛し、同僚たちを尊敬していたが、リサはいつも、自分が生きなかった人生の影に覆われていた。

カーターが面会に訪れたとき、リサは「パートナーシップ＆戦略的アライアンス部門」という名称の、華やかさに欠ける部署を任されていた。大企業と協力し、インフルエンザの予防接種や禁煙ガムの費用を負担するなど、従業員の健康増進を促すのがおもな仕事だった。ただ最近、パンデミックの備えをまとめた企業向けチェックリストの作成を任された。他人に指図できる立場にはないものの、ＣＤＣの威信のおかげで、どこへ電話をかけてもたいがい相手の反応がいい。このチェックリストは、深刻な感染症が全米に蔓延した場合に企業が直面するであろう課題を示すものだ。リストを完成させたあと、上司から連絡があり、「そのチェックリストに関連する文書がホワイトハウスから届いたので、目を通してもらいたい」と指示された。「その時点で、何か変だなと思いました」とリサは言う。「ふつうなら、対策措置はＣＤＣが策定するはずですから」

どうやら、ホワイトハウスから届いたその文書は、ＣＤＣの内部で誰も扱いたがらず、たらい回しにされたすえ、深い意図もなくリサのもとに流れ着いたらしかった。「わたしは無名の存在でした。地位も名誉もありません」。受け取った文書を開き、間違っていると感じた箇所――つまり、ほとんどすべて――に印をつけて、上司に送り返した。「わたしは典型的なＣＤＣの人間でした。何でもかんでも難癖を付けました。すべてが正しくなければ駄目。間違いが入る隙がないように、徹底的に正さなければ気が済みませんでした」

その文書の作成者のひとりを名乗る男から電話がかかってきたものの、リサは、何かのいたずらだろうと思った。「いきなり『ホワイトハウスのリチャード・ハチェットです』と言うんです。やれやれ、と思いました。ホワイトハウスの人がわたしに電話をかけてくるはずなどないと思い込んでいましたから」。自分は取るに足りない人間で、まともな関心を向けられるわけがないと確信していたから、リサは一方的に電話を切った。「わたし、愛想がなさすぎましたね」。しかしこんどは、ホワイトハウスのカーター・メシャーなる人物がじきじきに会いに来たのだから、ホワイトハウスが自分と話したがっていることは否定しようがない。とはいえ、素っ気なく対応するつもりだった。「ホワイトハウスの人」と聞くと、お世辞にも良いとはいえないイメージがある。紺のスーツ。思い上がり。

堅物。

三時間後、リサは、カーター・メシャーに代わって第九章を書くことにほぼ同意していた。「カーターには、すぐに好感を抱きました。澄まし顔のホワイトハウスの紳士ではありませんでした。Tシャツを着て、爪のあいだにモーターオイルがこびりついているような人です。うさん臭くありません」。カーターが患者の診療をやめて公衆衛生の分野へ進んだ医師だと知り、リサは、そういう道を歩むからには、自分自身を大きく変えるかなりの覚悟が必要だっただろうと思いやった。「一人ひとりの人間を診る仕事から、社会全体を診る仕事に変わるわけです。そんなふうに頭を切り替えることは、並大抵の人間にはできません。でもカーターはやってのけた。彼が本当に大切にしているのは、人の命を救うことなのだとよくわかりました」。しかも、カーターはきわめて謙虚だった。「『わたしはこのたぐいの事情に詳しくなくて、あなたならよくご存じだと思うので、手伝っていただきたいんです』と言われました。わたしは長いあいだ、たくさんの人と仕事をしてきましたが、相手にとってわたしはいつも、どうでもいい存在にすぎませんでした。だから、わたしは決めたんです。この人は、いいことをしようとしている。わたしが力添えしよう、と」

カーターの訪問からほどなくして、リサは上司から表彰式の手伝いを頼まれた。CDC

は、政府の官僚組織というよりも、学術機関のように感じられる。「CDCの文化は、とにかく謙虚であること、はたから見て滑稽なほど自慢しないことです」。服装のほうも控えめだ。カーキ色の服を着てビルケンシュトックのサンダルを履き、晴れて業績を認められるのを静かに待っている。疾病対策における地位は、胸を張ることではなく、学術論文に名前を載せることで得られる。今回の表彰式におけるリサの役割は、CDC所長がこれから表彰する人の業績を述べ立てるあいだ、授与する盾を持っていることだった。ステージ後方の暗がりに立っていると、突然、愛用のスマートフォン「ブラックベリー」が鳴りだした。恥ずかしさのあまり、ステージの下にいる男性の同僚めがけてブラックベリーを投げてしまった。「その同僚が、すごく興奮し始めたんです。『おい、ホワイトハウスだぞ!! ホワイトハウスだ!!』って」。リサはステージを降りて、カーターから届いたメッセージを見た。「今週木曜の午後、ホワイトハウスでの会議に出席を請う。伝えたい事項あり」と書かれていた。

数日後、ホワイトハウスの門の前に到着したリサは、緊張して足を踏み出せず、カーターに電話をかけた。「わたし、ここに来るのは初めてなんです。おもてまで迎えに出て、いっしょに入ってください!」。初めての会議の場は、やや居心地が悪かった。CDCの大物――リサの上司の上司の上司――も同席していたからだ。「わたしが入っていくと、その人はこっちを見て、『おまえなんかが何をしに来た?』と言わんばかりでした」。リサ自身、何をしに来たのか疑問だった。部屋には数人しかいなかったが、みんな重要な人物らしかった。リチャードとカーターがこのところ進めている研究について説明を聞きに訪れたのだ。リサは、カーターからほんの少し概略を教えられていただけで、この場で全貌を知ることになった。「仰天しました。とくに目からうろこだったのは、効果が不完全な戦略をいくつも組み合わせるという発想です。特効薬的な打開策を追い求めない。即座に、こう思いました。『重大な議論だわ。長くかかりそう。わたし向きの仕事じゃない。興味なし。でも、もう逃げられない』」

間もなくリサは、アトランタとワシントンDCを行き来するようになった。リチャードとカーターのペアが、リチャードとカーターとリサのトリオになった。リサを通じて、CDCと明確な接点が生まれたわけだ。リサは、カーターたちのアイデアがいかに大胆なものかを理解していた。パンデミックが発生した場合、対策に当たる人たちにこのアイデアを売り込むことは非常に難しいだろうと思った。「CDCにはCDCのやりかたがあります。ワクチンの接種と、人々の隔離。ところが、このアイデアは違いました」。CDCの誰ひとり、もし深刻なパンデミックが発生した際、政府がどんなふうに人々の距離を隔てるべきか、具体的な方法は考えていなかった。

プランが発表された週、カーターから、保健福祉省で会議をするので飛行機ですぐ来てほしいと頼まれた。リチャードがホワイトハウス外に「ターゲテッド・レイヤード・コンテインメント」のアイデアを売り込むのは、これが初めてだった。聴衆のなかには、ブッシュ大統領を激怒させた当初のパンデミック計画の立案者たちや、各省庁のワクチン専門家、CDCの関係者、加えて、かの有名なD・A・ヘンダーソンの姿もあった。どの出席者も、不信感を隠そうともしなかった。「リチャードを袋叩きにしただけでした」とリサは言う。ボブ・グラスやそのモデルを意に介さなかった。政府内でパンデミック戦略の各側面を担う人々は、疾病管理のモデルなどすべてでたらめだと考えていた。学校を閉鎖するとの提案も、鼻で笑った。医薬品を使わない対策は、経済的損失以外の何物でもないとみていた。「現実世界のデータがないことが、批判の根拠でした」とリチャードは説明する。「ただのモデルじゃないか、というわけです」。あらゆる批判の裏には、「専門家はわたしたちであり、あなたがたではない」とのニュアンスが込められていた。会議のあと、リサはリチャードにあだ名を付けた——「くす玉人形（ピニャータ）」（なかにお菓子が入っていて、子供たちが寄ってたかって棒で叩き割る）。

そのころ、パンデミック戦略策定チームのほかのメンバーは、ホワイトハウスを離れて、もとの仕事に戻っていた。リチャードも、放射線が人体に与える影響を研究する仕事に戻ったほうがいいのでは、と思い始めた。「議論のテーマがわたしと同一視されすぎていました」とリチャードは振り返る。「いかれた男がいかれた提案をしやがって、と攻撃を食らったわけです」。一方、カーターはなぜか攻撃の対象にはならなかった。ホワイトハウスに六カ月いて、プラン全体を編集し、かなりの大部分を執筆し、連邦政府の機関すべての怒りを買うような疾病管理戦略の立案にも貢献したのだが、カーターには「存在感を消す」という不思議な能力があった。ラジーヴも、新しいアイデアを売り込むにはカーターのほうが適任者だと考えた。「カーターが書くものに反論する人もいるでしょうが、彼はじゅうぶん考え抜いて、反論を予想しているんです。相手の意見を否定しません。それがその人にとっての現実だと受け入れるわけです」

このプランの発表直後、ラジーヴはハーバード大学から依頼を受け、ジョン・バリーと壇上で討論することになった。ジョン・バリーといえば、一九一八年のパンデミックを扱った名著『グレート・インフルエンザ』の著者だ。討論会の前日になって、ラジーヴはカーターに代役を頼んだ。カーターとしては、なぜ急に自分が表舞台へ送り出されるのか、事情が呑み込めなかった。「『まいったな、その人の本を読んでないぞ』と思って、大急ぎで書店へ行って本を買い、ひと晩で読み通しました」。読んでいくうちに、この本に書かれている最大の被害が、当時アメリカで三番目に大きな都市だったフィラデルフィアで発生したことを知った。一九一八年の秋、わずか五週間で一万二〇〇〇人が亡くなった。

安置所の外にまで遺体が薪のように積み上げられ、通りでは放置された遺体が腐臭を放っていた。フィラデルフィアの住民は、学校を閉鎖し、集会を禁止し、マスクを着け――それでも、全米で最も高い死亡率を記録したのだった。そのせいで、ソーシャル・ディスタンスを取っても無駄だとの見方が広まった。しかし、カーターはここで、フィラデルフィアの行政当局の対応が遅すぎる点が気になった。致死性のウイルスが街にはびこっていると知ったあとでさえ、迅速な措置を講じていない。とはいえ、ほかの都市では結果がまったく違い、その点も不思議だった。たとえば、セントルイスでもウイルスは流行したが、死亡率はフィラデルフィアの半分くらいにとどまっている。なぜなのか？　明確な答えは出ていないらしい。医学史家たちの推測によれば、セントルイスなどの都市では、前年に弱いウイルスが流行し、住民にある程度の免疫ができていたのではないかという。

翌日、カーターは、ジョン・バリーとのパネルディスカッションに臨んだ。「きょうはジョン・バリー氏と興味深い議論ができました」。後日、ホワイトハウスの上層部にそう報告している。「バリー氏はモデルを信じず、学校閉鎖は効果がないとの考えでした」。しかし、こう続ける。「同氏の本には、地域に対する封鎖措置を検討する前に読んでいたら気づかなかったようなことが、いくつか書かれていました」。さらにカーターは、一九一八年にアメリカで起こったパンデミックの実態について、みずから調査したいと申し出た。「この件を少し調べさせてください」

翌日、カーターは、ラジーヴのほかリチャードとリサにも「フィラデルフィアのパンデミック1918に関する分析」と題した一三ページの文書を送った。学術論文や古い新聞記事など、バリーが参照した文献をあらためて調べ、地域の行政当局がどの時点で社会生活に制限をかけたのかを明らかにしたのだ。「骨の断片を見つけた古生物学者が、その動物の全身像を復元しようとしているような気分になりました」とカーターは書いている。「バリーの著作のうちいちばん詳細な〝化石標本〟はフィラデルフィアの事例ですが、それでさえ、かなり大ざっぱで……インターネットを検索して、さらなる〝化石標本〟を見つけ、さらなる手がかりを探しました」。最終的には、死亡者数と、感染拡大を防ぐために断行された社会的な制限措置をグラフにまとめた。その結果、感染拡大が深刻化したどのケースでも、制限の実施が早ければ早いほど、死亡者数を抑えられたことが確認できた。フィラデルフィアの場合、学校や教会の閉鎖、会合の禁止、大規模な集会の禁止といった措置は、流行の比較的遅い時期に行なわれており、発生からほぼ一カ月後、ピークを迎えるわずか一週間前というタイミングだった。ほかの都市ではもっと早く対応したのではないか、迅速さの違いが、都市によって死亡率に大きな差が出た理由ではないか、とカーターは考えた。

二日後、彼は判明した事実をリサにメールで伝えた。「バリーの本の記述をもとに、感染予防やソーシャル・ディスタンスを取る措置は効果が薄い、と主張する人もいます。アトランタへ戻る飛行機のなかで、わたしはバリーの本をあらためて熟読し、とくに被害の大きかったフィラデルフィアでの出来事を再現してみました。（中略）要するに、一九一八年のフィラデルフィアの事例にもとづいて、措置がほとんど無意味だと訴える人たちは、フィラデルフィア当局の対応が全般的にあまり妥当ではなく、そのうえ、措置の実施が遅すぎた（流行のピークのほんの一週間前であり、感染者がすでに何万人、あるいは何十万人にも達していた）点を認識すべきです」

カーターとリチャードは、ふたたび動き出した。こんどはリサもそばにいる。もっとも、CDCの上司たちには内緒だった。「リサはいつも言ってました。『どうか内密に』とね」とカーターは語る。「わたしたちは、いわば血の誓いを立てて、完全に信頼し合う必要がありました」。やがてリサは、昼はCDCでの仕事、夜は秘密の仕事と切り替えながら、合間を縫って、ポケットマネーでアクセス権を購入した地元の新聞のアーカイブを調べ、一九一八年に何が起こったのかを正確につかもうとした。「宝探しをしているような気分でした。めざす宝は、学校や酒場の閉鎖、在宅の要請といった措置に触れている記事です」。一方、リチャードは、連邦議会図書館で資料の山に囲まれ、ひそかな任務に取り組んでいた。そうするうち、学術論文の作成に詳しい人を引き入れるべきだと思いついた。「カーターもわたしもずぶの素人で、統計的有意性テストのやりかたも知りませんでした」。カーターは、いま三人がやっている作業を「アマチュアによる疫学」と自嘲的に呼んだ。

わずか数カ月で、一九一八年の出来事の真実をまとめ上げることができた。その論文が、『米国科学アカデミー紀要』の二〇〇七年五月号に掲載された。友人であるハーバード大学の疫学者マーク・リプシッチが、共同執筆者として統計処理などを行なったおかげで、れっきとした学者が書いたふうな仕上がりになった。* 「一九一八年のインフルエンザ・パンデミックにおける公衆衛生上の介入と流行の盛衰」と題されたこの論文は、当時の結果をもとに、介入措置のタイミングが生死を分かつ重要な鍵であることを初めて明らかにした。ウイルスの飛来後すぐに当局が介入した都市は、感染者や死亡者が非常に少ない。フィラデルフィアで最初のインフルエンザ患者が報告されたのは九月一七日だった。セントルイスでは一〇月五日。奇しくもこの日、アメリカ医務総監のルパート・ブルーがようやくこの感染症の深刻さを認め、各地の当局に対して措置をとるよう指示している。セントルイスの死亡率がフィラデルフィアの半分だったのは、セントルイス当局が、連邦政府からの指示を後ろ盾に、ソーシャル・ディスタンスの確保を早めに市民に強制できたからだ。

だからといって、当局の措置をセントルイスの誰もが歓迎したわけではない。「セントルイスの新聞を読んでいると、市民は、ほかの都市よりも状況がいいという事実を知っています。だから、四ないし六週間が我慢の限界で、それ以上は当局から制限されるのを嫌がったようです」とリチャードは語る。この論文は、我慢しきれなかった場合の影響も分

＊論文に名前を連ねたリプシッチは、共同執筆を楽しんだ半面、少し意表を突かれたという。「たしかに、このテーマについて誰もまともに考えていませんでした。何らかの根拠があってこそ、初めて疑問が生じるからでしょう」。公表された論文を読んだおおぜいの人が、疑問が生じるだけの根拠を持つことになった。二〇二〇年一〇月二六日現在、『米国科学アカデミー紀要』に過去掲載された八万六六二二本の論文のなかで、カーターたちがまとめた論文は、引用数が八番目に多い。草稿の段階ではリサ・クーニンも執筆者のひとりになっていたが、最終的な出版物に名前を載せるためにはCDCの承認が必要だった。しかし、CDCの承認には時間がかかり、公表が大幅に遅れかねないことがわかった。一方で、初めのうち協力していたリチャードが、たもとを分かって、独自の論文作成に取りかかったため、時期が遅れると、リチャードに先を越される心配が出てきた。発案者はカーターなのに手柄を横取りされてはたまらないと思い、リサは、自分の名前を消してくれるようカーターとリチャードに申し出た。結局、論文の末尾に「リサ・クーニンには、不屈の精神がこもった貴重な助力をいただいた」と記すにとどめることになった。「リサの名前が載るべきでした」とカーターは悔やむ。

析してある。経済への悪影響を懸念するあまり、ソーシャル・ディスタンスを置くルールを緩和した都市では、流行の大きな第二波が発生した。一方、緩和しなかった都市は、第二波を経験しなかった。この論文によって、ボブ・グラスをはじめとする数理モデルの研究者たちが架空の世界で発見した事象が、現実の世界で裏付けられた。「ターゲテッド・レイヤード・コンテインメント」戦略をどう評価するにしろ、効果を示すデータがないとは言えなくなったのだ。「それまで、わたしたちのアイデアを嫌う人たちは、モデリングそのものを否定していました」とリチャードは言う。「でも、一九一八年に起きた事実を否定することはできません」

この論文の行間からは、より繊細なメッセージが読み取れる。すなわち、人がパンデミックと正直に向き合うのは非常に難しいということだ。なぜ二〇〇六年にもなって、一九一八年の出来事について新しく重要な指摘が出てきたのか？　人類史上まれにみる恐ろしいパンデミックに関して、ごく単純な真実を理解するのに、なぜ一世紀近くもかかったのだろう？　三人のアマチュア歴史家がさまざまな予防策や各都市における死亡者数を調べて初めて、タイミングの重要性が明らかになったのだ。どうしていままで目が曇っていたのだろうか、とカーターは悩んだすえ、最大の原因はパンデミックの性質にある、と結論した。パンデミックは指数関数的なプロセスだ。たとえば、一ペニー（一〇〇分の一ドル）から始めて、金額を毎日二倍にしていったら、三〇日目には五〇〇万ドル以上になる。小銭がそこまで急に膨れ上がるとは意外に思えるのと同様、感染症の拡大のスピードには、人間の想像力が追いつかないのだ。「おそらく、人間の思考回路の仕組みに起因するのでしょう」とカーターは語る。「紙を半分に折って、また半分に折って、と合計五〇回繰り返すとします。もとの紙の厚さが〇・一ミリだとすると、五〇回折るころには一億一二〇〇万キロを超える厚さになるんです」。そんなばかな、と感じてしまう。累乗の急激な増えかたに面食らうのと同じように、人間の思考には盲点があり、感染が爆発的に広がる前に介入することが重要だと気づかない。

アメリカの公衆衛生制度に、ソーシャル・ディスタンスが正式に組み込まれるまで、じつに七カ月を要した。リサ・クーニンは、この時期の経緯を大切な思い出にしている。各方面とやりとりしたメールや、カーターと共同で行なった五〇回以上のプレゼンテーションの資料を残らず保存してある。教育省で講演したときもあれば、ホテルの会場を埋め尽くした州や地域の公衆衛生担当者たちを前にプレゼンテーションしたときもある。リサはこのころの体験をいつか本にまとめたいという。

その本の大きなテーマは、ストーリーテリングの力だろう。リサ、リチャード、カーターの三人は、いくつかのシナリオが競い合う世界に巻き込まれた。最も説得力の優れたシナリオを擁する者が勝利を収める。たとえば、深い知識を持たない公衆衛生の専門家たちは、学校閉鎖はさまざまな弊害を引き起こすはず、と主張する。子供が野放しになって犯罪が増える、学校給食に頼っていた三〇〇〇万人の子供が栄養不足になる、子供の世話で親が仕事に行けなくなる……。現代のアメリカ社会は、昔とは比べものにならないほど、子供の世話を学校に委ねている。家族というシステムが子育てには不適格とみなされ始めたせいだ。「大っぴらには誰も言いませんが、家庭は子供にとって安全な場所ではない、という考えが広がってきたのです」とリサは語る。

ソーシャル・ディスタンスと引き換えに犠牲になるものが大きすぎる、という杓子定規の意見に反論するため、カーターは、政府内の隅々から大量のデータを集めた。ホワイトハウスを訪れた公衆衛生の高官が、カーターの頭に詰まっている数字の多さに驚き、彼を「レインマン」になぞらえたほどだ。カーターは批判者に対し、たとえば、子供たちが学校に行かない週末には犯罪率がじつは低下しているという事実をデータで示してみせた。「FBIはいろんな統計を取っています。それによると、少年犯罪のピークは平日の午後三時半。朝からずっと教室に閉じ込められていたせいで、鬱憤(うっぷん)を発散したくなるからです」。子供の世話にあらたな助けが必要となる家庭の数についても、正確な数字で示し、心配するほど多くはないと実証した。また、夏休み中も学校給食を利用する子供は二六〇万人にすぎない。とすれば、給食がないとじゅうぶんな栄養をとれない子供の数は、給食プログラムの利用者のうちごく一部にすぎないのではないか？　さらにカーターは、リサ・クーニンが委託して行なったアンケートの結果を見せる。学校給食を利用する子供の親にアンケートをとったところ、「学校が閉鎖されたら子供に食事を与えられなくなる」と答えたのは七人にひとり、すなわち二八〇万人にとどまる。よって、学校を閉鎖した場合に問題となるのは、給食利用者三〇〇〇万人すべてではなく、もっと少数の子供であり、そういう子供たちには「フードスタンプ（食費補助金）」を支給すればいい。

カーターは、このような説得を数かぎりなく繰り返した。ほかの人たちが克服不可能と思い込んでいる問題は、じつは何とかなる問題なのだとデータで示した。それでも、世間の思い込みは根深く、カーターの努力は空振りだった。人々は「パンデミックを食い止めるために、学校を閉鎖したり、アメリカの社会生活に何らかの介入をしたりするのは、メリットよりデメリットのほうが大きい」と信じてきかなかった。

カーターもリチャードも、心底あきらめかけたこともあった。けれども、人の考えを変えようとするより、人の心を変える努力をしよう、と思い直した。もう少し正確にいえば、人の思考を変えるには、まず意識を変える必要があるのだ。カーターは、理性に訴えるのをやめ、感情に訴え始めた。すなわち、議論をやめて、物語を語り始めたのだ。カーターがスポットライトを当てたのは、誰かが死んだときにぽっかりと空く穴だ。しかも、その死は防ぐことが可能だったはずで、その「誰か」が子供だとしたら？　カーターは聴衆に、直近のインフルエンザ大流行を感情的な出来事として考え直すように促した。スクリーンに、一九一八年、九歳の少女が着飾って笑顔で教会へ向かうようすを映し出す。心を打つ写真だ。続いて、その少女をはじめとする小さな子供たちが、遺体となって薪のように積み上げられていく惨状を描写する。またあるときには、カーター自身の母親の幼少期の写真を見せながら、母親の隣人の話をした。隣の家に住んでいた女性は、子供を四人産んだ。しかしインフルエンザに襲われ、うち三人が次々に命を落とした。三人目を埋葬する際、葬儀屋が「四人目は無料にして差し上げます」と告げたという。カーターの母親は一九二八年生まれのはずだが、カーターはこれが事実であるかのように語った。

リサが将来の著書につづろうとしているストーリーは、二〇〇六年一二月一一日から一二日までの二日間にわたって開かれた会議で、大きな転機を迎える。疾病管理にこの新しい、しかし古くからある戦略を採用すべきかどうかの最終決戦の場だった。アトランタの空港近くの古びたホテルの大部屋に、全米の公衆衛生担当者と、D・A・ヘンダーソンをはじめとする学界や民間企業の有力者が集まった。ソーシャル・ディスタンスを置くこと、とくに学校を閉鎖することに関して、最も批判的な立場なのは、地域の公衆衛生担当者たちだった。戦略を実行する現場の人々だけに、予期せぬ結果が出て責任を負わされるのを嫌がっていた。

このころには、CDC内部でも、カーターらの案に賛同する者が現われていた。たとえば、CDCの国際移民検疫責任者であるマーティ・セトロン。ただし、賛同には条件があった。その条件とは、今回ホテルの大部屋に集まった人々が総意として同意することだ。

カーターは三〇分ほどスピーチを行なったあと、感染症対策の専門家であるマーティにマイクを譲った。マーティの話が終わると、地域の公衆衛生担当者たちが、毎度ながらの反対意見を述べ始めた。するとカーターがマーティのほうへ顔を寄せてささやいた。「例の質問をお願いします」。この瞬間のために、マーティに控えてもらっていたのだ。「みなさんのなかで、お子さんやお孫さんをお持ちのかたはどれくらいいますか？」とマーティが尋ねた。ほとんどの出席者が手を挙げた。「では、もし一九一八年のようなパンデミックが発生した場合、ご自身のお子さんを学校へ行かせたいかたは何人いらっしゃいますか？」

フロリダから来た男が手を挙げたものの、見回すと、自分たったひとりだとわかり、すぐに手を引っ込めた。「ですから、感染や死亡のリスクを冒してまで学校に行かなければいけないのは、給食が必要な貧しい子供たちだけでしょう」とカーターが言った。「そういう子供たちも家にいられるように、別の方法で食事を支給すればいいのではないでしょうか？」

その瞬間、出席者たちが「心」で理解した。リサはその気配を肌で感じた。出席者が、社会正義の戦士として考えるのをやめ、親の立場になったのだ。わが子が感染症で死ぬ危険があるなら、もちろん、学校に行かせたくない。その瞬間、リサはカーターと目を合わせ、「勝った！」と心のなかで叫んだ。その瞬間、CDCは、将来のパンデミック発生時、さまざまなかたちでソーシャル・ディスタンスを確保する戦略が有効であると受け入れた。全員が、その必要性を感じ取っていた。

それは、カーターがCDCにしっかりと食らいついた瞬間でもあった。ホテルでの会議の翌朝、カーターはCDCの制服ともいえる服装を身に着けた。ビルケンシュトックに、ゆったりとしたシャツ、カーキ色のパンツ。センスがいいかどうかはともかく、いわば「CDCのコスプレ」だ。そのいでたちで車に乗り、アトランタにあるCDCの施設を訪れた。リサから入館バッジをもらい、マーティ・セトロンのオフィスへ案内してもらった。マーティはすでにヨーロッパへスキー旅行に出かけていて不在だった。カーターはデスクの前に座り、電話でリチャードと相談しながら、CDCの新しい方針を書き上げた。パンデミックが起こった場合、ソーシャル・ディスタンスを確保することを求める内容だった。

もちろん、具体的な中身は、感染症の深刻さによって異なる。たとえば、ＣＤＣが学校の閉鎖を勧告するのは、アメリカ国内で四五万人以上の死亡が予想される新型感染症が発生したケースに限られる。とはいえ、学校の閉鎖、子供たちのソーシャル・ディスタンスの徹底、大規模な集会の禁止といった介入措置が、アメリカ国内で今後のパンデミック対策の中心になる。いや、国内だけではない。「ＣＤＣは世界をリードする保健機関です」とリサは言う。「ＣＤＣが何かを発表するときは、国内だけではなく、全世界に向けて発信することになります」

ホワイトハウスに戻った会議の出席者たちは、ようすの豹変ぶりに目を疑った。ＣＤＣをはじめとするパンデミック対応の関係各所が態度を一変し、学校閉鎖など、ソーシャル・ディスタンスを置く措置を受け入れたため、ホワイトハウスでバイオディフェンス政策に携わる人たちにも、すでに通達が行きわたっていたのだ。パンデミック対策チームを統括していたケン・ステイリーは、二〇〇六年一二月下旬にＣＤＣから電話連絡を受けたという。「『こういう方針で進めることになったが、そちらは大丈夫かいちおう確認しようと思って電話した』と言われました」とステイリーは振り返る。「まるで自分たちが考案したかのように、かまわないかどうかを尋ねてきたんです。『どうして方針が変わったんです？』と訊くと、『いやそのう……こっちにカーターが来ていて……』と言葉を濁されないみたい活躍をしたわけです。ステイリーは何が起こったのかを知った。「カーターは潜入捜査みたいな活躍をしたわけです。飄々としたところがある男なので、潜入先に溶け込みやすい。相手側は彼がホワイトハウスの人間であることさえ忘れてしまいます」。やがて、ステイリーたちのもとへ、CDCがこれから発表する内容の原稿が届いた。唯一変更されていたのはタイトルだった。「ターゲテッド・レイヤード・コンテインメント」ではなく、「コミュニティ・ミティゲーション・ガイダンス（地域沈静化ガイダンス）」に変わっていた。「カーターは名称にはこだわりませんでした。結局、CDCに勝手に名称を変えられ、CDCのアイデアということになりました」

カーターがCDCの建物を去ってしばらく経っても、リサ・クーニンはまだ信じられない気持ちだった。「あの人はホワイトハウスから派遣されてきたんですよ！　なのにCDCの人たちはみんな、彼がよそ者なのを忘れていました。そんなのは初めてです。外部の人がCDCの政策決定の舞台裏に入り込むなんて、前代未聞です」。カーターの成功の秘訣は、どこから派遣されてきたかをけっして口にしないことだ。それどころか、自分自身について何も語らない。「カーターは匿名の存在でした」とリサは証言する。「まわりの人はみんな、彼のファミリーネームの読みさえ知りませんでした。〝ミーチャー〟だの〝メッチャー〟だのと、いつも間違って発音していました。でもカーターは間違いを正そうとしないんです」。仕事を終えて去ったあと、みんな、カーターが存在したことすら忘れたようすだった。CDCが新戦略を発表した翌年二月にはもう、この戦略を書いたのは誰かとCDCの職員に質問すると、CDC内部の人間の名前が返ってくるようになった。マーティ・セトロン、あるいはその部下あたりが名指しされるのだった。

リサは納得のいかない気持ちになった。将来いつかパンデミックに襲われたとき、新しい戦略のおかげで何百万人もの命が救われたとしても、誰の功績なのか世間の人々は知らずに終わってしまう。それではいけない、とリサは思った。そこで、CDCの公式な出版物の表紙に、何倍にも拡大しないと読めないほど小さな文字で「TLC」と入れた。カーターからもらったメールはすべて大切に保存した。リサに宛てたあるメールのなかで、カーターはこう書いている。「人生の展開は、おかしなものです。一連の作業中、わたしはいつも、なんだか子供の気分でした。ただ、子供の目と畏敬の念を持ち、特定の視点にはこだわらなかったからこそ、ささやかながらお役に立てたのだと思います。わたしはどんなときも、あらゆることを学びとる姿勢でいます」

＊

ＣＤＣが新しいパンデミック戦略を発表してから二カ月後、一六歳になったローラ・グラスは、自身最後の科学研究コンテストに参加するため、ふたたびワシントンＤＣを訪れた。新設されたそのコンテストの名称は「若き疫学者コンペティション」。どこかでこのコンテストの開催を知った母親から、例の研究プロジェクトで応募してみたら、と勧められたのだった。プレゼンテーション用に巨大な発泡スチロール製ボードを何枚も用意し、その一枚に、研究の趣旨をこう記した。「ソーシャル・ディスタンスというきわめて古典的な戦略を活かして、特定の年齢層や、社会的接触ネットワークのうち感染率の高いゾーンに狙いを定めることにより、感染症の拡大を抑止できるか？」。ほかのボードには、審査員にわかりやすいように、これまでの作業の道のりを順序よくまとめた。父親と力を合わせてコンピュータモデルをつくったことや、みずからニューメキシコ州アルバカーキのおおぜいの市民にアンケート調査を行なったこと、その結果にもとづいてモデルを活用し、いくつか洞察を導き出したこと……。「何も手を打たなければ人口の六五パーセントが感染する見通しだったものの、学校を閉鎖し、なおかつ未就学児、子供、十代の若者の行動を家庭内に制限した場合、感染者数を八〇パーセント近くも減らすことができると判明した」とローラは書いた。「大人の行動もコントロールし、やむを得ない範囲の職場環境の接触のみに制限すれば、このような高い感染力を持つウイルス株による流行も完全に食い止めることが可能！」

理由は定かではないが、ローラは受賞を逃した。明確な指摘は受けなかったものの、父親との共同作業である点を審査員たちが快く思わなかったようなふしがあった。それに対しては本人よりも父親のほうが不満をあらわにしたが、ローラ自身も、公平ではないと感じた。科学研究コンテストの頂点を争うような学生は、全員、大人の指導を受けている。ローラの場合、それがたまたま父親だったにすぎない。「べつに腹は立てていません」とローラは言う。「難しい質問をたくさん受けましたし、それに対して、あまりうまく答えられなかったことも確かです」。一年後、大学に進学したローラは、自分の居場所は理系ではなく人文系だと判断した。もうそのころには、科学の側が、ローラの助けをさほど必要としていなかったのかもしれない。彼女のプロジェクトの中核をなす考察は、いまやアメリカ政府の公式方針となり、ＣＤＣから世界各国へ急速に広まっていた。

第五章　千里眼

カーターは、ブッシュ政権のホワイトハウスにいる関係者たちが、ひとりずつひっそりと退場していくのを見守った。「二期目の終わりごろ、もうこの件はおしまいだと悟ったわけです」とカーターは説明する。「わたしはあとで気づきましたが、賢い人たちはみんな、次の仕事を探すため、早めに出て行ってしまうのです」。リチャードとラジーヴは、次期大統領選のだいぶ前に辞めた。続いて、ジェームズ・ロウラーが去った。ロウラーは海軍の若い医師で、ブッシュ政権の終盤、カーターたちの小さな戦略チームに加わった。ロウラーが果たした役割の一つは、チームが置かれている状況をからかうことだった。チームの部屋の外に、自作の風刺漫画を張り出した。キャプションいわく「世間はわれわれをこう見ている」。アニメ『ロッキーとブルウィンクルの大冒険』に出てくる知ったかぶりのヘラジカになぞらえて、リチャードの姿が描かれていた。また、カーターとおぼしき男が、まるで洗礼者ヨハネのように、裸に腰巻きだけという格好で川のなかに立ち、人々に改心を訴えている絵もあった。ロウラーが去ったあと、何枚かの風刺漫画だけがむなしく残った。その後、オバマ大統領が当選すると、この建物全体にはほとんど人の気配がなくなった。

それでも、カーターは残った。なぜ指名されたのか本人にもよくわからないが、緊急の際、新政権に助言を与えるため、一部の専門家が数ヵ月間居残ることになっており、そのリストにカーターの名前が含まれていた。退役軍人保健局から六カ月間の休職を認められたものの、それを超えてホワイトハウスに留まり、新しいパンデミック戦略を売り込むためには、病院システムを運営する仕事を放棄しなければいけない。しかしカーターは腹をくくって、退役軍人省における任務を捨てることにした。「ほかに方法がありませんでした。やむなし、と心を決めました」

こうしてカーターは、赴任当初から仕事場として使っていた旧行政機関ビルの同じ部屋に、人知れず座り続けた。ローズガーデンと大統領専用ヘリコプターの離着陸が見渡せる部屋だ。新顔の人々がおおぜいホワイトハウスにやってきて、入れ替わりに、古い人々が大挙して出て行くのが見えた。「卒業後、母校のハイスクールを訪れているような気分になりました」とカーターは言う。「建物は同じなのに、人の顔ぶれがぜんぜん違うんです」。いままでの仕事の成果も、目の前からすっかり消えてしまった。以前は、デスク上にコンピュータが三台あった。トップシークレット用、シークレット用、ノーマル用。

「作業員がやってきて、ハードディスクを全部取り外し、新品と取り替えてしまったんです。何もかも持っていかれました。古いファイルはすべて箱に詰められ、運び去られました。過去のメールさえ、保存が許されませんでした」

カーターは、政府の効率の悪さに唖然とした。一切合切が失われたのだ。世界初のパンデミック戦略を売り込むために進めた作業内容も含め、何千何万というファイルが、ただ消滅してしまった。「ショックを受けました。誰かが居残らなくてはいけないのも当然です。過去の仕事の中身は、頭のなかにしかないんですから」

しかし、頭のなかにある知識すら、活用される気配はなかった。新政権発足後の数カ月間、カーターは、人生でかつてないほど暇だった。しかたなく、新任の人たちが仕事に慣れていくようすを眺めて楽しんだ。新しい行政管理予算局長がガールフレンドを連れてきて、執務室を見学させ、豪勢な暖炉で派手に火を焚いた。暖炉はたんなる装飾であり、煙道が溶接で閉じられていることを知らなかったのだ。たちまち、建物全体が煙に包まれた。カーターは、新任職員の顔写真が入った新聞記事を持ち歩いて、バードウォッチャーのように、誰が誰なのかを見定めようとした。キャリアのなかで初めて、カーターは何の仕事も頼まれなかった。正式な任務はなかったし、前政権とつながりのある人物として、蚊帳の外に置かれていた。「わたしは要するに、〝ディープステート（影の政府）〟とか呼ばれる状態でした。統制から外れた旧派閥だったんです」。敵視されていたのではなく、たんに無視されていた。どうせあと数カ月でいなくなるのだから、放っておけ、と。

あらたに直属の上司になったのはハイディ・エイブリ。諜報機関の奥深くから抜擢され、「大統領副補佐官（国土安全保障担当）」との肩書きを持つ女性だった。そのエイブリからカーターに通達があった。オバマ政権は、バイオディフェンス本部を解散して、〝レジリエンス・ダイレクトレット（回復力総局）〟なる機関に吸収することを決めたという。

カーターの目から見ると、でたらめな名称を別のでたらめに置き換えるだけに思えた。パンデミック対策のもっと大きな観点からは、大きな間違いだと感じた。今後、感染症は、アメリカ人の生活に関わるさまざまな脅威と一緒くたに管理され、あまり重大ではない項目と同列に並べられて、目立たなくなるだろう。ブッシュ前大統領の場合、ジョン・バリーの本を読んだ衝撃で恐怖に駆られて、政権の伝統を破り、慌てて対策本部を設置した。結局、その本部はろくな成果を生まなかったにせよ、パンデミックの脅威に目を向ける役割は果たしたわけだ。ところが、オバマ大統領はその対策本部を解散しようとしている。

カーターは、新しい上司についてこう話す。「本当に堅物の女性でした。『廃止がまずいと思うのなら、なぜまずいと思うかを文書で説明しなさい』と言われました」

どうせオバマ政権の人たちに却下されるだろうと思いつつ、カーターは文書を書き上げたが、予想どおり却下された。そのあとカーターは、当初のパンデミック計画について三回目の年次改定案をまとめる作業に集中した。間もなく解散し、再編成となる部署に属するふたりの若い医師、ドゥエイン・カネバとデイブ・マルコッツィが、カーターの懸命の努力をさかんに揶揄した。「ふたりは繰り返し、わたしにこう言うんです。『今後ぜったいに、人類の歴史上ひとりとして、その改定案を読む人なんかいませんよ』とね」。それからも四年間、カーターは毎年、年次報告書を書き続けた。パンデミック対策プランによって求められている何百ものアクションを実行するにあたり、該当する政府機関には三年間の猶予が与えられていた。短期間で済むアクションもある。たとえば、虫が養鶏場から近隣の住宅地へ迷い込んで子供に被害をもたらさないよう、最大限の努力を払いなさい、と農務省が養鶏業者を指導するのは、ほんの数カ月しかかからない。しかし、保健福祉省が鳥インフルエンザ向けワクチンの国内サプライチェーンを再構築し、鶏卵に頼らずにワクチンを製造できるようにするには、何年もかかるだろう。

二〇〇九年四月、ホワイトハウスを去る数週間前のある夜、年次改定案を仕上げかけていたカーターのもとへ、保健福祉省に勤務する友人から電話が入った。南カリフォルニアで二例目の新型インフルエンザ陽性者が出た、という知らせだった。最初の患者は二日前に見つかったが、ふたりの患者は居住地が一六〇キロ以上離れており、何の接点もなかった。同じころ、メキシコシティで若者たちがインフルエンザで死亡しているとの気がかりな報告もあった。もし、両地域のインフルエンザの原因が、同じ新種の病原体だとすれば、あらたな意味が生じることになる。従来型のインフルエンザは散発的に患者を生み出すだけだが、こんどの新型は何百万人もの命を奪う危険性を秘めているかもしれない。カーターは友人に、カリフォルニアとメキシコシティのウイルスが同一かどうかを尋ねた。「『それは複雑な質問だな』と友人は言うんです。『もったいぶらずに、複雑でいいから教えてくれ』とせっつきました」。しかし、返事はなかった。カーターはCDCのマーティ・セトロンに問い合わせた。マーティの説明によれば、メキシコ当局はウイルスのサンプルをCDCではなくカナダ政府に送り、カナダ政府がつい少し前に分析して「同一」との結果を出したという。メキシコで若い命を奪ったのと同じ新型のインフルエンザウイルスが、カリフォルニアに現われたのだ。じつはテキサス州でも発見され、ふたりの患者が報告されたところだった。

カーターは電話を切り、新しい上司のハイディ・エイブリに電話をかけて、「すでにパンデミックが始まっていて、国家安全保障への脅威が迫っているとみるべきです」と言った。ハイディは翌朝七時、ホワイトハウスの幹部を集めて会議を開き、その場でカーターが状況を説明した。翌日、カーターは、出すぎた真似だとは思いつつも、ホワイトハウス西棟にいる国土安全保障担当の高官、ジョン・ブレナンを訪れ、「緊急閣僚会議を招集し、大統領が今回の新型インフルエンザをおおいに懸念していることを示してはどうか」と提案した。ブレナンは承諾してくれた。四月一七日、オバマ大統領はメキシコシティを訪問して戻ってきたが、現地で握手を交わした男性がその数日後に死亡、豚インフルエンザの疑いが出ていた（のちに間違いだったと判明）。ここで、オバマ大統領からカーターに呼び出しがかかった。

「最悪の場合、どうなる？」と大統領が尋ねた。

「一九一八年の再現です」とカーターは答えた。

「だとすると？」

「人口の三〇パーセントが感染し、そのうちの二パーセントが死亡します。現在の人口に当てはめると、二〇〇万人の死者が出る計算です」

続いてカーターは、例のパンデミック戦略を大統領に説明した。本来この戦略は、新型ウイルスがまずアジアなどの遠方で発生し、アメリカには準備時間があることを前提にしている。「ところが今回、事態は想定外のスピードで展開しています」とカーターは言った。「ウイルスがすでに国内に侵入しているのです」。大統領にすべての対応を迫るのは少し気の毒な気がした。大統領は当時、世界的な金融危機と、二つの国外戦争を抱え、そのうえ国内では、医療保険制度を改革すべく懸命の戦いを続けていた。カーターの説明を聞くうち、首席補佐官のラーム・エマニュエルが顔を上げて言った。「このぶんじゃ、次はバッタの大群が襲来か？」

警報を発し終えたカーターは、リチャード・ハチェットをホワイトハウスに呼び戻したい、と上司のハイディに訴えた。すると、さっそく翌日から仕事ができるように手配する、との返答だった。「パンデミックが発生したとたん、わたしを信用してくれたようです。理由はわかりませんが」

＊

数日前、新型の豚インフルエンザの記事を初めて目にしたが、感染症との戦いからこしばらく遠ざかっているうえ、誤報もしょっちゅうだから、本文を読みもしなかった……。

リチャードは、子供が生まれるたび、数年間は欠かさず日記を書いて、その子が大人になったら渡そうと決めていた。ひとり目のときには決意どおりに日記を仕上げたが、ふたり目の生後はなかなか書き始められず、二〇〇九年初め、その子が三歳を迎えたのを機に、ようやく書き始めた。それからは一年間、毎晩一〇〇〇語の文章を手書きで書き続けた。推敲はいっさい必要なかった。まるで、頭のなかで文章が完成していて、あとは書き写すだけ、といった感じだった。二〇〇九年四月のある金曜日に書かれた日記は、さらにこう続いている。

けさ目を覚ますと、ホワイトハウスの医療準備政策担当ディレクターであるカーター・メシャーから「起きたら電話を頼む」と短いメールが届いており、携帯電話の番号が添えられていた。発信日時は昨夜の二三時二〇分だった。

同日中に、若年層を中心に少なくとも一〇〇〇人の患者と六〇人の死亡者を出したメキシコの深刻な呼吸器疾患は、インフルエンザが原因であると明らかになった。通常のインフルエンザではなく豚インフルエンザであり、カリフォルニアおよびテキサスで確認されたものと同一株だった。北米で知られているヒトや鳥のインフルエンザと、ユーラシアの豚インフルエンザとが混合した、奇妙なウイルスだ。おそらくメキシコ、それもメキシコシティ近辺の豚がサラダボウルの役割を果たし、この前例のない遺伝子組み換え現象が起きたのだろう。

もともとは、家庭での出来事を日記につづるつもりだった。ところが、カーターからのメールをきっかけに、新型ウイルスに立ち向かうアメリカ政府の内幕をリアルタイムで克明に描いた記録資料に変わった。ストーリーは七カ月後、大統領執務室へ出向いたリチャードが、パンデミックへの対応について、オバマ大統領から事後報告を求められるところで終わっている。そのころ、巷では「アメリカは弾丸を避けた」とみられていた。しかしリチャードは大統領に言った。「わたしたちが弾丸を避けたのではなく、自然界がおもちゃ用のBBガンで撃ってきたから助かっただけです」

豚インフルエンザの流行が始まって日にちが経つうちに、リチャードは、この日記が貴重な歴史的資料になるかもしれないと考えた。しかし、この豚インフルエンザが、上陸前に消滅する巨大なハリケーンのように、危うい気配を示すだけで終息しそうな見通しになると、この日記の意義は別のものになった。つまり、瓶に入ったメッセージ。予兆。警告。リチャードは、何十もの小さな教訓と、二つの大きな教訓を学んだ。一つは、現実のパンデミックが想像とはかなり異なるということだ。「パンデミック全体を、きわめて曖昧にしか把握できなかった。おもに感染者数だけが手がかりだった」。リチャードは五月九日の日記にそう記している。ホワイトハウスに呼び戻されてから三週間ほど過ぎていた。得られるデータといえば、メキシコの集中治療室（ＩＣＵ）で死亡した若者の人数だけで、どうやらその数字が誇張されていたらしい。「ＩＣＵは漏斗（じょうご）のようなものだ。悪いことばかりが集中的に流れ込む」。しかし、悪い事実だけはなく、良い事実にも目を向けなければいけない。感染死亡率を把握するには、分子（死亡者数）だけでなく、分母（感染者数）も知る必要がある。感染しても生き残った人が何人いるかがわからなければ、ウイルスの危険性を正しく判断できないのだ。

ウイルスへの対応を始めて二週間が経過したものの、このウイルスがどれほど大きな打撃をもたらすかはまだ見当が付かない。楽観論の材料も悲観論の材料もあるうえ、自分の感覚を信じてはいけない理由も無数に存在する。化け物の背骨がメキシコでちらりと見えたのだが、ふたたび水面下に潜ってしまった。現在集まってきている事例にしても、ウイルスが今後どこへ向かうかではなく、どこにいたかを物語るにすぎない。

興味深いことに、メキシコ政府は、アメリカの新しいパンデミック戦略をそのまま採用し、実践した。学校閉鎖のほか、いくつかの方法でソーシャル・ディスタンスを置いたことが感染拡大の防止につながったと、のちの分析で明らかになった。それに引き換えCDCは、アメリカの各学校に対し、独自に判断してもらいたいとのメッセージを発した。六年生の子供たちに「宿題は任意です」と告げるに等しい。ごく少数の学校は閉鎖を決めたが、大半は閉鎖しなかった。学校を閉鎖する権限を持つ地域の保健衛生局員に、必要な措置に踏みきるだけの政治的な援護がなかったからだ。このとき、リチャードとカーターは、国家として一貫した戦略をとるのは無理らしいと悟った。

カーターとともに、機能停止してしまった戦略の再始動に向けて全力を尽くしたが、CDCは「根拠となるデータが不十分」として動かなかった。「予防原則」と「ミスを犯したくないという学者の気持ち」とのせめぎ合いだった。さらに、公衆衛生の責任者たちが官僚主義にとらわれ、リスクを逃れようとしている一面もあった。これにはカーターが本気で腹を立てた。

リチャードらの尽力により、感染拡大の予測に数学的モデルを使うという手法そのものには信頼性が生まれ、予測者たちが専門家として認められるようになってきた。五月四日、ホワイトハウスは、インペリアル・カレッジ・ロンドンのニール・ファーガソンとハーバード大学のマーク・リプシッチを招いて、研究発表会を開催した。「ふたりは、この種のリアルタイム分析にかけては、掛け値なしに世界最高の権威です」とリチャードは言う。『『何がわからないか』に加え、『なぜわからないか』も示してくれました』。両名は、メキシコで発生した感染症のデータを収集し、人口からみた感染者の割合を二〇ないし三〇パーセント、致死率を〇・一ないし一・八パーセントと推定した。この数値の上限と下限は、雲泥の差だ。「例年のシーズンよりややひどいインフルエンザ」と「一〇〇万人以上の死者（うち多くは子供）が出る深刻な感染症」の違いに相当する。少ない情報のなかで、重大な決断を迫られるわけだ。

新しいパンデミック戦略では、人口の〇・一パーセント以上が感染する前に学校を閉鎖する必要があるとされている。この程度の状況は、ふつうに目で見ても把握できない。一〇万人の都市で、ウイルスを体内に抱えたまま街なかを歩いているのが一〇〇人にも満たない計算になる。しかし致死率が一パーセントに達するまで放置していては、恐ろしいパンデミックになってしまう。したがって、一〇万人の都市全体で死者がたった一名くらいの段階で、重要な意思決定を下さなければならないのだ。あるいは、死者がまだ出ておらず、重症患者がＩＣＵのベッドに瀕死の状態で横たわっている段階かもしれない。そんな段階で「すべてを閉鎖せよ」と命じるには、並外れたリーダーシップが必要だ。その決断は世間の支持を得ないだろうし、一般の人々に説明することは難しい。それでも、リーダーは命令を出さなければならない。ところが五月五日、嵐の強さはいまだ予測不能であると専門家が指摘した翌日、ＣＤＣはリーダーの重責を解いた。

きょう、ＣＤＣは急遽、学校の再開を促す指針を発表した。アトランタで行なわれた記者会見の席上、指針の見直しを明らかにしたのだ。（中略）ＦＯＸニュースで、国土安全保障省のジャネット・ナポリターノ長官が話しているのを見た。画面の下のほうに「新型インフルエンザは終わった！」と言わんばかりのテロップが表示されていた。それは話を聞いた印象にすぎず、長官が明確に口にしたわけではないが、世間の人々は「もう怖がらなくていい」と早急に結論したに違いない。ＳＦ映画に出てくる悪い予兆のシーンのような、不気味な映像だった。（中略）鎖につないでいたのが子犬なのかトラなのかもわからないまま、リッチ・ベッサー（ＣＤＣの所長代理）は、鎖を外してしまった。先行きが不透明なのに、無謀な決断を下すものだと驚かされた。わたしが思うに、重大なミスだ。公衆衛生を守るという、ＣＤＣに課せられた最大の義務を果たしていない。

それ以来、リチャードとカーターは、CDCからまともな情報を入手するのが困難になった。ふたりとしては、CDCがアウトブレイクについて知っていることをすべてホワイトハウスへ送るのが当然だと思っていた。ところがCDCは、自分たちには状況を分析する独占権があると信じ込んでいるらしかった。新型インフルエンザの感染者数や死亡者数の最新データを送ってよこさないことに、リチャードは何度も苛立った。実態を正しく把握しようと、ふたりは必死になった。

わたしは、現時点でニューヨークが主戦場だと考えている。この街には三〇〇もの感染経路があるとみられ、ウイルスが爆発的に増えかねない。

リチャードがそう書いた翌週の五月一七日、ニューヨーク市のある学校で教頭を務めていた五五歳のミッチェル・ウィーナーが、新型インフルエンザで死亡した。しかし、それが何を意味するのかを決めつけることはできなかった。あくまで死者一名にすぎない。アルネ・ダンカン教育省長官はかねてから、公衆衛生関係者の指示に従うと表明していた。だが、ホワイトハウス内の専門家は「学校を閉鎖すべきだ」と考え、アトランタのCDC

の専門家は「閉鎖すべきではない」と主張した。オバマ大統領から意見を求められたカーターは、「新型インフルエンザの全貌がつかめるまで、学校を閉鎖すべきです」と答えた。しかし大統領は、CDCの見解を優先した。

数カ月後、霧が晴れて、戦争は終わった。新型インフルエンザの致死率は思いのほか低かったことが判明した。CDCの報告によると、アメリカ国内で四〇〇〇万人ないし八〇〇〇万人が感染したものの、死亡者は一万二四六九人にとどまった。下した決定は吉と出て、オバマ大統領の判断もうまくいったことになり、間もなく、大事に至らなかったパンデミックは世間の記憶から薄れていった。しかし、リチャードの考えでは、判断がたまたまうまくいったからといって、それが正しい判断だったとはかぎらない。皮肉な見方をすれば、判断のプロセスに的外れな自信を深める結果になり、うまくいったのはむしろ災いだったかもしれない。リチャードは九月下旬、ほかの人たちもそう勘づいていると指摘した。

> ホワイトハウス内では、「弾丸を避けることができれば、きわめて運がいい」との意見が広まっている。実際、避けられる可能性が日に日に高まっている模様だ。しかし、対応が良かったせいではない。失敗の条件がすべてそろっていた。

二度目のホワイトハウス勤務となる今回、リチャードが得たもう一つの教訓は、政府が迅速に行なえる事柄はごくわずかしかないということだった。「危機に直面した場合、あらかじめ持っているボタンしか押せません」と彼は言う。「九月になっても、ボタンの数は、パンデミックの発生当初と比べてあまり増えていませんでした」。新型インフルエンザが検出されてから数週間後の二〇〇九年五月にはワクチンの製造が始まったものの、大量に配布できるようになったのは一二月下旬に入ってからだった。もし、ウイルスが初めの予想どおりの致死率だったら、かなり多くの人々が命を落としていただろう。

もっとも、リチャードはある意味では安心した。この新型インフルエンザを通じて、自分たちが三年前に残した業績の重要性が浮き彫りになったからだ。メキシコと違い、アメリカ政府は、学校の全面閉鎖などソーシャル・ディスタンスの確保を前面に押し出さなかったが、現実的に可能な選択肢にはなっていた。政府が押せる新しいボタンができ、押すことができる新しい専門家もいた。なかでも、ひとりの専門家がきわだっているように思えた。

どうやらカーターただひとり、われわれがいま映画のなかのどの場面にいるのかを知っているらしい。つねに目を光らせ、データ収集し、解析し、計算し、軌道修正している。

＊

カーター・メシャーは、一一歳のときに奇妙な体験をした。当時の記憶が脳裏に焼き付いていて、豚インフルエンザの流行が始まったとたん、鮮明によみがえってきた。時は一九六七年。国民はたえず核戦争の不安に怯えつつ暮らしていた。そこで、一部の専門家が、実際に核攻撃を受けた場合に人々がどのように反応するかを研究しようと思い立った。シカゴの中心街に核シェルターを建設し、体験ボランティアを募った。なぜか母親が応募を思い立ったらしく、カーターは事情がよく呑み込めないまま、五人のきょうだいとともに両親に連れられてシェルターへ行った。「参加者四〇〇人ぶんのスペースを確保するのがやっとの広さでした」とカーターは回想する。「床はコンクリートで、枕も毛布もありません。食事はクラッカー。水は漂白剤のような味がしました。ライトは自転車に取り付けられたものが一つあるだけで、誰かがペダルを漕がないと点灯しません。ただ、自転車は扇風機の電源にもなっていて、明かりと扇風機のどちらか片方しか使えないんです。暑くて地獄でした」。唯一の気休めは煙草だった。そのせいで、室内には煙草の煙が充満していた。

カーター一家はそこに三日間滞在した。調査員たちがあたりを歩き回り、メモを取っていた。「企画者側は、人々がどう行動するかを観察したかったわけです。つられて、わたしも観察を始めました」。そこで気づいたのは、本物の核戦争ではこんなふうになるはずがない、ということだった。「母は家にいて、わたしたち子供は学校にいて、父は職場にいるでしょう。全員ばらばらになるはずです。核シェルターがどこにあるかも知りませんし、どっちみち、そこへ向かおうとはしないはずです」。カーターの頭のなかには別のシナリオが浮かんでいて、核シェルターはおそらく非現実的なアイデアだと感じた。「あの経験の影響で、非常時の出来事をとらえる見方が根底から覆ったんです」

二〇〇九年、パンデミック未満の新型インフルエンザ流行が終息するころにも、カーターは似たような感想を抱いていた。つまり、現実は、想像とは違う経緯をたどった。もし、もういちどやり直せるとしても、カーターはやはり大統領に学校閉鎖を勧めただろう。一連の成り行きを通じて、多くの人が「慌てて学校を閉鎖したり、深刻なアウトブレイクに備えて極端な行動を取ったりしなくて賢明だった」と記憶に刻んでしまった。「ちょうど、運転中に携帯電話を眺めていて、ふらふらと車道から外れたものの、何にもぶつからずに済んだ、という状況に似ています」とカーターは言う。「じゅうぶん懲りていません。もし郵便ポストにぶつかるなり、溝にはまって車を壊すなりしていたら、苦い教訓を学んだでしょう。万が一、歩行者をはねて死なせていたら、当分のあいだ、二度と運転席には座りたくなれないはずです。ただ、どの場合も、学ぶべき点は同じなんです」

けれども、世間の人々はそれを理解していないらしかった。経験にはマイナス面もあるのだ、とカーターは感じた。「経験とは、同じ間違いを繰り返すうちに、自信を深めてしまうことなんです」。誰かのせりふの借用だが、カーターはこの言葉が気に入っている。

三年前、アトランタの自宅を離れてホワイトハウスに勤務し始める際、カーターは妻に「半年の辛抱だから」と伝えてあった。ようやく自宅に帰れると思っていた矢先、妙な出来事が起こった。頑固な上司であるハイディ・エイブリから、何か問題が起きたときのためにホワイトハウスに残ってほしいと頼まれたのだ。カーターはどの時点で自分に対するエイブリの評価が変わったのかに気づいた。以前、パンデミック対策について話し合っている最中、地図をたとえに出したことがある。カーターの考えでは、プランとは、自分の行動計画を示す地図のようなものだ。そこでエイブリに、アルプスの山中で遭難した部隊の話をした。「吹雪のなか、ひとりのバックパックに地図が入っているのを見つけたんです。その地図のおかげで、一行は安全な場所にたどり着きました」。このエピソードが秀逸なのは、難を逃れた兵士たちがあらためて地図をよく見てみると、それはアルプスではなく、ピレネーの地図だったことだ。「地図は、道に迷ったときに価値を発揮するんです。出発点を与えてくれます」。ICUで医師として働いていたころの経験とも重なるものがある。「目の前で患者が死にかけています。選択肢を切らしてはいけません。選択肢がなくなるとどうなるか？　パニックになります。目の前に何か、地図なり計画なり治療法のリストなりがあれば、たとえ完璧に正しいものではなくても、何もないよりましです」

カーターは要請を受け入れ、オバマ大統領の一期目が終わるまでホワイトハウスに残ると約束した。じゅうぶんな検討の必要がある緊急の問題が発生するたび、上司のエイブリは、カーターに見解を求めた。ディープウォーター・ホライズンの原油流出事故。福島の原発事故。ハイチの大地震。「『急いで調べて、何か見つけたら、すぐわたしに教えて』といつも言われました」。エイブリはカーターを「偵察係」と呼んだ。「偵察係さん、ほかの人たちに見えていないものを教えて」というわけだ。カーターの目には、ほかの人がまだ見えていないものが見えている、とエイブリは知ったのだ。

二〇一一年末、カーターはようやくアトランタの退役軍人保健局に戻った。保健局の職員たちは、カーターがホワイトハウスで働いていた事実をすぐに忘れた。いや、もともと気づかなかったのかもしれない。カーターは相変わらず透明人間の力を持っていて、たまに、彼の存在を上司が本気で忘れていたとしか思えない場面にも遭遇した。ふたたび時間を持て余したため、彼はときおり、次のパンデミックを想像した。「ホワイトハウスを去る際、『次は簡単にはいかないぞ』と思っていました。パンデミックの深刻さを知っているかのような前提に立っていましたが、これはひどい間違いです。霧に包まれて、よくわからないということが、問題の大きな要素を占めています。千里眼に近い能力を要求されるんです」

もっと適切なたとえはないか、とカーターは頭をめぐらせた。次の機会には、人々の目を覚ます必要がある。パンデミックの管理を奇妙な車になぞらえてはどうだろう？　ペダルを踏んでから一五秒経たないと加速も減速もしない車を運転するようなもの、と説明したら？　「あるいは、星の観察にたとえてもいい。やはり同じです。目に見えている光は、何年も前のものです。目の前にある感染症のデータは、先週の感染症なんです」。CDCには多くの優秀な人材がいるが、本質的には巨大な大学だ。「平時の組織が、戦時下での対応を迫られるわけです」。スタッフは何が起こったのかを正確に把握することに長けているが、把握できたころにはもう戦いが終わっている。パンデミックの発生当初に必要な千里眼のような能力は、興味もないし持ってもいない。とはいえ、彼やリチャードがつくり上げた戦略の本陣は、いまやCDCなのだった。「CDCには権威があり、誰もがCD

Cの決定を待つでしょう。CDCに逆らう人がいるとしたら……どこかの地域の保健衛生官くらいでしょうか?」

＊

チャリティ・ディーンは、物心ついたときからリストをつくるのが好きだった。ホワイトボードにも、本のなかにも、紙の切れ端にも、リストを書き込んでいた。毎年の誕生日の抱負もリストにした。自宅の机の横に飾ってある祖母の写真の裏にまでリストを書いた。リストの大半は、精神面に関わる内容だった。たとえばあるリストには、自分と自分の人生の目的とをつなぐ二〇ほどの事柄が書かれていた。

そのリストのトップにあるのが、「オレゴン州ジャンクションシティ」だった。彼女はその農村で、地元の基準から見ても貧しい家庭で育った。「自分がどれだけ貧しいかを隠そうとして、恥ずかしさと戸惑いを感じながら育ちました」とチャリティは言う。体育の授業が終わっても、シャワーは浴びなかった。ほかの女子生徒の前で着替えると、下着にいつも穴が空いているのがばれてしまうからだ。着ている服は、宣教師がアフリカへ送るために教会で集めた古着の山から分けてもらったものだった。一家みんな、政府から支給される食料配給券で食いつないでいた。貧困よりも、貧困を隠し通すほうがつらかった。

リストの二番目に書かれているのは、教会だ。教会がチャリティの家族の生活を支えており、彼女は教会の長老たちを敬うように教えられた。「特定の宗派に属さない教会だったことが、わたしに大きな影響を与えました。バプティストやカトリックとは異なり、独立していて、自分たちだけが天国に行くと考えている教会でした。よその教会との共通性は求めていません。まったく別個に、神への畏怖を土台にしていました」。チャリティは幼いころから、まるで犬が訓練されるように、子供を産む以外の野心を持たない女性に育つように訓練されていると感じていた。天国への道は一つだが、地獄への道は数多くあると教え込まれた。たとえば、世俗的な音楽を聴くことは禁じられた。科学を学ぶのも御法度だった。小学六年生の理科の授業で進化論を扱う前、チャリティはメモを渡された。「校長室へ行って、この授業が終わるまで待機するように」と書いてあった。同じ教会に通うほかの子供たちも同じメモを受け取っていた。

だからといって、教会で学んだ事柄がないわけではない。七歳のとき、アフリカを訪れていた宣教師たちが戻ってきて、現地で目撃した疫病のようすを話してくれた。それがきっかけで、チャリティは感染症やその原因となるウイルスについて知りたいと思うようになった。医者になれない理由を他人から並べ立てられる前に、医者になろうと決意していた。「身のまわりに、四年制大学を卒業した人がいませんでした。ジャンクションシティの住民は、誰も四年制大学へ進学しないんです」。学校の進路カウンセラーから、「ジャンクションシティの若者は医者にはなりません。考え直しなさい」と言われた。しかし、考え直す代わりに、心の奥へ押し込んだ。「誰も本気にしてくれないので、将来の希望は胸に秘めることを学びました」。高校三年生のとき、救いの手が差し伸べられた。地元の木材王が設立した財団「フォード・ファミリー・ファウンデーション」が、大学を出ていない親を持つ子供のために奨学金制度を設けたのだ。チャリティは、オレゴン州立大学で学ぶ費用を負担してもらえることになった。「四年制大学へ行きたがるのは神の意志に背く、と教会の長老たちからは反対されましたが」

しかし、オレゴン州立大学へ進んだ。入学後、医学の道に必要な授業を受け始めてすぐ、自分がいかに準備不足であるかを痛感した。ジャンクションシティの高校には、優秀な生徒が履修可能な大学レベルの科学のクラスがなかった。チャリティに勉強のやりかたを教えてくれた人もいない。大学の履修指導員が、科学はあきらめて美術を専攻してはどうかと勧めてきた。しかし、チャリティは微生物学に夢中になった。どんなに小さな生き物でも、つねに進化し続けていることを知った。進化は、意見で否定できるものではない。人間が進化してきたかどうかに議論の余地はなく、問題は、どうして生命の進化が始まったかなのだ――両親にそう説明を試みたが、耳を貸してもらえなかった。科学を学べば学ぶほど、チャリティは家族や地域社会から離れていき、どうにかして家族の好意を取り戻さなければという重圧を感じ始めた。「家族との絆を修復するには、結婚するしかありませんでした」

チャリティはチューレーン大学の医学部にどうしても行きたかった。しかし、他の四校に合格したものの、チューレーン大学は補欠どまりだった。大学のホームページを見ると、学生の多様性を誇りにしていることがわかった。そこで、入学審査部長に手紙を書いて、自分の生い立ちを伝え、いままでこんな学生がいただろうかと訴えた。「わたしはオレゴン州の貧しい白人で、アピールできる点はほかにありませんでした」。オレゴン州のかたちのチョコレートをつくり、手紙に添えて送った。「チョコレートが届いたその日のうちに、電話がかかってきました。入学審査部に勤める女性からで、こう言われました。『うちの部長があなたが送ってきたものに心を揺さぶられたから、というわけではありませんが、あなたにチューレーン大学の医学部への入学を許可します』」

教会の長老たちは渋ったものの、チャリティのニューオーリンズ行きを許可してくれた。いずれジャンクションシティに戻ることと、教会が選んだ青年と結婚することが条件だった。二二歳になっていたチャリティは、望んでもいない夫を抱え、後ろめたい気持ちで見知らぬ街へ引っ越して、ハーバード大学やスタンフォード大学などを卒業した医学生たちと競うはめになった。最初の学期は、首席で終えた。新しい夫が、教会の長老たちに、妻が勉強ばかりしていて困ると訴えた。「そんなに一生懸命勉強するなんてわがまますぎる、と夫は言うんです。教会の長老たちも夫に同調して、わたしに『クラスの平均あたりにいなさい。それ以上はだめだ』と命じました」。次の学期が終わり、チャリティの成績がいっこうに下がらないのを知ると、教会の長老が手紙を送ってきた。医学部を退学して、ジャンクションシティに戻るように、と。

無視するわけにはいかなかった。チャリティはまだ教会に畏怖の念を抱いていた。「これで、天国か地獄かを選ぶことになるんだ、と思いました」。けれども、悩んだすえ、夫に離婚を申し出た。夫はあっさり出て行った。入れ替わりに、教会の長老から手紙が届いた。「おまえは死んだも同然だ、というような文面でした」。その教会からすれば、離婚は最悪の行ないであり、これによってチャリティは、教会だけでなく、生まれ育った地域社会全体と縁が切れた。友人たちには切り捨てられ、家族との関係も険悪になった。「わたしは、地獄へ堕ちて医者になるほうがいい、と心に決めたんです」。月に二回、結婚式の夢を見た。夢のなかでいつも、結婚式の日を迎える。バージンロードを歩いている最中、不意に、何もかも間違いだと気づく。この人は、夫にすべき男ではない。チャリティはいきなり、結婚を取りやめると宣言し、その場をあとにする。「勇気があれば、現実にそうしていたんですが……。繰り返し、夢のなかで決断していました」

チャリティは二三歳の医学生で、一八歳までに知り合ったほとんどの人から切り離され、ひとり暮らしだった。ここまではまだ、彼女が直面したつらい出来事のリストの第一部が終わったにすぎない。第二部は、さらに筆舌に尽くしがたい内容になる。けれども本人は、このリストを暗いとは思っていない。不平や不満のリストではないのだ。少なくとも、カリフォルニア州の保健衛生官の副主任になったころには、過去の物語が自分にとって大切なものになっていた。

聖書の登場人物のなかでチャリティがいちばん好きなのは、ダビデだ。少年時代のダビデは、クマやライオンに遭遇して恐ろしい思いをするが、その体験を通じて技能を身につけていく。その一つが、勇気。チャリティは、勇気を技能の一種とみなしている。ダビデは、クマに遭遇したおかげで、ゴリアテと戦う心構えを持つことができたわけで、むしろクマに感謝すべきかもしれない。それと同じように、チャリティは、人生で直面させられた恐怖に感謝していた。「自分が克服してきた二〇の事柄のリストが、保健衛生官としてのわたしに役立っています。わたしのクマとライオンなんです」

四二歳の誕生日、チャリティはこれから一年間にやると決めたことをリストアップした。

あらためて、自分がたどってきた道を自分に言い聞かせ、心を奮い立たせる必要があった。カリフォルニア州の副保健衛生官に着任して最初の年には、奇妙で不安な出来事がたくさん起こった。この仕事をしていると、無数のドラマに出合う。明らかに、チャリティはどんな過酷なドラマを克服するのにも長けていて、カリフォルニア州の公衆衛生を取り仕切る職にふさわしかった。ところが、州知事がジェリー・ブラウンからギャビン・ニューサムに交代した際、ニューサム新州知事は、スミス局長——チャリティを引き抜いた最高保健責任者——を解雇した。ただ、そのあともチャリティは四カ月、州の保健衛生局を任されていたため、このまま仕事を続けさせてもらえると思い込んでいた。ところがやがて、ニューサム州知事が、ソニア・エンジェルという名のニューヨークシティの保健衛生官を招聘した。エンジェルは肥満や糖尿病などの慢性疾患を専門としていて、疫病のコントロールは経験がなかった。

エンジェルがやってきたせいで、チャリティの不安が膨らんできた。サンタバーバラでの苦い経験を思い出す。アメリカの社会には、これから起こるであろう事態に対処する能力がない。「アメリカには、じつは公衆衛生のシステムがありません。五〇〇〇個の点があるだけです。点の一つ一つが、エリート役人の意思で動いているのです」

チャリティは、自室で書いた誕生日の誓いを、サクラメントの執務デスクの脇に飾ってある祖母の写真の裏にも丹念に書き写した。二〇一九年一二月二一日のことだ。それまでの数カ月間、なぜここに来たのだろうと自問自答していたが、急に、将来の出来事の予感を抱いた。サンタバーバラ郡で流行が始まったときに何度か味わった感覚に似ていた。「始まりはいつも、たった一つの症例と、不気味な沈黙です」。過去一五年、チャリティの抱負はすべて、個人的な目標に限られていた。「もういちどピアノを弾く」「この新しい仕事のなかで、よろけずに歩けるようにする」「アフリカに行く」などだ。ことしのリストも、一つ目はごく個人的な目標にした。だが二つ目に、予言を入れた。「すでに、始まっている」と。

第二部

第六章　赤電話

その男は、ほかの人と同じように、ニュースを新聞で読んでいただけだった。あらたな感染症のアウトブレイクについて特別な情報を得る手段はなかったし、彼の介入を誰も期待していなかった。その男、ジョー・デリシが利用できるのは、カリフォルニア大学サンフランシスコ校の新しい研究室と、ウイルスを特定するための魔法のような機能を持つ新兵器だった。ジョーはこの研究室を「ＤＩＹ実験室」と呼ぶ。新しい装置を自分たちの手でつくり上げるからだ。ほかにも素晴らしい装置をいろいろ自作した――が、どこにどう活用すべきかはまだ検討中だという。

ある日、ジョーは中国であらたなアウトブレイクがあったとの記事を読んだ。二〇〇三年二月一〇日、ＷＨＯ（世界保健機関）の北京事務所に、広東省で「奇妙な伝染病」が発生したというメールが届いたらしい。インフルエンザに似たこの感染症は、いままでのインフルエンザにはない勢いで死者を出している。大人だけでなく、子供も感染する。身を守るすべを知っているはずの人たちまでが感染していた。調査のためWHOから派遣されたカルロ・ウルバーニというイタリア人医師も、原因を究明できないうちに亡くなってしまった。その医師の話に心を痛めたジョーは、進めていた研究をいったん中断し、今回の流行病に取り組んでみようと考えた。「CDCに連絡して、『ちょっとした新型チップがあります。病原体を特定するのに役立つかもしれません』と申し出たんです」

すでに発生から数週間が経過し、CDCが中心となって必死の原因究明が行なわれていた。「当初、先方は無関心でした」とジョーは言う。CDCは、ジョー・デリシのことも、彼の「ちょっとした新型チップ」も知らなかったのだ。もっとも、間もなく知らずにはいられなくなる。翌年、ジョーは「天才賞」とも呼ばれるマッカーサー・フェローを受け、オフィスの電話が頻繁に鳴り響くようになる。緊急連絡のあまりの多さに、ジョーはその電話を「赤電話」と呼ぶことになるのだ。しかし、二〇〇三年三月の時点では、CDCにとってジョーは若き生化学研究者のひとりにすぎず、彼がつくった新型チップは、研究室以外では誰も知らなかった。「ウイルスのサンプルを送ってほしいと、CDCに頭を下げんばかりにお願いしなければいけませんでした」とジョーは言う。「やっとのことで、送ってもらえました」

そのサンプルは、新種の感染症で死亡した人から摘出した肺の塊だった。驚いたことに、CDCはその肺をふつうの宅配便の箱に入れて、しかも「週末お届け便」で発送した。CDCの説明によれば、新種の病原体が正式に特定されるまでは無害の遺伝子材料に分類されるのだという。発送の連絡を受けたあとになって、ジョーは、大学の荷物受け取り窓口が週末は閉まっていることに気づいた。フェデックスの配達員が、空気感染型の感染症でつい最近死亡した人間の肺の塊を持って、受け取り窓口を探しながらキャンパス内を歩き回るはめになってしまう。配達予定の土曜日の朝、ジョーは博士課程修了の学生たちとともにキャンパスの外へ出て、一帯を探した。フェデックスのトラックを見つけて呼び止めたのはジョーだった。「よう！」と運転手に向かって叫んだ。「デリシ研究室宛ての荷物、持ってるかい？」

運転手がジョーを見た。当時、ジョーは三三歳だったが、二三歳に見えるくらいだった。のんびりした雰囲気で、驚くほど気さくだ。まるでユニフォームのように、ほぼ毎日同じ服装をしている。ランニングシューズにカーゴパンツ、胸にプリントの入ったTシャツ。生化学の研究室を持ち、ウイルスを特定する新兵器を操る人物というより、サーファーやスケートボーダーなど、日常的に他人に対し「よう！」と呼びかけるタイプの男に見える。

しかし、その第一印象に騙されてはいけない。三年前、ジョーは、カリフォルニア大学サンフランシスコ校の教授陣から特別に目をかけられ、通常の博士課程修了後の研修を免除されて、いきなり自分の研究室を与えられた。教授陣が、ジョーの頭脳を一瞬たりとも無駄づかいしたくないと考えたからだ。同校の微生物学者であり医師でもあるドン・ガネムが、ジョーの採用をとくに強く推した。彼はこう語る。「ジョーはあらゆることに興味を持ち、何も恐れません。常人には理解しがたいほどの〝帯域幅〟の持ち主です」

実際、ジョーの第一印象はたいして長く続かない。行動や言葉のどこかからか、鋭い知性がにじみ出る。宅配便の配達員が差し出した箱を見ると、発送元には「疾病対策センター」と明記してあった。ジョーはカーゴパンツのポケットから厚手の実験用安全手袋を取り出した。急に、無頓着な男には見えなくなった。箱を素手で触ってはいけないと用心している。

このとき、配達員がこんな疑問を発したとしても不思議はなかった。「あんたが触るだけでも手袋が必要なら、おれは素手で大丈夫なのか？」。けれども、代わりに別の質問をした。「これって、中身は？」

「いやあ、何でもない」とジョーは答えた。

配達員がふたたびジョーを見て言った。「なんだか、ここには二度と来たくないな」

ジョーらしい一場面だ。二重螺旋のような一挙両得。人体の肺の塊に加え、入手にまつわる面白いエピソードも手に入れた。さっそく肺の処理に取りかかった。二四時間後、ジョーの研究室は、肺の持ち主を殺した病原体を特定した――新型コロナウイルス。二〇〇三年三月当時、これは衝撃的なニュースだった。コロナウイルスが人に重篤な症状をもたらすという話は誰も聞いたことがなかった。動物にとっては致命的なウイルスだが、それまで、人間にはふつうの風邪の症状をもたらすだけだった。のちにWHOは、このコロナウイルスによる感染症を「SARS（重症急性呼吸器症候群）」と名付ける。「わたしはすっかり病みつきになりました」とジョーは言う。「もっとほかにもやってみたい、と思いました」

CDCがデリシ研究室の成果とそのスピードに驚いているのをジョーは感じ取った。科学というより魔法に近い。CDCも、最終的には新型コロナウイルスを特定するだろう。しかし、ウイルス学の訓練を受けていない無名の生化学者が数時間で片付けたのに対して、CDCが完了するには何週間もかかる見通しだった。「わたしたちの技術ややっていることを、誰も知らなかったんです」とジョーは語る。「考えもしなかったでしょう」。しかし、状況は変わった。ジョーの立場も。

SARSの一件から間もなく、「赤電話」がさかんに鳴り始めた。手紙や電子メールも同様で、たびたび奇妙な依頼が舞い込んだ。たとえば、二〇〇三年末、ジョーのもとへアメリカ海軍の上級士官を名乗る男からメールが届いた。「ワシントンDCに来て、ザ・ジェイソンズと話をしてほしい」と書かれていた。要点だけが端的に記された文面で、その要点とは「このあらたな生物学的脅威がどのように人類に忍び寄ってきたのか、そしてデリシ研究室がどのようにそれを特定したのかを、ザ・ジェイソンズに説明してほしい」ということだった。

「最初に湧いた疑問は、ザ・ジェイソンズとはいったい何者なのか、でした」とジョーは振り返る。「グーグル検索してみると、陰謀論を主張するウェブサイトばかりが見つかった。『Qアノンが当時どんなかたちだったか知りませんが、とにかくそれです。〝ディープステート（影の政府）〟の話題だらけでした』。そのうち、いくぶん信憑性のありそうな情報を見つけた。それによると、「ザ・ジェイソンズ」とはワシントンDCで秘密裏に活動している科学者や軍人の影の組織らしかった。「まいったな、これは断われない、と思いました」

数カ月後、ジョーはダレス空港に降り立った。そこには、海軍の男が乗った黒いSUVが待っていた。どこかへ向かって車を走らせているあいだ、男はほとんど無言だった。「何にしろ、変な奴だと感じました」。バージニア州のタイソンズコーナーにあるガラス張りのオフィスビルの前で車を降りた。ガラスの受付カウンターに立った男性から、バッジを受け取った。「バッジが色分けされていて、わたしの色は海軍の男のとは違いました」。ジョーは、海軍の男から、白人の老人に引き渡された。老人のあとについて廊下を進んで角を曲がり、セキュリティチェックを通過して、下りのエレベーターに乗った。気まずい沈黙が続くなか、ジョーは老人のセキュリティバッジの名前に目をやった。「ジェイソン」だった。海軍の男と同様、老人も寡黙だった。しかし、エレベーターを降りて、トールキンの物語に出てくる「ミドルアース」かとも思える場所に着いたとき、おそらく偽名であろうこのジェイソンが口を開き、「しゃれているだろう?」と問いかけてきた。「たしかにクールですね」とジョーが答えると、老人は「ウサギの穴に入っていくようなものだよ」と言った。

そのあと老人は、小さな講堂に到着するまでひとこともしゃべらなかった。講堂は座席数が一五〇ほどで、高齢の白人が席を埋めていた。多くは軍服を着ている。「将官とか、そのたぐいです」。老人から渡された紙を見ると、その日に行なわれるさまざまな講演のタイトルが並んでいた。それぞれの講演は機密情報レベルで色分けされ、規定の資格を持つ者しか聞くことが許可されていない。ジョーが質問しようとするのをさえぎって、老人は「きみにはあとですぐ退場してもらわないといかん」と告げた。機密情報レベルの関係上、ジョーは自分自身の講演以外は聞けないのだった。ジョーの出番の次の講演は

「夜の拳（ナイト・フィスト）」なるタイトルだった。「ぜひ居残って、その講演を聞いてみたかったですね。〝夜の拳〟って何なのか、知りたくない人なんていないでしょう？」

壇上へ向かいながら場内を見渡すと、最前列の人たちは「わりあい高齢」ではなく「きわめて高齢」だった。近づくうち、ネームバッジの文字が読めた。ジェイソン。その場にいる全員が、ジェイソンを名乗っているのだった。いよいよ、ジョーは最高に楽しくなってきた。「『夢じゃないぞ、すごいな』と興奮しました。『トム・クランシーの小説みたいだ』とね」。正体不明のジェイソンたちがジョーに与えた時間は、わずか一〇分だった。その短いあいだに、ジョーの研究チームがどのようにして、香港と中国本土で何百人もの人々を死に至らしめたウイルスを素早く特定したかを説明しなければいけない。テクノロジーの詳細よりも、ジョーの脳内で何年もかかって進化してきた世界観を述べるくらいの時間しかなさそうだった。ほかの講演のタイトルから察するに、集まっている学者のほとんどが物理学者らしい。ジョーとは専門が違う。しかし幸い、かねてから、自分の研究を一般人向けに説明できるように準備を進めてきた。たいそうな舞台演出とはいえ、目の前の聴衆は素人に等しい。

ジョーはまず、自分が開発した新しい技術について話した。これまで、新型ウイルスの特定には時間と手間がかかっていた。厄介なことに、ウイルスは非常に小さい。電子顕微鏡で数百万倍にも拡大できるにしろ、視認するには大量のウイルスが必要だ。感染した人間から採取した量だけでは足りないため、ふつう、ウイルスを増殖させなければいけない。増殖させるにはまず、増殖の場となる宿主の動物を見つけなければいけない。たとえば、生きたウイルスをマウスにほんの少し注射して、増殖が始まるのを期待する。もしマウスの体内では増殖しないようなら、別の動物を探すほかない。そんな調子だから、視認できる量のウイルスを手に入れるのは至難の業だ。視認して初めて、そのウイルスが何であるかという仮説を立てることができる。次はその仮説を検証する必要があり、一回の検証に一日以上かかる場合もある。検査の結果が陰性、つまりウイルス学者の推測が間違っていたときは、また同じ作業を繰り返す。一つの可能性が消え、何十もの可能性が控えている。「探りを入れながら、徐々に核心に迫るわけです」とジョーは言う。「目に映ったものが、以前に見たことのある何かに似ていれば、運がいい。でも、まったく未知のものや、その研究者が観察した経験のないものだったら？　窮地に陥ります」。人間の頭脳では、自然の多様性に太刀打ちできない。自然界は、どんなに賢い学者でも予測できないような驚きに満ちている。「予測の範囲内だけで探していると、目の前にあるものを見逃してしまうんです」。しかし、デリシ研究室が開発した新しいチップを使えば、視認できるようにウイルスを増殖させる必要がない。おかげで、観察から予測の部分を排除し、仮説抜きに研究を進められる。つまり、人間の心を限界から解き放ってくれたのだ。

名前は「バイロチップ」。実体は、顕微鏡のスライドグラスだ。その表面には、既知のあらゆるウイルスの遺伝子配列が保存されている。そういった遺伝子配列が、生物の遺伝子情報とともに、NIH（国立衛生研究所）が連邦政府から資金提供を受けて運営しているデータベース「GenBank（ジェンバンク）」に保存されているのだ。GenBankは、世界じゅうの科学者によって二週間ごとに更新され、巨大な遺伝子のライブラリーとなっている。

「ジグソーパズルの売り場のように、外箱に描かれた絵を順々に眺めていくことができるんです」。一部のパズル、たとえばヒトは、完全な全体図が出来上がっている。だが、ウイルスの多くを含め、ほとんどのパズルは部分的な絵しかできていない。デリシ研究室では、完全、不完全を問わず、GenBankから二万二〇〇〇種のウイルスの遺伝子パズルの絵を入手し、一枚のスライドグラスに転写した。どんな正体不明のウイルスであっても、含まれる遺伝物質は、既知のウイルスの何らかの相補遺伝物質と結合する。したがって、未確認の遺伝物質をスライドグラス上に流し、何と結合するかを確認すればいい。「ちょうど、パズルのピースを一個だけ持って、それに合う絵を探しながらジグソーパズル売り場を回るようなものです」

ジョーの研究チームは、CDCから送られてきた肺のサンプルを溶解し、その遺伝物質をバイロチップで選別した。すると、牛のコロナウイルス、鳥のコロナウイルス、そしてヒトのコロナウイルスという、すでに同定済みの三種類のウイルスの断片と結合した。

「三つの異なるジグソーパズルのピースが交じっているみたいでした。でも、完全に一致するものはない。つまり、新種のコロナウイルスだとわかったわけです」。牛、鳥、人間の体内に存在する既知のウイルスと類似するとはいえ、牛や鳥、人間に由来して生まれたという意味ではない。「保有宿主」と呼ばれる動物、つまり、人間が感染する前にそのウイルスを保有していた動物が何かは、まだ謎のままだった。人間に由来するウイルスではないことは明らかだ。もしそうなら、人間はすでに何らかの免疫を持っていないとおかしい。牛でもない、とジョーは確信していた。人間が商品として飼育している動物については、脅威となるウイルスが徹底的に研究され、知れわたっているからだ。各地で調査を進め、中国全土でもさまざまな動物を捕獲するうち、SARSウイルスを保有する生き物を発見した。体内でSARSウイルスが増殖しても、その生き物は病気にならないことが確認できた。なんと、この新種のウイルスの保有宿主はカブトコウモリだった。「コウモリのコロナウイルスなんて、誰も見たことがありませんでした。過去には存在しなかったんです」

「ザ・ジェイソンズ」に向かって、ジョーは説明を続けた。バイロチップを使うことで、同定作業に推測の余地がなくなった。推測しなくていい以上、正体をつかむのにウイルスの専門家である必要はない。何の知識も先入観もなく病原体に近づき、その遺伝物質を調べれば、解明できるようになったのだ。バイロチップで照合作業をするだけで、生物学的な事実が明らかになる。

もっとも、この日、ザ・ジェイソンズに説明しきれなかった事柄もたくさんある。たとえば、バイロチップがどうやって実現したか。スタンフォード大学の大学院生時代にみずからの手でつくった巨大な機械の延長線上にあることや、二万二〇〇〇種のウイルスの遺伝子配列をスライドグラスに配置するロボットをつくったことも話さなかった。使用する遺伝子配列は、必然的に、それぞれのウイルスの遺伝子の部分的な絵でしかなく、絵全体は一枚のスライドグラスには収まらないのだが、そのあたりの詳細も省いた。新しいウイルスを検出する可能性を最大限に高めるため、ジョーの研究チームは、既知のウイルスのなかで最も古い遺伝子配列――進化を経ても残っている遺伝子の列――をバイロチップに組み入れた。もし、ウイルスがさらに進化して、まったく新しいものになったとしても、古くから消えないこれらの配列は残っている可能性が高いのだ。そうした点も、ジョーは講演ではいっさい触れなかった。ザ・ジェイソンズは、せわしない人たちだった。一〇分しか猶予がないのに、質問までしてきた。

「未確認のウイルスが新しいウイルスなら、なぜバイロチップのどこかに付着するのでしょう？」

よく訊かれる点だ。「地球上のすべてのウイルスは、共通の祖先から進化してきたので、遺伝子的にはつながっているのです」とジョーは説明した。新種のウイルスで、チップ上のDNAと完全には一致しなくても、家族とは結び付く。祖父母か、あるいは遠い親戚か。したがって、バイロチップは既存のウイルスを同定するだけでなく、SARSのような新型ウイルスを発見するうえでも役立つのだ。しかも、その診断能力は、チップに新しいウイルスの情報が加わるたびに高まっていく。

「もし、そのウイルスが地球上のどのウイルスとも遺伝子的なつながりがないとしたら？たとえば火星から来たとしたらどうです？」

これもよくある質問だ。ただ、納得のいく回答は難しい。事実、「遺伝子配列の暗黒物質」という表現がある。既知の遺伝物質とはまったくつながりのない遺伝物質のことだ。けれども、SARSには暗黒物質はなかった。人間にとって生物学的な脅威となり得るほかのウイルスも同様だ。

「ウイルスはなぜ消えたんですか？　感染者を八〇〇〇人、死亡者を八〇〇人も出したウイルスが、どうして消滅したんでしょう？　どこへ行ってしまったんです？」

SARSの最初の流行は、感染者を迅速に隔離し、周囲への感染を防いだことで終息した。他人に感染させる可能性のある患者は、明らかに病状が悪化していたため、簡単に見分けることができた。無症状の感染者はほとんどいなかった。しかし、ウイルスが消滅したわけではない。ジョーはこう言った。「まだ存在しています。宇宙から来たわけではありません。また流行を引き起こす可能性はじゅうぶんにあります」

言い換えれば、生物学的な脅威が去ったと安心してはいけないのだ。SARSにしても、まだ多くの点が解明されていない。たとえば、SARSがどのようにして人から人へ感染したのか。

SARSが初めて発生した秋、WHOはある報告書を発表した。ジョーからすれば、この報告書は推理小説のようなものだ。ある医師が妻といっしょに中国本土の自宅から香港に渡り、結婚式に出席したあとの出来事を追跡している。その医師は死亡し、香港のメトロポールホテルの同じ階にある五つの部屋の客に病気をうつした。問題は、どうやって感染したのか？　ホテルにおける集団感染から二カ月後、WHOのチームがメトロポールホテルを訪れ、犯行現場のように検証した。絨毯（じゅうたん）や骨董品、さらには空気中の埃（ほこり）まで調べ、ウイルスの遺伝子を探した。配管や換気のテストを行ない、メイドの掃除機や清掃員のクローゼットにも綿棒を入れた。しかし、ホテルの空調が部屋の空気をわずかに廊下へ押し出していることなどが判明した程度だった。中国人医師とその妻が泊まっていた九一一号室は、とくに念入りに調査された。室内にウイルスの痕跡はなかった。ところが、廊下に出てみると、大発見があった。中国人医師の死から二カ月が経っているにもかかわらず、彼の遺伝物質が、ドアの近くのカーペットの上に大きな円を描いて鮮明に残っていたのだ。

メトロポールホテルの九階に泊まった感染者のほとんどに、部屋からエレベーターに向かうには九一一号室の前を必ず通るという共通点があった。WHOのチームは、その人たちがまさにここを通り、あとで手で靴を脱ぐ拍子に感染したのではないかと考えた。また、ホテル側に助けを求めた記録がないことから、問題の医師がカーペットの上に嘔吐したのち、自分で片付けたのではないかと推測した。もっとも、たんなる推測にすぎない。真実は誰にもわからない。

講演を終えたジョーは、ほかの機密情報に触れないように、講堂の外へ出された。ふと、ザ・ジェイソンズがいろいろな質問をしたわりに、肝心な問いかけをしなかったことに気づいた。「この新しい技術を使って、どうやって未来のウイルスに先手を打つのか？」。ウイルスはおのずと、人間より優位に立っている。「ウイルスは意図的に遺伝子コードを間違えて、進化していくんです。間違いが、前例のない進化の柔軟性をもたらします」。人類としては、ウイルスを理解する能力を高め、ウイルスの特別な力に対応する必要があるのだ。

＊

ジョーの電話が「赤電話」と呼ばれるようになったのは、新型コロナウイルスSARSが初めて発生したあとだ。「SARSの際にいくらか有名になったせいで、断わりなしにいきなり電話がかかってくるようになったんです。いろんな方法を試しても病原体の正体がわからないと、わたしのところへ電話をかけてきます」。緊急の助けを求める声を、ジョーは大きく二つに分類した。一つは、商品価値の乏しい動物種の絶滅、あるいは少なくとも大規模な死滅に関するものだ。たとえば、ヘビ。

二〇〇九年の初め、ジョーは、ある女性から手紙が届いているのに気づいた。大蛇のボアコンストリクターをからだに巻き付けた自撮り写真が同封されていた。「あなたはウイルスハンターだそうですね」という出だしのあと、写真のヘビが自分にとっての介助動物だと書かれていた。名前は「ミスター・ラリー」。担当の獣医が、ジョーの講演を聞き、ウイルスを識別する新しいチップをつくったことを知ったという。そのチップを利用して、世界じゅうのヘビを死に至らしめている謎の病気を解明し、ミスター・ラリーの感染を未然に防いでもらえないだろうか？

ジョーとしては初耳の情報ばかりだった。ヘビが何かしら介助に役立つことも、新しい病気で大量に死んでいることも知らなかった。「思わず、『へえ、これは妙だな』とつぶやきました。その手紙は一年くらいデスクの上に放置してあったんです。奇妙な手紙でした」

ジョーは科学を愛している。と同時に、科学はある意味で誤解されていると感じていた。とりわけ、子供たちに教えられている科学に関してそう思う。科学の進歩は、あとから振り返って、すっきりしたきれいごととして語られることが多い。ひとりあるいは複数の科学者が、何らかの仮説を立て、それを検証するための方法を用意し、あらたな真実を発見した、あるいは発見できなかった、という筋書きに集約されやすい。しかしジョーは、科学者は何の予測も立てずにものを見るようにすべきだと考えていた。「仮説には時と場所があります。仮説をあきらめるのにも時と場所があります」。また、何の先入観もなくものを見る人こそが、誰も見たことのないものを発見できると考えている。「これが科学のコツなんです。まあ、宇宙物理学は話が別かもしれませんが、医学や生物学の場合、過去の偉大な発見を振り返ると、ほんの二、三の手順を後戻りしただけで、偶然、幸運な観察結果にぶつかっています」。科学を操るのは好奇心だ。誰かが思いも寄らないものを見て、

「おや、これは妙だな」とつぶやいたとき、進歩が始まるケースが多い。

だから、ジョーが発する「これは妙だな」というつぶやきは、軽い興味の付け足しではなく、本格的な調査に取りかかる合図なのだ。つまるところ、ジョーはみずからの好奇心に勝てない。そこで「ミスター・ラリー」の獣医に電話をかけた。「ヘビが謎の病気で大量死しているというのは本当ですか」とジョーは尋ねた。「ええ、そうです」。獣医は、まるで世間の常識であるかのような口ぶりだった。どこの動物園でも、ヘビの個体数が急減しているという。「わたしはユーチューブにアクセスして、『Hey, my snake is sick.（うちのヘビが病気なんだ）』と入力してみました。すると、世界各国の動画が次々に表示されたんです。正体不明の何かが、ヘビを蝕んでいる……。病んだニシキヘビを見たことありますか？」

いつの間にか、ジョーは、ヘビの世界のパンデミックとでも呼ぶべき事態の究明に乗り出していた。デリシ研究室がＳＡＲＳの発見に貢献してから五年以上が経過し、ウイルスハンターの武器は威力を増していた。大型で高速なゲノム配列解析装置が実用化され、かつてバイロチップが行なっていた作業をさらに広い可能性を考慮しつつ実行できるようになった。遺伝物質をスライドグラス上に流す代わりに、魔法のような解析装置に材料を投入すれば、自動的に正体を突き止めてくれる。装置内で、遺伝物質を細断し、いわばジグソーパズルの小さなピースを一〇〇万個も用意する。続いて、ピースを一つずつ取り上げて、GenBankに保存されているパズルと比較し、どこに属するかを見つけるのだ。バイロチップの場合、結合したウイルスの断片だけを識別できた。しかし新しい装置は、固有のものではないどんな遺伝物質も検査できる。たとえば、謎の病気にかかった人間の遺伝物質が送られてきたとしよう。ヒトのゲノムは完全に解明済みなので、サンプルに含まれるなかからヒトの遺伝物質をすべて特定し、除外することができる。残ったのが、ヒト以外の遺伝子のパズルピースだ。ウイルスのほか、バクテリアや単細胞生物など、寄生するさまざまなものが含まれる。次に、残ったピースを、GenBankに登録されているすべてと照合していく。「ピースを携えて、ジグソーパズルの巨大な倉庫に入るわけです。どのピースがどのパズルに当てはまるかを片っ端から探します」

この新しい技術は、ヒトに加え、ゲノムが完全に解明されている生物ならどれにでも有効だ。けれども、ヘビは解明しきれていない。「巨大ヘビのゲノムを解明するプロジェクトに取り組む人が過去にいたでしょうか？　さすがに、いません」。そこで、ジョーが一番乗りすることになった。博士課程を修了した助手たちを連れて、サンフランシスコの水族館に行き、健康なボアコンストリクターの血液を採取して、ヘビのジグソーパズルの全体図をつくり始めた。それが完了したあと、謎の病気で死んだヘビから遺伝子を取り出し、新しい解析装置に入れて、パズルのピースを吐き出してくれるのを待ち、ヘビの遺伝物質の全体図に属するものをすべて捨てた。「要するに、ヘビであるものと違うものとを選り分けて、ヘビでないものを見極めるわけです」。謎の病気で死んだヘビは、たしかに未確認のウイルスを保有していた。デリシ研究室では、そのウイルスがアレナウイルスの仲間であることを突き止めた。だが、これは妙な話だった。アレナウイルスは齧歯類や、不幸なケースでは人間から発見されている。ラッサ熱、ブラジル出血熱など、致死率の高い感染症を引き起こす。しかし、ヘビから見つかった前例はない。

さらに不思議なことに、この新しいヘビのアレナウイルスには、既知のアレナウイルスのパズルに属さない遺伝子配列が含まれていた。なんと、エボラウイルスのパズルと合致した。「わたしたちが見つけたのは、じつは、エボラ出血熱の古代の祖先だったのです。恐竜も、同じウイルスを持っていました」

ウイルス学の分野には、「コッホの原則」と呼ばれる、広く認められた検証基準がある。コッホとは、一九世紀後半にこの基準を編み出したドイツ人医師の名前だ。「そのウイルスが病気の原因だと証明する唯一の方法は、ウイルスを分離し、健康な動物に注射することです。もし注射の結果、発病すれば、それが原因であると誰もが納得します」。分離したウイルスがボアやニシキヘビの命を奪っていることを証明するためには、「エボラ出血熱の古代の祖先」を実験室で増殖させ、健康なボアコンストリクターやニシキヘビに感染させる必要がある。ただ、熱帯原産のヘビにウイルスを注射する際、いくつか問題があった。ヘビには、注射できる静脈がないのだ。ただ、少し意外なことに心臓はあるので、そこへウイルスを注射するほかない。ヘビの心臓は、人間の心臓のようにじっとしているわけではなく、体内を縦横無尽に動きまわる。ヘビの心臓にウイルスを注射するとなると、専門家ひとりと助手ふたり、三人がかりの大仕事だ。ひとりがヘビを必死で押さえつけ、ひとりがドップラーレーダーを使ってヘビの心臓を見つけ、三人目が心臓に針を突き刺す。

まさに、研究室に在籍する助手たちの忠誠心を試すようなミッションだった。博士課程を修了したあと、デリシ研究室に集まった助手たちは、ジョーの強い希望により、幅広い顔ぶれだった。生物学者、化学者、ディープラーニングの専門家、各分野の医師……。ただ全員に共通するのは、何事にも積極的に取り組む姿勢だ。「わたしは、あえていろんな人材をスカウトしています。うちの研究室に惹かれるような人たちなら、全員、何のためらいもなくヘビのプロジェクトに参加します」。ジョーは助手たちの力を借りて、多数のボアコンストリクターやニシキヘビにアレナウイルスを注射した。するとボアコンストリクターについては、世界各国の動物園で飼われているボアとまったく同じように、発病して死んでしまった。ヘビにとって非常に有益な発見だった。動物園は、新しいボアを隔離益かもしれない。ヘビの体内に存在するウイルスが変異して、いずれ人間にとっても有性があり、その場合、すぐに正体を突き止められる。

さらに、デリシ研究室で驚くべき発見があった。ボアコンストリクターを殺したのと同じ、エボラウイルスの祖先をニシキヘビに注射したところ、ニシキヘビは死ななかった。「ニシキヘビは旧世界のヘビ、ボアは新世界のヘビです。旧世界のヘビには平気なものが、新世界のヘビに大混乱を引き起こしたわけです」。ジョーは思いをめぐらした。ニシキヘビが注射に耐えたのは、おそらく、エボラ出血熱に対する耐性をずっと前に身につけていたからだろう。逆にいえば、ニシキヘビこそがエボラウイルスを蓄えている種なのではないか。「コロナウイルスの場合、保有宿主の種を見つけるちょっとしたゲームは簡単でした。エボラのほうは、かつて誰も解明できていませんでした。アフリカの動物園をまるまる調べ尽くしても、突き止められなかったんです」

この謎を解くには、いくつかの方法があった。一つは、精度が高いとはいえない方法だ。アフリカへ行ってたくさんのニシキヘビを集め、エボラウイルスを保有している個体があるかどうかを確認する。その場合、保有している個体が見つかるかもしれないが、もし見つからなくても、存在しないとは断定できない。たまたま、集めたヘビが「ハズレ」だっただけかもしれない。「科学とはそういうものです。否定的なデータはあまり意味がなく、そこからは何も得られません」。もっと有望な方法は、ニシキヘビに生きたエボラウイルスを注射して、経過を観察することだ。エボラウイルスが体内で増殖しても、ニシキヘビは生き続けるか。

デリシ研究室で行なわれている多くの実験と同様、「言うは易く、行なうは難し」だった。エボラウイルスの使用には厳しい制限があり、たとえ好奇心旺盛なウイルスハンターだろうと、生きたウイルスをニシキヘビの心臓に注射することは許されていなかったのだ。ジョーは、陸軍感染症医学研究所（ユーサムリッド）が生物学的な脅威を扱っているメリーランド州フォートデトリックの担当者たちと、長い交渉を重ねるはめになった。この研究所は、二〇〇一年に炭疽菌の流出事件を起こした施設だ。そこで働いていたある研究者が、炭疽菌入りの手紙を送って五人を殺害した犯人であるとの密告を受け、二〇〇八年に自殺した。ジョーが望む実験を行なえる施設があるとすれば、アメリカでは唯一ここしか考えられない。

エボラウイルスの保有宿主を特定できれば有益である、という点には、研究所側も同意していた。それでも、これは「とんでもない実験」だとはねつけた。交渉は数カ月に及んだ。「研究所側は、起こりうるまずい事態をすべて挙げて、デシジョンツリーと呼ばれる樹形図にまとめました。たとえば一二番目は――じつにくだらないんですが――こんな具合でした。『生きたエボラウイルスをヘビに注射し、あとで戻ってきたら、檻に穴が開いていて、ヘビがいなくなっていたらどうするのか?』」。これに対するジョーの最初の返事はこうだった。「必死で捜しますよ!」。結局、研究所はリスクを負うことに同意した。勇敢なアメリカ陸軍の科学者が、生きたエボラウイルスが入った注射針でニシキヘビの心臓を刺した。ヘビたちは死ななかった――鼻をぐずらせさえしなかった。飼育環境下にあるニシキヘビですら、保有宿主としての第一要件を満たしていたわけだ。だが、ヘビが死なないだけでは不十分で、エボラウイルスの増殖を見届ける必要があった。研究所はヘビの体内のエボラウイルスを探したものの、発見する前に安全規定違反でプロジェクトを中止させられてしまった。CDCから連邦議会への報告書によると、研究所のスタッフは「リスクに見合ったバイオセーフティーと封じ込めの手順を確実に実施する努力を、組織的に怠っていた」という。こうして、謎は未解決のまま残った。「最後までやり遂げられなくて残念です。でも、その安全手順とやらとわたしのヘビたちとは関係ないんです」

いずれにしろ、赤電話にはこの種の緊急連絡が入る。「この動物たちを殺している原因を解明してくれないか?」。もう一つのカテゴリーに分類できる電話は、もっと緊急性が高い。電話の向こう側の声が、こう言う。「人が死にそうなんですけど、原因がわからないんです」

＊

カリフォルニア大学サンフランシスコ校の医学生だったマイケル・ウィルソンは、二〇〇七年、ジョー・デリシの講義を初めて聴いた。デリシ研究室がSARSの原型ウイルスの同定に貢献したという内容だった。「ほとんどの医学部の講義は、それほどサスペンスに満ちていません。でも、ジョーの講義は、ページをめくる手が止まらない推理小説のようでした」。マイケルは、マサチューセッツ総合病院で研修を受けた。専門は神経学だが、脳疾患、とくに感染症による脳の病気に関心があった。アメリカでは年間約二万件の脳炎が発生している。「脳炎」というと正式な病名に聞こえるが、脳が炎症を起こしているという曖昧な説明にすぎない。年に何千人もの脳炎患者が病名を特定できず、医師は患者の死因を知らずに終わる。マサチューセッツ総合病院やブリガム＆ウィメンズ病院に勤めるなかで、マイケルは、学生仲間や年上の医師と刺激的な会話を数多く経験した。「けれども多くの場合、『素晴らしい議論だったが、この患者が何を患っているのか、やはり手がかりは得られない』というかたちで終わりました」

研修医時代のある時点で、マイケルは、もし感染症を専門とする神経科医になったら、希望を捨てることに多くの時間を費やすはめになるだろう、と考えた。「病名不明の患者は興味深い半面、ある種のニヒリズムに陥らざるを得ません」。研修期間が終わりに近づいたころ、ジョー・デリシと、彼が開発してSARSウイルスを特定したツールが役立つかもしれないと思いついた。「研修中にメールを二通送ったんですが、返事が来ませんでした。ジョーの関心を惹けなかったようです」。マイケルは、共通の友人である有名な神経科医を介して、大学の研究室にいるジョーを直接訪ねることにした（その有名な神経学者は「ジョーと話すと、彼の目から稲妻が出ているような錯覚を感じます」と語る）。ジョーの仕事場を見たマイケルは、返事が来なかった理由を察した。「彼の肩越しにパソコンを見ると、受信箱に一万三〇〇〇通以上の未読メールが入っていました」。しかし、面と向かって問題を説明すると、ジョーはその場で協力に同意し、マイケルを自分の研究室に連れて行き、脳炎の原因究明をめざすことになった。別れ際、ジョーが言った。「ところで、ほかの件も絡んでくるよ」

「どういう意味です?」とマイケルは尋ねた。

「そのうちわかる」

その後、ジョーは、ヘビの調査を手伝った助手のマーク・ステングレインとマイケルを引き合わせた。やがてマイケルは、科学とデリシ研究室の関係は、菓子と「夢のチョコレート工場」の関係に似ていると気づいた。「週に一回、ジョーが研究室に入ってきて、『いま、電話がかかってきた』と言うんです。対象の動物は、ヘビだったり、シロクマだったり、オウムだったりしました。意外なテーマであっても、ジョーとしては想定内でした」。そしてジョーは、素早く稲妻を走らせるのだ。

マイケルが到着して間もないころ、ジョーはウィスコンシン州の友人から電話を受けた。神経科医であるその友人は、十代の少年が謎の脳疾患を発症し、ICUで死にかけていると知らせてきた。その少年の髄液のサンプルを送ってもらい、ジョーは、ボアコンストリクターの死因特定と同じ作業を行なった。人間の遺伝物質を除外して、残ったものを特定するのに、一日もかからなかった。レプトスピラ菌だった。まれに、レプトスピラ症という病気をヒトにもたらす。あとになって、この少年がプエルトリコへ行って温かい湖で泳いでいたことが判明した。ウィスコンシン州の病院では誰もその関連性に気づかなかったのだ。レプトスピラ症は、ペニシリンが特効薬だ。ただ、デリシ研究室を含め、CDCから正式な医学的認証を受けていない検査機関は、結果を医師に報告してはならないという法律があった。けれどもCDCに申請を出していたら、そのあいだに少年は死んでしまう。ジョーは、「生命倫理学者」の肩書きを持つ学内の専門家に相談した。どう説得したのか、専門家は許可を出した。ジョーは、判明した事実を友人の医師に伝えた。少年はペニシリンを投与され、一週間後には退院できた。少年から、感謝のビデオまで送られてきた。

「みなさん、僕の命を救ってくれてありがとう……」

マイケルがデリシ研究室で過ごした三年半のあいだに、このような喜ばしい出来事がたびたび起こった。しかし、赤電話はまるきりシステム化されておらず、実際のところ、かかってきたときには手遅れになっている場合が多かった。たいがい、医師が窮地に陥ってから、初めてデリシ研究室の存在を知り、電話をかけてくる。もっと頻繁なのは、ジョーやマイケルが誰かと会ったとき、じつは知人が困っていると明かされるケースだった。たとえ未知の脳疾患で死にかけている人も、もしマイケルかジョーのどちらかと「知り合いの知り合い」なら、生存の可能性が高まるわけだ。「ジョーはこれを『マイケル・ウィルソンの友人・家族計画』と呼んでいました。でも実情は、『マイケルとジョーの友人・家族計画』でした」

その一例が、ある中国人女性だ。その女性は、めぐりめぐってカリフォルニア大学サンフランシスコ校の病院に来て、マイケルとジョーの友人である医師の診察を受け、マイケルたちの知るところとなった。

発端は二〇一四年七月だったという。サンフランシスコの中国人向け病院に、英語がまったく話せない七四歳の女性が歩いて入ってきた。熱があり、からだが震えていた。医師は尿路感染症を疑い、抗生物質を投与して帰宅させた。三週間後の八月一日、この女性は、発熱と咳、視力低下を訴えて、セントメリーズ医療センターに現われた。こんどはＭＲＩで脳を調べたところ、小さな脳卒中を何度も起こしているらしいとわかった。そこで、脳卒中のリスクを減らすために抗凝固剤を投与し、帰宅させた。二日後、親戚が車でカリフォルニア大学サンフランシスコ校の病院へ運び込んだとき、女性はすでに昏睡（こんすい）状態だった。医師たちはふたたびＭＲＩ検査を行なった。スキャン画像を見ると、脳内で突然、大量の細胞死が発生しており、救える脳はごくわずかになっていた。医師団は、考えうるかぎりの手を尽くした。真菌の感染を抑える高価な薬や、寄生虫を殺すもっと高価な薬を投与した。たったひと晩で一五万ドル相当の薬を使った。しかし、まるきり効果がなかった。

八月一五日、脳の一部を摘出したものの、とくに異常は見当たらなかった。一週間後の八月二二日、ふたたび生体組織検査を行なったところ、脳の血管が完全に死んでいた。原因は不明。

さらに二日経った八月二四日、女性が最初に病院を訪れてから四五日後、サンフランシスコ校の病院へ搬送されてから三週間後になってようやく、「赤電話に連絡しよう」と誰かが思い立った。しかしその四日後、女性は死亡した。病院の請求書は一〇〇万一〇〇ドルだった。なぜ端数を切り捨てなかったのかはわからない。病名も不詳のままだ。大学病院の病理学者がこの女性の脳を調べて、健康な脳細胞を破壊した小さな物体はヒトの免疫細胞であり、正体不明の感染症を全力で攻撃した結果だと判断した。

デリシ研究室では、この女性の髄液をゲノム解析装置に通した。数時間後、全体図がピースに細分化された。髄液に含まれる一九〇〇万個の遺伝物質のうち、ヒトのものを除くと、一八六三個だった。つまり、一八六三個のピースが、本来、人間の脳には存在しないものだ。既存のパズルと比較したところ、一三七七個が一致なし。だが、残りの四八六個は「バラムチア・マンドリラリス」という病原体の既知のピースと完全に一致した。

バラムチアのパズルの全体図はつかめておらず、ゲノムが部分的にしか解読されていない。このアメーバは最初、一九八六年、サンディエゴ野生動物公園で飼育されていたマンドリルの死体から発見された。以来、ほとんど誰にも存在を知られずにいた。そのため、訓練を受けた病理学者でさえ、このアメーバの写真を見て、人間の免疫細胞と勘違いしたことがあるらしい。最初の発見のあと数十回しか検出されていないが、うち一回は、四歳の少女の検死時に見つかった。マンドリルやヒトの脳を食べる以外、何を食べるのかは不明。どのようにして人間に侵入するのかもよくわからなかった。発見したものを説明するよう求められたジョーは、「バラムチアはアメーバで、人間の脳を食べます。治療法はありません」としか答えられなかった。

マイケル・ウィルソンはもうすっかりデリシ研究室の魔法に慣れていて、ここまでの展開は当然のような気がしていた。驚いたのは、ジョーの次なる行動だった。「その段階で手放すこともできたでしょう。ヘビのウイルスを見つけたときと同じように、『今回も正体を突き止めた』として、次へ進むこともできたはずです。ところが、ジョーはそうしませんでした」。バラムチアを発見し、分離できたいま、ジョーは、この研究室で治療法を見つけられるかもしれないと考えたのだ。デリシ研究室がバラムチアの治療法を発見できなかったら、誰が発見できる？　製薬会社も手を出さないだろう。バラムチアの治療薬で儲かるとは思えない。毎年、ほんのひと握りの症例しかないのだから。

そこで、自分の研究チームに、ＦＤＡ（食品医薬品局）かヨーロッパ当局で承認された薬をすべて試すように指示した。「変てこなロシア製の薬は使うな」とジョーは付け足した。助手たちが、人体に害を及ぼさないとわかっている二一七七種類の薬をバラムチアに投与した。世界でもきわめて危険なアメーバを毎日、冷蔵庫の棚から取り出し、いずれかの薬で死ぬかどうかを確かめる。「扱うのが怖かったです」と助手のひとりは打ち明けている。しかし突然、恐怖が打ち消された。承認薬の一つがアメーバを死滅させたのだ。ニトロキソリンという薬だった。ジョーと助手たちは研究結果をまとめ、二〇一八年一〇月、微生物学の専門誌『mBio』に発表した。

この話にはいくつかのポイントがある。一つは、医学・薬学の分野は、金銭感覚がむちゃくちゃだという点だ。効果があるかどうかわかりもしないまま、命を救うため薬に一〇〇万一〇〇〇ドルも費やす。その一方、数週間も経たないうちに、安い給料で働く助手が安価な治療法を見つけたものの、すでに手遅れだった。第二に、問題が解決したと思っても、じつはそうではない場合もある。ジョーと助手たちがバラムチアの研究成果を発表してから二年後になっても、FDAはいまだニトロキソリンを治療薬として認可していない。ヨーロッパの規制当局がとっくに承認ずみの薬であるにもかかわらず、認めようとしない。CDCのウェブサイトでは、いまだに、古い治療薬（二一七七種類の承認薬の一つ）が推奨され続けている。デリシ研究室が、その薬は不快な副作用を引き起こすだけと実証したが、お構いなしだ。すなわち、アメリカ国民は、現在から将来にわたって、病気の原因も治療薬の存在も知らないまま、バラムチアで死ぬ恐れがある。何らかの方法で「赤電話」を知らないかぎり……。

この一件を経て、ジョーは重大な事実を学んだ。彼はそれを「医学におけるラストワンマイル問題」と呼ぶ。企業は金になるものにしか興味がない。学者は、論文になるものには関心を寄せるが、往々にして、論文ができてしまうと興味を失う。その穴埋めをするのが政府だが、現在のアメリカ政府はジョーにとって不可解な存在だった。CDCへ行って新しいゲノム技術の説明をしても、退屈そうな顔をされる。FDAでは、女性がひとり——たったひとり——学術文献を整理し、医師や患者が最新の知識を検索しやすくしようと奮闘中だった。誰に頼まれたわけでもなく、自分で思いついたらしい。「バトンを手に取るのは個人であることが多い。しかも、本来の職務としてやっているわけではありません。組織内のあちこちに、そんな個人が散在しています。システムの不備を補おうと、孤軍奮闘しているのです」。タイムリミットが来る前に赤電話にかけられれば、命を救える可能性がある。しかしシステムの構成上、多くの場合、間に合わない。

＊

二〇二〇年一月一日、ジョー・デリシは、広東省の空港を経由してカンボジアへ向かった。いまでは、大学の研究室に加えて、「チャン・ザッカーバーグ・バイオハブ」というユニークな組織の運営を任されている。フェイスブックの創業者とその妻で小児科医のプリシラ・チャンから六億ドルの寄付を受けて設立された組織だ。「二一世紀末までに地球上のあらゆる病気をなくす」という壮大な目標を掲げている。当初、チャンは考えた。

「いったい誰ならこの夢を実現できるだろう？」。かつてカリフォルニア大学サンフランシスコ校の医学生だった彼女は、ジョー・デリシの講義を聴いたことがある。「あの人ならできるかもしれない」

ジョーがカンボジアへ出向いたのは、病気を検出するためのグローバルネットワークのノードを設置するのが目的だった。彼はこれを「新興病原体の早期警戒レーダー」と呼ぶ。このアイデアは、過去にアメリカ政府も興味を持っていた。ブッシュ政権下のパンデミック対策計画のもと、「プレディクト（予測）」というプログラムが生まれ、世界じゅうの動物をテストして、人間に感染する可能性のあるウイルスが含まれているかどうかを調べる予定だった。ところが、トランプ政権はこのプログラムの資金をゼロにしてしまったため、結局、何の成果も上げられなかった。それよりも、バイオハブがゲノム技術を駆使して、同じ目標を達成するためのよりシンプルで実用的な方法を見いだしたことのほうが、ジョーには意義が大きかった。人類にとって新しいウイルスが出現したら、即座に突き止められるのだ。カンボジアの救急病院で原因不明の熱を出した子供がいても、ジョーからつい最近、ゲノム技術の使いかたを教わったカンボジア人医師なら、何が原因なのかを即座に把握できる。もし、過去に発見されたことのない新種だとしても、すぐにそうとわかる。

このような野心的なグローバルプロジェクトの推進元は、本来、アメリカ政府かWHOであるのが自然なはずだ。パンデミック対策がなされていない点も、システムの欠陥の一例といえる。期待できる利益に比べれば、コストはささやかにすぎないのに、パンデミックに立ち向かおうと意欲を燃やす企業や個人はなかった。「CDCに売り込みに行きましたが、冷たくあしらわれました」とジョーは言う。「『費用はわたしたちが負担します！』とまで譲歩したのに、『いやあ、それでは筋が通らない』と乗り気にならないんです。早い話、関心がない。帰り道、自分たちだけでやるしかないと痛感しました」

結局、バイオハブは、ゲイツ財団と提携して、世界規模の感染症対策ネットワークを構築することにした。ジョーは、二〇二二年までにこのシステムを完成させるとしている。ただし、世界をくまなくカバーできるわけではない。中国政府が協力を拒否しているため、中国はブラックボックスのままだ。とはいえ、周辺の国々に罠を張りめぐらしておけば、中国国内の状況はつかめるだろう、とジョーは踏んでいた。それもあって、カンボジアは重要な意味を持ち、だからいま彼はカンボジアへ向かっているのだった。中国と地理的に近く、中国からの観光客も多い。新種のウイルスが中国から外へ流出するとしたら、カンボジアが真っ先に襲われる可能性が高い。

ジョーはプノンペンを中心に一〇日間滞在し、新しい友人たちの遺伝子装置の操作能力に満足した。不安に襲われたのは、二〇年一月一〇日の帰国便の途中だった。SARSの「スーパースプレッダー」となったあの中国人医師の出身地、広東省でふたたび飛行機を乗り換えた。空港のようすが一変していた。防毒マスクをした警備員がおおぜいいる。乗客はひとりずつ、アクリル板で仕切られたブースに入って、体温を測らなければいけなかった。「警備員たちは真剣でした。いったい何が起こっているんだ、とわたしは不思議に思いました」。体温測定のためのブースなど、いままで見たことがない。なかへ入った瞬間、胃の奥に違和感を覚えた。「この連中は、わたしたちが知らないことを何か知っている、と直感しました」

第七章 アマチュア疫学者

ホワイトハウスでいっしょに仕事をしてから一〇年以上経っても、リチャード・ハチェットは、何か問題を解決したいと思うと、まずカーター・メシャーに手紙を書く。リチャードは二〇一七年にロンドンに移り住み、「CEPI（感染症流行対策イノベーション連合）」という新しい組織を運営している。CEPIは、ヨーロッパの政府やゲイツ財団など、潤沢な資金を持つ団体に支えられ、新型ワクチンやその製造方法を開発中だ。二〇二〇年一月八日、リチャードとカーターが雑多なやりとりをしている途中、カーターが急に話題を変えた。カーターの意識は、与えられた任務を離れ、より興味深い新しいテーマに向かい始めたのだった。「話は変わりますが」とカーターはメールに書いた。「中国であらたなアウトブレイクが発生して、新型のコロナウイルスが検出されたそうです」

カーターは九年前、アトランタに戻ってきた。オバマ大統領の一期目が終わるのを機にホワイトハウスを離れ、アトランタの退役軍人保健局に復帰したのだ。まわりの人たちは、カーターが過去六年間どこで何をしていたのか、知らないかあるいはすぐに忘れてしまった。ホワイトハウスやパンデミックについて話題にする人はいなかった。病院運営の仕事を辞したカーターは、退役軍人省で「上級医療顧問」と呼ばれ、やりたいことをやりたい場所でできる立場になっていた。「みんな、カーターの存在を忘れていたといってもいいでしょう」とリチャードは語る。

たまに誰かがカーターに仕事を頼むときもあったが、ほとんどの場合、カーターは退役軍人省内でみずから問題を見つけては、改善に向けて取り組んでいた。たとえば、退役軍人省病院のスタッフがどのように病欠で休んでいるかに関心を持ち、看護師の病欠日数とインフルエンザの勢いに強い相関関係があることを突き止め、インフルエンザの動向をもとに看護師不足を予測できるようにした。ほかにも、ここしばらく、病院の効率化をめざしていた。カーターが復帰して間もなく、患者である退役軍人たちから「診療を待つ期間が長すぎる」と苦情が寄せられ、問題になった。ある患者は、心臓専門医の診察を受けるのに六カ月も待たされたあげく、初診の前に心臓発作で亡くなってしまった。「問題は、なぜそんなことが起こるのかです。医師が忙しすぎ、過労やスタッフ不足のせいで滞っているのか、それとも、診療の効率が悪いのか？」。カーターは、アイリーン・モランという女性を知った。彼女は、退役軍人省の医師たちの業務処理能力を測定する方法を研究中で、省の上層部からは煙たがられていた。「上層部は、その研究をやめさせようとしていました。でも、調べてみて、『すごくいい！』とわたしは思ったんです」。カーターは彼女と協力して、患者が待たされている場合、原因は医師の不足なのか、それとも診療のやりかたがまずいのかを検証できるシステムをつくり上げた。

こうした問題点は、カーターが取り組みたい大きな課題のほんの一角だった。最終的に解決したいのは、大きな政府機関がどのように資源を配分すべきなのかということだ。毎年、連邦議会は退役軍人省向けに一〇〇〇億ドルを超える予算を計上している。それでも、省内のさまざまな部署が、前年に得た以上の額を欲しがる。しかし、本当のところ誰が頑張っていて、もっと助けを必要としているのか、誰が怠けているのか、上層部が把握する手段がなかった。「結局、上のほうとコネのある者が得をしていました。そんなようすを再三見せられ、わたしは嫌気がさしました」。とくに閉口したのは、自分の効率の悪さを棚に上げて、より多くの資金が必要であるかのように見せかける者がいる一方、少ない資金でやりくりする才能のある者が、結果的にますます少ない資金しか与えられないことだった。「そんなふうでは、自発的に道を切り開こうとする意気込みが削がれてしまいます。実情を正しく把握できるシステムがあればいいのに、と思いました」

いずれにしろ、カーター自身は怠け者ではない。毎年末、自己評価報告書を四、五ページにわたって書けるくらいの仕事量をこなしていた。かといって、上司に管理されていたわけでない。「上層部はわたしの動向を完全に見失っていたんでしょう。勝手に何でもできました」

退役軍人省の外では、カーターの動向をホワイトハウス時代からずっと追い続けている者が少なくとも数人いた。そのひとりが、トム・ボサートだ。ジョージ・W・ブッシュ大統領の国土安全保障顧問代理だったボサートは、カーターとリチャードがパンデミック対策計画を刷新するようすを見守っていた。ふたりが人類史上に残る大規模なパンデミックを再解釈し、人々にソーシャル・ディスタンスを取らせることで新しい感染症をコントロールできるというアイデアを復活させ、CDCも結局ふたりの考えを受け入れて、すべてがさも自分たちの発案であるかのように振る舞うまで、一連の経緯を観察していた。ドナルド・トランプは、旧政権の関係者をほとんど退けたものの、ボサートだけは例外扱いし、最初の国土安全保障顧問に任命した。「わたしの任務は、国の最高リスク責任者でした。そういう肩書きのほうがふさわしかったでしょう」とボサートは言う。就任後、生物学的なリスクに対応するためのチームを結成し、すぐさまリチャード・ハチェットとカーター・メシャーに連絡して、「もしものことがあったら、真っ先にきみたちに電話する」と伝えた。また、トランプ政権の発足当初、カーターとリチャードをホワイトハウスに呼び寄せるつもりでいた。そうすれば、何らかの感染症が流行した場合、ただちに任務に取りかかってもらえる。

ところが政権二年目の二〇一八年四月九日、トランプはジョン・ボルトンを国家安全保障問題の担当補佐官に採用し、その翌日、ボルトンがトム・ボサートを解雇した。生物学的な脅威に対応するためのチームメンバーも全員、解雇または降格処分となった。その瞬間から、トランプ率いるホワイトハウスは、レーガン政権時代の古い暗黙のルールに逆戻りした。すなわち、アメリカ人の生活に対する深刻な脅威はただ一つ、ほかの国家からもたらされるものである、という前提で政権運営が進められることになった。ブッシュ政権やオバマ政権が目を向けたその他の脅威は、関心の対象から葬り去られた。ボルトンはホワイトハウスを刷新し、自然災害や感染症ではなく、敵対関係にある外国に焦点を当てた。悪い出来事ではなく、悪い人間に備えようとした。ホワイトハウスの匿名の関係者は、『ワシントン・ポスト』紙にこう語っている。「資源が限られている以上、取捨選択はやむを得ません」

そんなわけで、二〇二〇年一月八日、リチャードにメールを打ち、中国で発生した新型コロナウイルスに言及したとき、カーターは、ホワイトハウスでも退役軍人省でもなく自宅にいて、イーセンアーレンのチェリー材デスクの前に座っていた。下着姿だったとしてもおかしくない。

カーターとリチャードの共同作業は、それまでも細々と続いていた。ふたりを中心に、小さなグループができている。男性七人、全員が医師だ。六五歳に近いカーターに比べ、ほかはみんな年下で、なかには一世代若い者もいる。ほとんどがイラクでの戦闘経験を持ち、いずれも何らかのかたちで、ホワイトハウスでカーターと仕事をともにしたことがある。カーターとリチャードをホワイトハウスに招き入れたラジーヴ・ヴェンカヤだけは、兵役の経験がない。ラジーヴは現在、日本の大手製薬会社でワクチン開発を指揮している。ドゥエイン・カネバとジェームズ・ロウラーは海軍、マット・ヘップバーンとデイブ・マルコッツィは陸軍の出身だ。全員が、パンデミック発生時に何らかの役割を果たす立場にある。たとえばロウラーは、ネブラスカ大学でグローバル保健セキュリティセンターを運営している。ここには連邦政府が出資していて、ときおり、致死率の高い新種の病原体に感染したアメリカ人が、研究と治療のために搬送されてくる。すでに、エボラ出血熱の患者を何人か治療した。

一〇年以上前から、生物学的な脅威が発生するたびに、この七人の医師は集結した。MERS（中東呼吸器症候群）、エボラ出血熱、ジカ熱……どのアウトブレイクのときも、七人は何らかのかたちで関わってきた。電話や電子メールを駆使して状況の把握に努め、事態を打開して命を救うために何ができるかを模索した。一歩間違えば、周囲から秘密結社と勘違いされていたかもしれない。しかし、中心となるカーターは、自分たちの考えを広く伝えたいと願い、誰かに尋ねられれば熱心に答えた。カーターたち七人には「ウルヴァリンズ」というニックネームまで付けられていた。ブッシュ政権下のホワイトハウスで同僚だった人物が命名し、なぜかすっかり定着したのだ。*

カーターがリチャードに送った新型コロナウイルスに関するメールは、リチャードからほかの五人の医師にも転送された。そのあと唐突に、カーターの消息が途絶えた。残された仲間は不思議に思った。じつはカーターは、妻と連れ立って、息子の結婚式が行なわれる人里離れた場所へ車で向かっていたが、仲間にはとくに断わりを入れていなかったのだ。メンバーはすぐ、カーターの不在に気づいた。カーターは、一九一八年のパンデミックを

＊一九八〇年代のディストピア冷戦映画『若き勇者たち』に登場するレジスタンスチームの名称にちなむ。ソ連がアメリカへの侵攻に成功したという設定のもと、アメリカの高校に通う同級生たちが、デンバーの山中へ逃げ込み、ゲリラ戦を開始する。彼らは高校のマスコットにちなんで「ウルヴァリンズ」と名乗っている。カーターは、自分がゲリラ戦士に似ているのかも、ソ連に相当する敵は誰なのかもよくわからなかったが、グループに名前があるのは面白いと思った。

追跡調査したときと同様、新しいアウトブレイクが発生すると必ず真っ先に飛びつき、独自の解釈を導き出していた。彼は、疫学やウイルス学などの正式なトレーニングを受けたことはない。しかし、データを的確に嗅ぎ分け、そこから意味をくみ取る能力の持ち主だった。パンデミックが始まると、カーターはただちにICUに復帰する。危機的状況下で、何が起こっているのかを、まだ時間があるうちに把握する才能を彼は備えていた。「わたしたちの電話会議はたいてい、『カーター、きみはどう思う？』のひとことから始まります」。二〇二〇年一月に国土安全保障省の医療主任に就いたドゥエイン・カネバはそう証言する。「カーターはこの種のことに精通しているんです」

カーターが沈黙してから九日後の一月一八日、世界はまだ、特定の小さな地域のアウトブレイクにほとんど目を向けていなかった。WHO（世界保健機関）も「ヒトからヒトへの持続的な感染は見られない」と発表した。中国政府は、武漢の四万世帯が旧正月を祝って集まり、ともに食事を楽しむことを許可していた。依然、カーターからは音沙汰がない。しびれを切らしたジェームズ・ロウラーが動きだした。「未確認ながらも、武漢でさらに一七人の患者が発生したという噂をきょう耳にしました」とほかの仲間にメールした。「ひとまずわたしがカーターの代役を務めなければと思います。今回の件は、いまのところ判明しているよりもはるかに重大事である可能性が高いのではないでしょうか？」

　その日は、中国側があらたな感染例を発表してから一週間以上が経過していた。これまでのところ、感染者の総数は四五人から六二人に増えており、ほとんどが武漢の住民だった。中国以外では、タイと日本で一名ずつの感染者が確認されており、いずれも武漢から渡航した人だった。ロウラーは、この点を指摘しながらこう尋ねた。「武漢から国外への渡航者だけで感染者が二名いる現在、中国全体の感染者数が一〇〇人に満たない確率はどれくらいでしょうか?」。彼はカーターを真似て、走り書きで計算に取りかかった。学術的には滑稽だが、素晴らしい洞察だった。いわば「アマチュア疫学」。

　ロウラーはまず、二〇一七年、中国人が延べ一億三一〇〇万回の海外旅行をした事実に注目した。見つかった範囲では最新のデータだ。武漢の人口は一一〇〇万人で、中国全体の一パーセント弱。武漢の住民は平均的な中国人より国際性が高く、海外旅行をする頻度も多いのではないか。とすると、海外旅行回数に占める割合は一パーセントを超えるだろう。ロウラーは多少の試算のすえ、武漢の住民は二週間で一万五〇〇〇回くらい海外旅行をしていると推定した。次に、コロナウイルスが蔓延する武漢に留まっている人々は、国外へ出た人と同レベルかそれ以上の感染率だろうと考えた。「わたしの推算によれば、今月初めの二週間、武漢には少なくとも三〇〇〇人の患者がいたはずです」と彼は書いている。「これは、旅行に出た感染者がすべて特定されているとした場合の数字であり、おそらく、全員の把握はできていないでしょう」

カーター・メシャーならどのように問題に取り組むかを想像しながら進めるという、面白い作業だった。カーターを真似るなら、完璧な答えを見つけなければと躍起になる必要はない。完璧な答えなど存在しないかもしれない、との姿勢で臨むのだ。二〇二〇年一月一八日の時点で武漢に何人の感染者がいたか、いまだ判明していないものの、六二人よりもずっと多かったはずだと誰もが認めている（二〇二〇年三月、香港の数理疫学者が、一月二三日には武漢で一〇〇〇人ないし五〇〇〇人の感染者がいたと推定する論文を発表した）。しかし、不正確でもやむを得ないと割り切れば、状況がいくらか開ける。重篤な患者を、研究するより治療するほうに持っていける。それこそが、ウルヴァリンズが求める状況だった。多少間違っていても、おおかた正しい、と自分に言い聞かせられる状況。行動を起こすために、その状況に早くたどり着く必要がある。

翌日、アメリカ人から初めて新型ウイルスの陽性反応が出た。三十代の男性で、一週間前に武漢からシアトルに帰国したという。しかし、アメリカ政府はまったく警戒を強めなかった。CDCがとった唯一の措置は、旅行警報の発令と、中国からアメリカへ入国する旅行者の発熱の有無を確認することだった。トランプ大統領は、「中国から入国したたったひとりの問題にすぎない。われわれは状況をコントロールしている」と述べた。「心配はないだろう」。この言葉を発したとき、トランプはスイスのダボスで開催中の世界経済フォーラムに出席していた。偶然にも、ラジーヴ・ヴェンカヤとリチャード・ハチェットも同じ場所にいた。「けさ、ラジーヴと朝食をとりました」とリチャードはほかのメンバーに宛てて書いた。「(『スター・ウォーズ／最後のジェダイ』で）レイがルークを探しに行くみたいに、誰かが、森か洞窟か、人里離れた風の強い平原まで、カーターを迎えに行くようすを想像しました……」

そのとき、ついにカーターが姿を現わした。「わたしが人里離れた場所にいると見抜くとは、きみとラジーヴは超能力者なのでしょう」とリチャードへメールを送った。「帰りの車のなかで、話に追いつきました。きみの概算は正しいと思います。比較のために挙げておくと、アメリカ人も毎月、約一パーセントが国外旅行に出ています。感染症のアウトブレイクには、車のミラーに貼ってあるのと同じ警告が必要かもしれません。つまり、『現実は見た目よりはるかに大きい』」

カーターは自分のデスクに戻ると、中国当局が出した公式データを眺めた。症例数、入院者数、死亡者数。一方で、中国のブログや新聞に掲載されている情報を可能なかぎり数多く入手し、公式データと比較してみた。ただ、情報の大半が中国語で書かれているため、作業は遅々として進まなかった。「何が何だかさっぱりわかりませんでした。パソコンの画面にしょっちゅう『このサイトは安全ではありません』と表示されました」とカーターは話す。グーグル翻訳にコピー&ペーストし、一つずつ意味を確認した。一部は、新聞の訃報記事だった。中国当局は毎日午前零時に死亡者数を発表するが、地方の報道に比べ、データの日付が古かった。つまり、公式発表にもとづいて「一月二三日までに武漢で三七人が死亡」とされていたが、じつはもう少し前の時点の数字だったのだ。タイミングの違いは重大な意味を持つ。「わたしは、星の光がどのくらい遅れて届いているのかを知ろうとしました」。感染してから死亡するまでの平均期間は二週間ほどだから、死亡者数からわかるのは、二週間前の感染拡大の状況だ。そのうえ中国当局のデータ発表が遅いとなると、実情との時間差はさらに広がり、感染の規模は輪をかけて大きくなっていると考えられる。実際、中国政府はつい二週間前に患者がわずかしかいないと発表したのに、いまではかなり多いような行動をとっている。「茶殻(がら)で占った結果……」とカーターはウルヴァリンズの仲間に書き送った。「中国当局はもうすぐ武漢に一〇〇〇床の検疫病院を建設するでしょう。それも、五日以内に。また、人手が足りなくなって、軍の出動を要請するはずです。(中略)チェルノブイリ原発事故のとき、軍が出動したことを思い出します」

重大な関心を寄せたのはカーターだけではない。ウルヴァリンズの全員が関わり始めた。リチャード・ハチェットは、インペリアル・カレッジ・ロンドンで数理モデル学者として活躍する友人のニール・ファーガソンとつねに連絡を取り合っていた。そのファーガソンの推測によれば、感染率は三。つまり、今回の感染症は、流行が始まった時点で、ひとりの感染者が三人にうつす。一九一八年にパンデミックを引き起こした史上最速のインフルエンザでさえ当初の感染率は一・八だったから、驚愕の数字だ。感染サイクルはおよそ一週間らしい。一週間前に三〇〇人の患者がいたとすると、きょうは九〇〇人いる。一カ月前に三〇〇人なら、いま二万四三〇〇人はいる計算になる。ただ、精度の高い数字を弾き出すためには、ウイルスの動きの速さを正確に推測する必要がある。

カーターは、ウイルスのスピードを明確に把握できるまで待っていたら手遅れになると考え、曖昧さには目をつぶって部分的なイメージをできるだけ数多くつくり出すことにした。分析と類推を組み合わせた独特なアプローチを用いるのだ。カーターは言う。「パターンに頼るんです。類推からパターンが得られます。ただ、そういったパターンのなかには現実には存在しないものもあり、適度に加減しないといけません。類推は近道です。A地点からB地点へ素早く行ける、演繹を活かしたワームホールのようなものです」。具体的には、たとえばこんな問いを掲げる。「このウイルスにいちばんよく似ているウイルスは何か？」。明らかに、筆頭に挙がるのは、今回の新型ウイルスと遺伝子的に最も近い親戚――すなわち、二〇〇三年に発生したＳＡＲＳウイルスだ。

カーターは帰宅した初日、徹夜でスプレッドシートを作成し、前回のSARSの発生から四四日後に報告された患者数や死亡者数と、今回のパンデミックのデータとを比較した。すると、同じ日数のあいだにほぼ同数の患者と死者が確認されていた。あまりに似ていて、初めは見分けがつかないほどだった。最初のSARSは、八〇〇〇人が感染、八〇〇人が死亡しただけで終息した。今回の新型コロナウイルスも公式データは似たようなものだが、数字を鵜呑みにしてはいけない、とカーターは気づいた。今回のほうが、はるかに速いスピードで国から国へ広がっている。また、中国政府の対応も明らかに大きく異なる。一月二三日、中国政府は武漢を封鎖し、市内への出入りを禁止した。「リチャードが何度も言っているように、自分のまわりで現在進行形で起こっている感染症は、深刻さや激しさを知ることが難しいものです。ぜったいの自信はありませんが、今回は穏便には済まない気がします」とカーターはメンバーに書き送った。さらに、一九一八年のパンデミックを思い出すよう促した。「今回の武漢、イコール、あの当時のフィラデルフィアでしょう。願わくば、セントルイスのように目を光らせ、よその状況から教訓を得たいものです。（中略）間もなく、山火事が飛び火してきます」

一月二四日、CDCはアメリカ国内で二例目となる感染者が出たことを発表した。武漢から入国した女性だった。翌二五日、中国当局は、感染者が四日前の四四六人から二二九八人に増えたと発表した。「疫病がこんなふうに拡大するはずがありません」とカーターは指摘した。新規感染者が五日間で五倍になったりはしない。中国当局の報告が実情に追いついてきたのではないか？　しかしいずれにしろ、突然の増加は衝撃的だった。カーターは、中国政府が武漢に一三〇〇床の巨大な病院を建設し始めた点に注目した。一九一八年のケースでも、フィラデルフィアに病院が新設されたのだ。一方、武漢の著名な耳鼻咽喉科医が新型ウィルスに感染して死亡したというニュースも読んだ。「動物との接触によってのみ感染し、人から人にはうつらない」とする見方がまだはびこっていたものの、これで完全に否定されたといえる。と同時に、防護服を着用するような専門知識がある人でも感染したとなると、このウイルスはかなり密かに広がるらしい。「警告ランプが点滅しているとみるべきでしょう。従来の感染管理が穴だらけだったという警告かもしれないし、もっと重大な警告かもしれません」。カーターはさらなる記事を見つけた。本人は無症状の中国人男性が、ほかの数人の感染源として特定されたという。これが本当なら、データ未発表の患者がいるだけでなく、そもそも発見されていない患者もいることになる。

おおやけの情報源から見つけ出した話を総合すると、中国当局がなぜ、発表した数字よりもはるかに速く感染が拡大中とみて行動しているのか、なぜ前回のＳＡＲＳよりも急を要すると判断したのか、理由が明らかになってきた。それに比べて理解できないのは、なぜアメリカ政府が同じような危機感を持っていないのかという点だった。「相当数の感染者がCDCの入国審査をすり抜け、国内ですでに感染を広げているのではないかと思います」。カーターは、ウルヴァリンズの仲間に宛てたメールにそう記している。「われわれは大きく後れをとっています。山火事がふもとから猛スピードで駆け上がってきているのに、ふもとのほうへ近づいて現状を確認する努力を怠っているのです……」

カーターは何かにつけて山火事を思い浮かべる。爆発的に拡大する脅威に人々がなかなか気づかないことのたとえとして、山火事を好んで使う。とくに、数年前に読んだある火事の報道が、彼とリチャードの想像力をかき立てた。一九四九年にモンタナ州で発生した「マン渓谷火災」だ。その一〇年前、アメリカ農務省林野局は、火災現場へパラシュートで降り立つスモークジャンパー（消防降下隊員）の精鋭チームを結成していた。八月のある日の午後、一七歳から二三歳までの一五人の若者が、パラシュートで現場へ飛び降りた。小規模な御しやすい火事だと思っていた。午後四時一〇分に着陸し、プラスキアックス（シャベルやハンマーとしても使える斧）を持ち、重い荷物を背負って、マン渓谷めざして歩き始めた。メンバーは互いをよく知らず、歩いているうちに小さなグループに分かれていった。右手は険しい尾根、左手には小川があった。その小川の向こう側で、穏やかな火が燃えているはずだった。木はあまりなく、丈の高い草が生い茂っているだけだが、前方はよく見えない。渓谷を一、二キロ下ると、小川はミズーリ川に流れ込んでいる。計画では、そこまで歩いてから、川を渡り、川を背にして消火活動をする段取りだった。いざとなれば、背後の川を伝って逃げればいい。

ところが、川に近づくうち、眼前に信じがたい光景が現われた。火がすでに川を越え、行く手をさえぎっていたのだ。しかも、その火は草むらを走りながら隊員たちに向かってくる。ふと、火が見えなくなったかと思うと、次の瞬間、一〇メートル近い高さの恐ろしい炎の壁がそそり立った。五時四五分だった。

隊員たちは退却しようとしたが、険しい斜面を登って尾根を越えるほかに逃げ道はない。のちの調査によれば、勾配が七六パーセントもの急斜面だったという。炎は、時速五、六〇キロの追い風を受け、急速に燃え広がった。草むらの炎は、森林火災よりも動きが速い。隊員たちが最初に発見した時点では、草むらの炎は時速二キロで燃え広がっていたと推定される。しかし、一〇分後の五時五五分、炎の勢いは時速一〇キロを超えた。その一分後の五時五六分を指したとき、隊員のひとりの腕時計の針が溶けた。これにより、一五人のうち一〇人が焼死した時刻が正確に刻まれた。一部の者は、斧と荷物を持ったままだった。五人がその場を逃れた。そのうち三人が斧を捨てて尾根の上までたどり着いたが、うち一名は火傷で翌日に死亡。ほかにも一名が、間もなく息を引き取った。残るひとりは生き延びた。三三歳のリーダーで、ワグ・ドッジという名前だった。偶然にも、「ドッジ（Dodge）」には「巧妙に逃げる」の意味がある。

カーターにとっては、このドッジの話が最も興味深かった。午後五時五五分、猛烈な勢いで迫る炎に一分後には追いつかれるというぎりぎりの瞬間、まだ登らなければならない前方の丘に向かって、ドッジはあらたな火を放ったのだ。そしてその火が焼き払った草のなかへ突進し、全身に熱い灰を浴びた。続いて、部下の隊員たちに叫んだ。「荷物と斧を捨てて、この焼け跡のなかに入れ！」。ほかの者はその声が聞こえなかったか、あるいはリーダーが正気を失ったと思ったのだろう。いずれにしろ、ドッジをよく知らず、信用すべき根拠もなかった。ドッジひとりが立ちつくすなか、炎の本流が、両脇を通り過ぎていくのを聞き、感じた。〝火の盾〟に守られたドッジは無事だった。

消防隊員がそんな行動をとった前例はなかったものの、以後、草むら火災の消火活動ではそれが標準的な手段となった。「エスケープ・ファイア（退避火）」と呼ばれる。この出来事に心を動かされたノンフィクション作家のノーマン・マクリーン――映画『リバー・ランズ・スルー・イット』の原作者として有名――が、『マクリーンの渓谷』という本に詳しい経緯をまとめている。また、オバマ政権下でメディケイド（低所得者向けの健康保険制度）やメディケア（高齢者および障害者向けの健康保険制度）の運営に携わったことで知られるドン・バーウィックという医師も、この件に興味を持ち、講演を行なった。カーターはその講演を聞いて、「マン渓谷における出来事は、火事だけの問題ではない」と感じた。パンデミックの問題でもあるのだ。火災現場からは、猛威を振るう感染症と戦ううえでの教訓が得られる。カーターはこう書き留めた。

煙が晴れるのを待っていてはいけない。事態が明確に見えてくるころには手遅れになっている。

感染症より速いスピードで逃げることは不可能。逃げようと思う時点ですぐそこまで迫ってきている。

大切なものを見極め、それ以外はすべて捨てる。

「エスケープ・ファイア」に相当する何かを見つけ出せ。

マン渓谷の悲劇は、命の危機に瀕してもなお、指数関数的な急拡大を想像するのは難しい、という事実を物語っている。「わたしたちは何か問題が起きてから反応する傾向にあり、事態が悪化して初めて行動を起こしがちです」とカーターは書いている。「悪化が進む速さを過小評価しているのです」

一月二六日午前零時、中国当局はあらたに二七〇〇人の感染と八〇人の死亡を発表した。「二〇〇九年のH1N1型インフルエンザを思い出しました」。翌朝六時、カーターは仲間にそう書き送った。「あのときわたしたちは、一九一八年のパンデミックを思い浮かべ（いわば映画化し）、モデルとして使いました。結果的に得られた教訓は『次からは一つのモデル（頭のなかの映画）に固執せず、ある程度の幅を広げて使うように注意しなければいけない』ということでした。今回、以前のSARSに注目しすぎるあまり、危うくまた同じミスを繰り返すところでした。二〇〇九年のH1N1のデータも取り出してあったのですが、まともに眺めていませんでした。昨晩、ようやく目を向けたところです」。そこで気づいた。死亡者数はSARS発生の初期とよく似ているが、感染拡大のスピードが違う。今回のほうが、豚インフルエンザのときと同じく、はるかに、はるかに速い。「新作映画はSARSではありません。症例の確認状況からみても、SARSではなく、H1N1に近いとみるべきです」

まるで、ウイルスを洋服店に持っていって、ズボンを試着させ、いちばんぴったりのものを見つけたかのようだ。新型コロナウイルスの感染拡大の速度は、H1N1にフィットした。これは朗報でもあり悲報でもある。明るい面を言うなら、感染しても回復する可能性が思いのほか高いかもしれない。しかし、SARSと比較すると、感染者数も死亡者数もはるかに多くなる見通しだ。さらにカーターは、CDCによる事後調査の報告書を見つけた。それによれば、二〇〇九年のH1N1流行時には見逃されていた、少なくとも記録されていなかった症例がどうやら大量にあるようだという。その数に唖然とさせられた。実際の感染者数は、従来記録されていた数の一八倍ないし四〇倍とみられるらしい。カーターはこんな疑問を抱いた。もし現在、世界各国の保健機関が一八から四〇件に一件の割合でしか感染を検出していないとしたら……？　「昨日は二七〇〇人の患者と八〇人の死亡者が出ました」とカーターは書いている。「本当の患者数はその一八から四〇倍、つまり四万八六〇〇から一〇万八〇〇〇人だと仮定したほうがいいでしょう」。八〇人の死亡者数は、およそ二週間前の感染状況を反映しているが、そのころの感染者数は公式データよりはるかに多かったと考えなければいけない。ウイルスの致死率を知るためには、そのころの感染者数を正確につかむ必要がある。大まかな計算のすえ、カーターは、ウイルスの増殖率を低ければ二、高ければ三と推測した。つまり、毎週、感染者数が二倍ないし三倍に増えている。「だとすると、二週間前の患者数は、四万八六〇〇から一〇万八〇〇〇人の四分の一ないし九分の一。すなわち五四〇〇から二万七〇〇〇人と考えられます」。おそらくカーターは書きながら暗算したのだろう。「すなわち、二週間前の推定感染者数である五四〇〇から二七〇〇〇を分母に、八〇人の死亡者数を分子に置くので、死亡率は〇・三パーセントないし一・五パーセントです。かなり粗い推定値ではありますが」

学術的な論証をしているつもりはさらさらなかった。カーターはただ、ウイルスについての知識を現時点で可能なかぎり得ようとしていたのだ。知識を活かすと、たとえば、退役軍人保健局の担当者がアメリカ最大の病院システムを守るうえで、猛攻撃に備える手助けができるかもしれない。ウルヴァリンズのほかのメンバーも、めいめい決断を迫られており、決断が早ければ早いほど、より多くの命が救われる。たとえばマット・ヘップバーンは、過去一〇年間、国防総省のエリート研究機関であるDARPA（国防高等研究計画局）で、ワクチン開発の迅速化に取り組んできた。* 新型コロナウイルスのワクチン開発にこの巨大な機関の力を借りるべきかどうかを判断する必要があった。ウルヴァリンズの他メンバーと同様、判断のおもな土台は、グループの集合知とカーターの不思議な才能だ。

「過去の文献のどこを見ても、どうすればいいかなど載っていません」とカーターは言う。「わたしたちは、何が起こっているのかを素早く把握しようとしました。把握できれば、行動を起こすことができます。べつに、連邦政府のためにやっていたわけではありません。

お互いのためにやっていたのです」

とはいえ、連邦政府の動向にも目を光らせていた。一月二九日、連邦政府は、武漢にいたアメリカ人を帰国させた。帰国者の第一陣はカリフォルニア州リバーサイド郡のマーチ予備空軍基地へ、第二陣は二月初旬に四カ所へ移送された。うち一カ所がネブラスカ州オマハ郊外の州兵基地で、帰国者たちはそこに一四日間隔離される予定になっていた。この基地から車ですぐのところに、ジェームズ・ロウラーが運営するグローバル保健セキュリティセンターがあり、新型ウイルスの感染者が見つかった場合はここへ搬送される。ただ、CDCの方針では「発熱の症状がないかぎり、到着した帰国者たちをとくに検査しない」と決まっていると知り、ロウラーは唖然とした。武漢からの帰国便に乗る前に全員がいちど検査を受けており、CDCはそれでじゅうぶんと考えているのだった。ドイツ、オーストラリア、日本では、武漢から帰国した者を全員検査している。その結果、一から二パーセントが感染しており、そのうちの多くは無症状らしい。武漢での検査には引っかからなかったのに、帰国後、陽性と判定された者が現にいるわけだ。ロウラーはCDCに電話を

＊結果的に、ヘップバーンは「ワープ・スピード作戦」の一環としてワクチンの早期開発を指揮することになる。

して、近所に隔離されている帰国者を検査してもらえないかと頼んだ。ウイルスをまき散らす状態の感染者が野放しにならないように、念を入れたほうがいい、と。「一四日間の隔離を済ませれば大丈夫、と裏付けるデータはほとんどありません。明らかに、潜伏期間が二一日の人もいます。帰国時すでに感染していないか、隔離期間を終える時点でウイルスを排出していないかを確認する必要がありました」。彼はスタッフの協力を得て、独自の検査法を用意してあった。WHOの検査を改良したものだ。したがって、CDCの協力は必要なく、承認さえもらえればよかった。

CDCからロウラーのもとへ、ひとりの疫学者が派遣されてきた。打ち合わせのあと、その疫学者は、いちおうアトランタのCDC本部に確認してみる、と言い残して帰った。「次の日、その男から慌てて電話がかかってきました」とロウラーは回想する。「電話口の向こうの相手が何度も代わって、だんだん上層部へ転送され、ついにはCDCの総責任者ロバート・レッドフィールドにつながって、『きみにそんなことをさせるわけにはいかない！』と言われました。わたしが『どうしてですか？』と訊くと、『閉じ込めてある人たちを研究するのはまずい』との返事でした」。隔離されている五七人のアメリカ人は、ひとり残らず、検査を希望していた。にもかかわらず、CDCが禁止するというのだ。CDCがなぜ反対したのか、ロウラーはあとになっても、本当の理由がわからなかった。もし感染者を発見してしまうと、ドナルド・トランプが機嫌を損ねると思ったのか？　症状のない人を検査してもしウイルスが見つかったら、「症状のある人だけを検査する」というCDCのその時点での基準が崩れて、格好がつかなくなることを懸念したのだろうか？　CDC以外の者が検査を行なうのは不適当と感じたのか？　だとすれば、なぜ自分たちの手でやろうとしなかったのだろう？　理由はともあれ、五七人のアメリカ人は、オマハで一四日間隔離されたあと、自身が感染しているのか、ほかの人にうつす恐れがあるのか、何もわからないまま帰宅していった。「武漢から帰ってきた五七人がウイルスをまったく排出していない、とは思えません」とロウラーは言う。

この段階で、カーターは推測の幅を少し絞り込み、新型コロナウイルスの致死率（感染者のうち死亡する人の割合）は〇・五ないし一・一パーセントとみていた。また、政府がこのまま放置すれば、アメリカの人口の二〇から四〇パーセントが感染するだろうと予測した。二〇〇六年にリチャードと作成し、CDCに提出した計画では、無策の場合の死亡者数に応じて、パンデミックをハリケーンのようにカテゴリー分けしてあった。カテゴリー1（予想される死亡者九万人未満）では、明らかな感染者を自宅待機させる措置だけにとどめる。カテゴリー5（死亡者一八〇万人以上）あるいはカテゴリー4（死亡者九〇万人以上）となると、感染者の隔離、公的な集会の全面禁止、テレワークの奨励、ソーシャル・ディスタンスの確保、最大一二週間の学校閉鎖など、CDCはあらゆる手段を講じなければならない。カーターの大ざっぱな試算によれば、今回の新型コロナウイルスの場合、社会的な介入をしなければ、アメリカ国内で九〇万から一八〇万人の死者が出る見通しだった。「信じがたい規模のアウトブレイクが予測されます」と彼は書いた。

カーターたちがつくったパンデミック対策計画には、「連邦政府はさまざまな介入策を想定し、国家レベルで少なくとも準備に取りかかっておくべき」という趣旨の提言が盛り込まれていた。しかし、準備は進んでいなかった。カーターの知るかぎり、連邦政府はウイルスの動向を把握する努力すらろくにしていない。一月二七日の夜、カーターはこう記した。「ゆうべ寝る直前に考えたのですが、アメリカ国内ではいま、五人の感染者が確認されています。けれども、本当の患者数はその一八から四〇倍ではないかと思うのです（つまり、国内にはすでに感染者が一〇〇から二〇〇人存在していて、そのうちの五人しか把握できていないのではないか、と）」。その時点でCDCは、いわゆる「PUI（調査中の人物）」が一〇〇人いると発表していた。ここまでのところ、CDCが検査したうち七人にひとりがウイルスに感染していた。

カーターの推測どおりすでに一〇〇から二〇〇人の感染者が国内を徘徊しているとすれば、CDCはその七倍の七〇〇から一四〇〇人を検査しなければならない計算になる。

「いまは封じ込めの段階です」とカーターは書いた。「国内各地で見つかっている症例は、火事を引き起こしかねない小さな火種のようなものでしょう。封じ込め戦略の一環として、そうした火種をできるかぎり早く見つけ出し、排除しなければいけません。ただ、この戦略が有効なのは、外部から侵入してきたばかりの場合や、感染の連鎖がまだ非常に短い場合だけです。（中略）また、極度の警戒が必要であり、疲弊を覚悟するほかありません。炎上する可能性のある領域が非常に広いため、火の手を見落とす恐れが大きいのです。火種がどこに落ちるかも重大です。池に落ちるのか、公園のアスファルトやコンクリートの上に落ちるのか、緑の芝生の上に落ちるのか、乾いた葉や松の葉の上に落ちるのか……。火種がどこに落ちるかも、何かに着火して火災が発生し、広がり始めるかどうかも、純然たる偶然で決まります」

翌日、リチャードがカーターに質問を送った。CEPIのトップを務めるリチャードは、ワクチンをより早くつくれそうな新しいアイデアを持つ企業に、何億ドルもの資金を与える権限を有していた。リチャードも指摘したが、興味深いことに、自由市場はこうした企業の初期段階の資金調達には関心を示さない。かつては、マット・ヘップバーンが率いる国防総省のユニットが、創業者の目の輝きだけを判断材料に、そうした企業へ資金を提供していた。いまではCEPIが、製薬会社のワクチン臨床試験のスピードアップを支援する立場にある。

ボストンにあるモデルナ、イギリスとスウェーデンの合弁会社であるアストラゼネカなど、いくつかの製薬会社が、ワクチン開発の有望な候補として挙がっていた。CEPIの資金が早く行きわたれば、それだけ早く人々にワクチンが行きわたり、パンデミックが早く終息するだろう。その四日前、カーターが初めて今回のウイルスについて分析した直後、CEPIはモデルナ社に対し、臨床試験の初めの二段階の費用を助成した。「CEPIの内部では、わたしが必死になるあまり判断力を失ったのではないかと、猛烈な非難の声が上がりました」とリチャードは振り返る。もし、新型コロナウイルスが二〇〇九年のインフルエンザの再来だったら——つまり、自然界が人間に向けておもちゃの銃で撃っただけだとしたら——巨額の資金が無駄になり、寄付者たちは離反するだろう。CEPIの危機だ。しかし半面、将来にわたってパンデミックで大きな役割を果たす道が開けるかもしれない。リチャードはカーターにこう書いた。「目下、ジレンマにはまっています。どうすれば賢明に進めていけるか、あなたの知恵を拝借できればと思います」

カーターは、この種の決断について、すでに意見を持っていた。ICUの医師が瀕死の患者を治療するのと同じような態度で臨むべきだ、と。すなわち、自分がしようと思っていること、あるいは、しないでおこうと思っていることを明確にし、みずからに問いかける。もし間違っていた場合、どっちの決断のほうが悔いが残るか？　リチャードはもっともだと思い、以後、ためらわなかった。ＣＥＰＩは結局、ワクチン開発を促進するため、さまざまな会社に一〇億ドル以上の資金を提供した。しかし、重い責任を担うほかの人物たちのあいだには、同じような考えの持ち主がほとんどいないらしかった。「ＷＨＯやＣＤＣはなぜ問題をもっと重要視しないのか、という意見を巷で耳にします」とカーターは書いた。「わたしは公衆衛生の専門家ではありませんが、どう見ても、非常にまずい事態だと思います」

一月三一日、アメリカ政府はようやく、多少の行動を起こした。外国人の入国を制限し、中国から帰国したアメリカ人には一四日間の隔離を義務付けたのだ。トランプ大統領が「われわれは、中国からの侵入をほぼシャットアウトした」との声明を出した。しかしカーターは、もうすでにウイルスは国内に蔓延している可能性が高く、外国旅行者に焦点を当てるのは的外れだと感じた。トランプ大統領の声明を受けて、こう書き送っている。「時間の無駄です。泥棒が裏口から家財を運び出している最中に、玄関の戸締まりをするみたいなものでしょう」

その四日後の二月四日、退役軍人省の感染症担当医マイケル・ゲルマンから、カーターへメールが届いた。ゲルマンは、退役軍人省の医師としては珍しく、カーターに絶大な信頼を寄せる人物だ。最初の出会いは偶然だったが、しだいに、解決不可能な問題に直面したときはカーターに相談すべきだと考えるようになった。カーターは頼まれなければ出しゃばってこないが、いったん彼に助けを求めると、鋭い知性で圧倒してくる。ゲルマンが初めてカーターにメールで相談したのは、病院経営に関する複雑な問題だった。「メールを送ってから三七分後、徹底的に考え抜かれた長い返事が届きました」とゲルマンは言う。「あの人はまるで、ドアの前にじっと潜み、なかへ招き入れられる機会をうかがっている吸血鬼です」

ゲルマンの今回のメールは、カーターが新型コロナウイルスをどうみているかを尋ねる内容だった。ちょうど、カーターは少し前、退役軍人省の上司たちに宛てて、ある忠告を送っていた。中国からの航空便が多い六都市——ニューヨーク、ロサンゼルス、シカゴ、サンフランシスコ、シアトル、アトランタ——にいる高齢の退役軍人のあいだで感染が広がる可能性を念頭に置いたほうがいい、と(一二月初めにさかのぼって飛行スケジュールを調べ、この六都市を割り出した)。カーターは、病院内でウイルスが増殖し、クラスターが発生する危険性が高いと踏んでいた。いまのところ、院内への侵入を警戒していないからだ。「わたしがお勧めする準備のシナリオとその根拠は以下のとおりです」。カーターはゲルマンに宛てて、次のような返事を送った。ウルヴァリンズにも同じ文面を送信した。

アメリカに加え、旅行者の感染が確認されている二六カ国の多くで、市中感染が検出されていないケースが非常にたくさんありそうです。武漢から避難してきた人だけにしか、呼吸器疾患のスクリーニングが行なわれていません。スクリーニングや継続的な監視をすり抜けてしまった感染者もいるでしょう。わたしたちが気づく警戒レベルまで数字が増加するには時間がかかりそうです。当面、中国に渡航して症状のある患者を追跡し、濃厚接触者を監視するほかないと思います。カリフォルニア州やイリノイ州の事例（いずれも夫婦間での感染）でわかるとおり、濃厚接触者はおもに家族です。ただし、手品師のミスディレクションに引っかかるのと同じで、目を向けないかぎり見えてきません。いま見えないところでくすぶっている感染が、遅かれ早かれ、姿を現わすでしょう。アメリカのどこかで誰かが肺炎を発症し、緊急治療室へ運び込まれます。けれども、救命スタッフはその患者の渡航歴を調べ、最近の渡航歴がないと知ると、「市中感染型肺炎」と誤った診断を下しかねません。

続いてカーターは、医師たちが新型コロナウイルスを探そうとしないと手遅れになる、と説明した。国民全体が気が付くころには、ウィルスに完全に先を越されているだろう。

手品師に「さあ、こちらをごらんあれ」と言われるようなものです。予想外の展開に驚くでしょう。ここに及んでやっと、大慌てで対応を始め、スクリーニングのガイダンスを修正して配り、症状の定義を見直そうとするわけです。緊急に、NPIs（学校の閉鎖、ソーシャル・ディスタンスの確保など、医薬品を用いない社会的介入）を実施しなければいけなくなります。緊急措置をとるなかで、地域社会における感染が予想以上に拡大し、中国と同じような状況になっていることに気づくでしょう。遅ればせながら、マン渓谷火災の五時四五分に相当する時点にいると認識するのです。

＊

マン渓谷火災で五時四五分、人はどんな行動をとるのか？　高さ一〇メートル近い炎の壁が自分のほうへ向かってくるのを見て、どう反応するのか？　州や地域の保健担当者は、ＣＤＣが準備中の検査キットを待っていて、まだ検査に取りかかれない状況だった。肝心のＣＤＣは、散発的にしか検査を実施していない。このように検査能力が低い場合、検査方法を工夫しなければならない。カーターはそう考え、あるアイデアを思いついた。アメリカの五大都市の病院では、インフルエンザに似た症状が出た患者をすべて検査する、と決めてしまえばいい。「わりあい広く網を張って、該当する患者を見つけ出すべきだと思ったのです。怪しい場所をとくに重点的に調べようと決めました」。さっそく、病院から報告されたインフルエンザ患者の数を、例年の数と比較し始めた。すると、シアトルとニューヨークで奇妙な増加がみられた。インフルエンザと誤診されたケースではないか、とカーターは疑った。後日の調べで、シアトルの異常値には深い意味がなかったものの、ニューヨークのほうは、もし医師が新型コロナウイルスを疑って検査していれば、かなりの数の患者が発見されていたはず、と判明することになる。

カーターは、トランプの初代国土安全保障顧問であるトム・ボサートといまだ定期的に連絡を取り合っており、ボサートを通じて何らかのかたちでホワイトハウスにメッセージを届けられるかもしれないと考えた。かつてボサートはトランプと良好な関係を築いており、ジョン・ボルトンのせいで職を追われたとはいえ、トランプからは信頼されていたようだ（トランプが他人を信頼するのには限度があるだろうが）。しかしその後、ボサートは最初の弾劾公聴会で、ホワイトハウスの公式発表——二〇一六年のアメリカ大統領選挙に介入しようとしたのはロシアではなく、ウクライナである——をおおやけに否定し、その瞬間から、ホワイトハウスと激しい対立関係に入った。ボサートはカーターの文書や論文を数多く読んでいて、トランプ周辺の人たちに何度も何度も連絡を取ろうとしたが、本人いわく「ブロックされ続けました」。ホワイトハウスで何が起きているにしろ、大統領に助言を与える資格があるとボサートが思うような専門家は関わっていないらしかった。

「連鎖が切れてしまいました」とボサートは言う。「過去一五年間パンデミックについて考えてきた人たちが、誰ひとり表舞台に出てきません。トランプ政権の弱体化を図る〝ディープステート〟の一味とみなされたのです」

カーターは、ウルヴァリンズに宛てたメールのなかで、膨れ上がるフラストレーションを吐露した。「退役軍人省の上層部をいまだ説得できません。連中は、パンデミックという言葉の使用を避け、『これはパンデミックではないから、パンデミック対策プランの重要項目を実行する必要はない』との態度なのです。パンデミックという言葉を口にしないし、使いません。（中略）CDCかWHOが使い始めるまで待っているわけです。しかしCDCは『今回はパンデミックではない』と言い続けています。（中略）わたしが思うに、パンデミックなのかどうかは、アメリカ国内の状況ではなく、世界全体の状況で決まるのです（なにしろ、panは「あらゆる」、demicは「人々」を意味し、pandemicとは「あらゆる人々」を指します）。（中略）CDCの本意ではないのでしょうが、無条件の服従に慣れきっている官僚たちにとっては、障壁ができてしまっています」

カーターやリチャードたちは、何年もかけてアイデアを練り、広めようとしてきた。そうしたアイデアがいますぐ採用されれば、多くのアメリカ人が死なずに済む。ところが、有用なアイデアであるにもかかわらず、誰も使おうとしないのだ。「頭がおかしくなりそうでした」とカーターは憤る。ウルヴァリンズのメンバーは、それぞれが持つ伝手を最大限に活用して、カーターが言う「価値の高いノード」、つまり、国家の政策に影響を与えられそうな知人を探した。ラジーヴ・ヴェンカヤは、オハイオ州保健局長のエイミー・アクトンと医学部時代の同級生であり、アクトンは州知事のマイク・デワインと直接つながっていた。現在、メリーランド大学医学部に所属するデイブ・マルコッツィは、メリーランド州知事のラリー・ホーガンと近い立場だった。ジェームズ・ロウラーは、ネブラスカ州知事のピート・リケッツと面識がある。マット・ヘップバーンは国防総省のトップから目をかけられている。リサ・クーニンはCDCをすでに退職していたものの、カーターがCDCとふたたびつながる手助けをしてくれるだろう。所長との面会も可能かもしれない。保健福祉省でASPR（事前準備・対応担当次官補局）を率いるボブ・カドレックなら、カーターたち全員が知り合いだった。ASPRの活動内容は謎だが、強大な力を持つらしい。ブッシュ政権末期にカーターらを「ウルヴァリンズ」と命名したのも、このカドレックだった。

目標は、少なくとも一つの州が率先してウイルスへの積極的な対応を行ない、パンデミック対応計画に記されている社会的な介入を実施して、ほかの州へドミノ効果を及ぼすことだった。「〝対策案のパンデミック〟を起こす必要があったわけです」とカーターは言う。やがてドゥエイン・カネバも、自分が協力できることを思いついた。彼はかつてイラク・ファルージャの戦場で海兵隊と行動をともにし、トラウマ治療に携わった経験があるものの、オバマ政権下のホワイトハウスでカーターやロウラーに協力した際、みずからの至らなさを痛感し、カーターらの優秀さに舌を巻いた。「あの人たちこそ国家的なパンデミックの真の専門家だと思います。わたしは違いました」。ドゥエインは国土安全保障省の医療主任として、ふたり目の大統領を支えていた。彼が率いるホワイトハウスの部隊の任務は、アメリカ人に対する生物兵器、化学兵器、核兵器の脅威を検知して防止し、さまざまな医療上の緊急事態において州政府を支援することだ。オバマ政権のころ、このユニットには二〇〇人近くが在籍していた。ところがトランプ政権はこれを解体して、一部の者を配属替えし、残りの者たちについては完全に無視した。二〇一九年なかばには、ICE（移民税関捜査局）が国境で拘束する中米やメキシコの移民が増えるなか、ドゥエインはほとんど孤立無援で、被拘束者にどうやって医療を提供するかなどの問題に取り組んでいた。

一月下旬から二月上旬にかけて、ドゥエインはホワイトハウスの国家安全保障会議に招かれ、武漢で発生したあらたな感染症への対応を議論する場に加わった。しかし、たび重なる話し合いの席上、参加者たちの理解不足に苦慮した。そもそも情報が足りなすぎた。と同時に、アメリカ政府の誰よりも、アトランタの自室でデスクに向かっているカーターのほうが、中国のウイルスについて明確な見解を持っているという現実を知り、やはりと思いつつも衝撃を受けた。「CDCは、データにもとづいた対応をすると言い続けながら、データをろくに入手しようとすらしていませんでした。かろうじて入るデータはどれも古すぎました。主導権をCDCではなく、どこかほかへ移す必要がありました」。連邦政府が国民をウイルスから救おうとしないのならば、各州が代行するほかない。

トランプの国土安全保障省に身を置いてから二年間、ドゥエインは、メキシコと国境を接する各州の当局者とさまざまな協議を行なってきたが、多くは険悪な雰囲気だった。そんななかでただひとり、州全体を掌握し、全米に見本を示せるようなタイプと思える人物がいた。二〇二〇年二月六日、ドゥエインは、ウルヴァリンズの仲間たちに宛ててこう書き送った。「たったいま、チャリティ・ディーンと電話で話したところです」。続いて、チャリティという女性は何者か、ここ一カ月のウルヴァリンズのメールをすべて彼女へ転送したのはなぜかを説明した。「チャリティは、現在の状況がマン渓谷であるとの見解に同意しています」

第八章　マン渓谷にて

近代科学の成果によって、「人類は自然を征服した」と考えるのはたやすい。自然は、子供たちのための海辺や、国立公園の内部だけに封じ込められ、わずかに残るハイイログマも、人間とは交わらずに暮らすように、麻酔銃で撃たれ、森林限界より高いところへ移動させられた。しかし、森羅万象の恐怖は、けっして過去のものになったわけではない。いつまた突然、牙を剝いてきてもおかしくない。わたしたちはその危険性に備える必要がある。たとえ現代の消防隊員たちが同行していようと、マン渓谷へ踏み込むとき、警戒を怠ってはならない。

――ノーマン・マクリーン『マクリーンの渓谷――若きスモークジャンパーたちの悲劇』

すでに、始まっている――。チャリティは医師だ。科学者ではないにしろ、科学的に思考できると自負している。だから、自分であれ誰であれ、未来を予測する不思議な力を持つ人間がいるとは思っていない。人の心は往々にして自分自身に錯覚をもたらすことも知っている。アンカリング効果や確証バイアスなど、人は無意識のうちに偏った情報を集めがちである点も承知している。しかし一方、胸の奥から湧き上がってくる漠然とした感情が、ときおり、データと同じくらい説得力を持つことも否定できない。トマシェフスキー博士のクリニックを最初に訪れたときの直感もそうだった。運び込まれてきた学生を見て、B型髄膜炎の感染拡大を予感したときもそうだった。二〇一九年一二月二一日、何がすでに始まっているのかと尋ねられても、チャリティは答えられなかっただろう。しかし、その感覚が以前からあった。意識のなかに、一枚の絵が出来上がっていた。巨大な波の絵。津波だ。「虫の知らせのようなものです」と彼女は言う。「何かがすぐそこの角まで迫っているのがわかる。季節の変わり目に入って、葉が落ちて風が冷たくなる直前、秋の気配を感じるのに似ています。正確な説明はできないけれど、わたしは、何かが起こる前に察知するときがあるんです」

それでも、ドゥエイン・カネバからの電話は、まったくの不意打ちだった。ドゥエインとは友人ではない。どちらかといえば、その正反対だった。彼との敵対関係は、二〇一八年末、カリフォルニア州の保健衛生局のナンバー2に就任した初日にさかのぼる。サンタバーバラからサクラメントの民泊施設まで車で移動し、その日のうちに当時のジェリー・

ブラウン州知事から意外な頼みを受けた。南へ引き返してアメリカとメキシコの国境まで行き、事実上、トランプ政権と対決してほしい、と。知事のデスクには、移民志願者の大規模な隊列がメキシコを経由してサンディエゴへ向かっているとの報告が届いていた。サンディエゴの地元保健衛生局は、これを連邦政府の問題と割り切っていたものの、連邦政府は問題を解決するよりも悪化させることに熱心らしかった。トランプ政権は、メキシコからの入国者を自分の政治闘争の武器として利用しているのではないか、との風評も耳に入っていた。移民の保護施設に空きがなくなると、ICE（移民税関捜査局）の職員は、居場所のない人たちを真夜中に車で都市部へ連れて行き、置き去りにするらしい。「トランプ大統領は、あえて危機を生み出そうとしているのだと聞きました」とチャリティは話す。「一般国民をけしかけて、移民に対して敵意を持たせようとしている、と。あくまで噂でした。ところが、実際に現地へ行ってみると、本当だったんです。職員たちが、夜中の二時に、家族を街角に捨てていました。痛ましい社会問題の引き金を引いていたのです」

チャリティの任務は、あらたな移民たちがもたらす健康リスクを軽減することだった。折しもインフルエンザの季節だ。また、メキシコのいくつかの州では、薬剤耐性のある結核が「輸出品」と呼ばれるほどはびこっている。水疱瘡や麻疹（はしか）も心配しないわけにいかない。麻疹のR_0（基本再生産数）は、なんと一二ないし一八にのぼる。つまり、麻疹の感染者ひとりが、平均して一二から一八人にうつしてしまう。サンディエゴでは、ＩＣＥ職員が市街に捨てた移民をボランティアが保護し、避難場所を提供してくれているグアダルーペ聖母マリア教会へ連れて行っていた。教会内には、疲れて怯え、明らかに健康を害している難民が何百人もいた。教会のボランティアによると、毎晩、二五から一二五人の難民がやってくるという。「まるでカオスでした」とチャリティは言う。「廊下の床に、おおぜいの家族が並んで座っていました。母子ともども檻に入れられたような有り様でした」。幼い子供たちが妙に静かで、じっとしている。「三歳児があんなにおとなしいのは変です。全員、打ちひしがれて見えました」

チャリティは目に入る光景よりもまず、空気の臭いに神経をとがらせた。臭いだけで、ひとまず、壊疽や細菌感染の患者はいないと確信した。「ウイルスそのものに臭いはありませんが、人が病気になると、独特の臭いを発するんです。自分の子供が病気にかかったとき、息の臭いがいつもと違うと感じることはありませんか。それと似ています」。いずれにしろ、迅速に医療提供システムを構築する必要があった。ふだんの助けには頼れない。医薬品といえば、教会のボランティアが家庭の薬箱から持ってきたものだけだった。トランプ政権下の連邦政府は、どう見ても役に立ちそうにない。サンディエゴ郡としては、いっさい関わりを持ちたくなかった。チャリティは赤十字に電話したが、赤十字も支援する気がないことがわかった（のちに判明したところによれば、共和党の寄付者たちの機嫌を損ねたくなかったせいらしい）。問題処理の責任はカリフォルニア州にすべて委ねられ、いまやカリフォルニア州とはすなわちチャリティ自身だった。そこでチャリティは、サンタバーバラに拠点を置く、災害支援を目的とした大規模な慈善団体「ダイレクト・リリーフ」の幹部と連絡を取った。本来、国境地帯で拘束された人たちの病気や飢餓は、この団体の活動範囲ではないものの、チャリティは以前、ひとりの幹部と知り合いになり、心の絆を感じていた。「その幹部に、物資と資金を送ってもらえないかと頼んだんです。べつにあなたの手柄にはならないけれど、と」

快諾が得られた。続いてチャリティは、重病人を受け入れてくれる診療所をサンイシドロで見つけた。さらに、非政府組織「ユダヤ・ファミリー・サービス」も助け舟を出してくれた。公的機関の無慈悲さを、民間の善意が埋め合わせしようとしていることに、チャリティは胸を打たれた。彼女もみずから、救済に力添えをした。厳密にいえば、患者を診療する立場にはないのだが、聴診器を持ち、子供たちの健康状態を確認し始めた。「〝診療所〟と書いてドアに貼るだけで、診療所の出来上がりです」。ホセア医師のもとで研修を受けた経験をもとに、まず、患者の社会歴を知ることが大切だと考えた。いまの場合、

「どこから来ましたか？」という質問が重大な意味を持つ。返ってきた答えによって、その患者の出身地におけるワクチン接種率を調べたり、感染の可能性が最も高い伝染病をチェックしたりできる。

チャリティが設立した移民向け医療システムは、軌道に乗った（結果的に、その後も二年間、稼働し続ける）。当時は気づかなかったが、問題を生み出した当の連邦政府が、チャリティのやったことを把握していた。数カ月後、彼女のもとに国土安全保障省からメールが届き、週に一回開かれる国境問題に関する電話会議に参加してほしいと頼まれた。ICEのケアを受けたはずのメキシコ人の子供が何人か死亡したのを受けてメキシコ国境地帯における医療システムについて説明するよう、議会がトランプ政権に圧力をかけたのだ。そんな医療システムはそもそも存在していない。少なくとも、議会の聴聞会で説明できるようなものはなかった。国土安全保障省は、慌ててチャリティを探し出し、「あなたがやったことを再現するにはどうすればいいのか？」と尋ねた。ほかの場所でも再現したかったからだ。「あえて危機をつくり出したがっていた連中が、急に、『大変だ、子供たちの命を救わなければ』と態度を豹変させたんです」とチャリティは言う。

すでにチャリティは、トランプ政権があらたな手を打ち出したことを知っていた。なんと、移民たちを輸送機でテキサスからカリフォルニアへ運んでいるのだ。チャリティが構築したシステムにさらなる重圧を加え、と同時に利用するためだった。電話会議の席上、例のドゥエインと、その同僚でテキサス出身のいじめっ子タイプの高圧的な男が、感染症のアウトブレイクが発生した場合の対処法を偉ぶった口調でチャリティに説いた。また、移民を運ぶ輸送機など存在しないと言い張った。「そこでわたしは『ふざけないで。わたしは現場にいたの。この目で見たのよ』と抗議しました」。その数日後から、輸送機は来なくなった。理由はわからない。

そんな経緯があっただけに、ドゥエインからふたたび連絡が来たとき、チャリティはまさか味方だとは思っていなかった。「トランプの突撃隊員とみなしていました」。何の用なのか、見当も付かない。「あの人の声が、それまでとは違っていました。震えているみたいな小声でした。何か違法行為をしでかしているに違いないと思いました」。急に人が変わっていた。こんどのドゥエインは、現在、ある小さなグループに協力している、とチャリティに語り始めた。かつてブッシュやオバマ政権の時代にホワイトハウスで働いていた医師たちが、いまは散り散りになっているものの、手を組んでそれなりの影響力を持ちつつ、秘密裏といってもいいような非公式な活動をしているのだ、と。人が変わったドゥエインは、なんと、ホワイトハウスの許可なしに、国家レベルのパンデミック対応策の策定に一枚嚙んでいるらしい。「本人もわたしも、いずれ、面倒事に巻き込まれるかもしれない。あの人は、明らかにそうわかったうえで、電話をかけてきていました」。この非公式な医師グループの考えを、全米で最も人口の多い州、すなわちカリフォルニア州の知事に伝えたい。ホワイトハウスが先頭に立とうとしない以上、州が主導権を握ってパンデミック対策に乗り出すほかないのだ。そのために、チャリティの手を借りたい。そういった内容だった。「『ちょっと待って』とわたしは思わずさえぎりました。『小さなグループが、緊急事態に立ち向かおうと、このパンデミックのさなかに話し合いをしているっていうの？』」

落ち着いて考えると、ドゥエインのやっていることは法令に背いてはいないだろう。たんに、上層部への反逆だ。おまけに、チャリティが役に立つかもしれないと、彼は素直に認めてくれている。「プライドをかなぐり捨てて、わたしに電話をくれたんです。これは重大なことに違いないから、と」。とにかく、生まれ変わったドゥエインは、ドナルド・トランプの突撃隊員ではなかった。むしろ、抵抗勢力の一員だ。もし見つかったら、おそらく解雇されるだろう。チャリティは、人が勇敢になるさまを愛していた。勇敢さを目の当たりにするたび、気持ちが鼓舞される。「あの人がそんな勇敢さを秘めていたなんて、知りませんでした」。電話を切ったあと、ドゥエインが転送してきた膨大な量のメールを読んだ。文中には、今回のウイルスについての考察があふれていた。ＣＤＣの公式見解がどうあれ、新型ウイルスはすでにアメリカ国内に拡大中なのではないか、とチャリティはみている。「いままでのメールのやりとりにすべて目を通しました。飢えを満たすみたいに、むさぼり読みました」

ちょうどそのころ、チャリティの生活は、天地がひっくり返ったかのように一変していた。かつて味わった経験のない急激な変化だった。気に入っていた家を売却し、三人の息子を連れてサンタバーバラを離れたところ、元夫が「子供たちはサンタバーバラに残すべきだ」と言い出した。チャリティは、新しい仕事のためなら多くの犠牲を払う覚悟だったが、子供たちと離れて暮らすはめになるとは思っていなかった。おまけに、新しい仕事は、期待とは大きく異なっていた。サンタバーバラ郡の責任者と、カリフォルニア州の責任者とでは、どうにも勝手が違う。みずから腰を上げて対処すべき場面には、めったにぶつからなかった。サンディエゴでの国境地帯の医療危機だけは例外だが、ほかはあまりやり甲斐がない。ほとんど毎日、主体性のない巨大な官僚組織のなかに閉じ込められている気分だった。たいていの仕事が退屈だった。人間味がない。スリルもない。カリフォルニア州における病院の認可や認証といった作業の効率の悪さを改善するためだけに、日々を費やしていた。これから先も同じかと思うと、うんざりする。しかも、カリフォルニア州保健衛生局は四五〇〇人の職員からなるのだが、自分以外の人が何をしているのかすら誰も知らない。知ろうとすると、変な目で見られる。チャリティのオフィスは七階にあり、局内のほかの責任者たちと同じフロアだった。サクラメントに来てから最初の数週間、チャリティは適当な階でエレベーターを降り、自己紹介をしながら歩き回って、誰が何をしているのかを把握し、「いつでも七階に来てね。コーヒーでもいっしょに飲みましょう」と声をかけた。しかし、この小さな散歩は、やめざるを得なくなった。親切な同僚から「みんな迷惑してるみたいですよ」と、そっと忠告されたからだ。七階の住人はほかの階を歩き回らないのが、暗黙の了解なのだった。以来、チャリティはほかの階で降りるのをやめた。

何より戸惑ったのが、新しい上司の存在だった。チャリティは、カレン・スミス博士が退任したら、自分が後任になるのだろうと思っていた。そもそも、スミスがチャリティを呼び寄せたのはそのためだったはずだ。ところが、二〇一九年六月にスミスが退任したあと数カ月間はチャリティが後任を務めたものの、一〇月になると、元のポジションに戻されてしまった。従来、カリフォルニアの保健衛生官のなかから州の責任者が選ばれていたのに、新しい州知事のギャビン・ニューサムが、この伝統を無視し、かつてCDCで非感染症ユニットに所属していたソニア・エンジェルを抜擢したのだ。このエンジェルという女性は、カリフォルニアの事情を知らず、感染症にも詳しくない。少し前まで、ニューヨーク市の保健局で心臓病を担当していた。結局、一年も経たない二〇二〇年八月、ニューサム知事はエンジェルの突然の辞任を発表するはめになる。その際の記者会見で、ニューサム知事は、突然の辞任の原因にはいっさい触れなかったものの、なぜ彼女を起用したのかについて、理由の一端を明らかにした。保健福祉における人種的な不平等を是正することに熱心な女性だったからだ、と。しかし、のちにチャリティは、もとから自分がスミスの後任としてまともに検討されていなかったことを知った。「見た目の問題ですよ」と保健福祉省のある幹部は明かす。「チャリティは若すぎたし、バービー人形みたいに冷たい感じの金髪白人でした。白人ではない人物を登用したかったんです」。その点、ソニア・エンジェルはラテンアメリカ系だった。

当初、チャリティがスミスから真っ先に頼まれたのは、メキシコ国境地帯における医療危機の解決だった。ソニア・エンジェルから真っ先に頼まれたのは、卓上電話の時刻表示を正しく合わせることだった。チャリティは、自分の卓上電話を使ったためしがない。卓上電話に時刻表示が付いているのさえ知らなかった。だが、新しい上司は、この時刻表示がなければ時間を知ることができない、だからどうしても直してもらう必要がある、と言った。電話機をいじりながら、チャリティは「こんなの、わたしの仕事じゃないのに」と胸の内でつぶやいた。結局は、卓上電話に詳しい人を見つけて、時計を設定してもらった。続いて、新しい上司に成り代わって、仕立屋、美容院、クリーニング店なども探すはめになった。初めのうち、この上司はわたしと親しくなろうとして、いろいろな頼み事をしているのではないか、と思った。まさか、立場の上下関係を思い知らせるため雑事を押し付けてきているとは考えたくなかった。身の程をわきまえろ、と暗に言われるのはいい気分ではない。さらに困ったことに、やがて、一般職員がチャリティのオフィスに来ては、エンジェルについて不平を並べ立てるようになった。「しばらくすると、まるで『ミーン・ガールズ』（アフリカで育ち、アメリカの高校に入学した少女が、学生同士の派閥対立に巻き込まれる映画）みたいな気分になってきました。わたしは我慢して、万事うまくいっている、と思い込もうとしました」

昼間は、我慢できた。けれども、夜はそう簡単ではなかった。この一年間、チャリティは自分自身に一つの筋書きを言い聞かせてきた。愛するものを何もかもサンタバーバラに置いてきてしまったけれど、それは、れっきとした目的があるからだ。何かが迫ってきている。その何かに立ち向かうために、自分はここへ来たのだ、と。しかし、その筋書きはもはや真実ではなかった。「この仕事に就くために、すべてを投げ出したというのに……。ああ、わたしは何をやっているんだろう？」

そこへ、新型ウイルスが現われた。一月初旬、チャリティは武漢の情勢を追い始めた。カーター・メシャーがウルヴァリンズの仲間たちにこのウイルスの危険性を指摘したのと同じころだ。カーターと同様、チャリティも、できるかぎり多くの情報を把握しようとした。そしてカーターと同様、情報のあまりの乏しさに驚いた。「わたしは、アメリカ最大の州の保健衛生責任者ナンバー2です。感染症の専門家ですし、感染拡大を防ぐための訓練を受けてきました。なのに、手がかりがどこにも見当たらないんです」。カリフォルニア州でウイルスがどう広がるかを予測するうえで必要な情報――ウイルスの増殖率、死亡率、病院への搬送率など――について、信頼できる情報がまったくない。感染してから発症するまでの長さ（潜伏期間）や、発症してから隔離が必要な状態になるまでの日数なども知りたかった。「完璧な病原体は、感染期間や潜伏期間がとても長いんです。病原体が存在をおもてに出すまでの期間が長ければ長いほど、追跡が困難になります」。麻疹の感染力が非常に強い理由の一つは、感染者が感染の事実に気づくまで四日かかり、そのあいだに感染を広げるからだ。中国人の動向を見るかぎり、今回の新型ウイルスもそれに似た性質を持つのではないか。「中国の反応は、完璧な病原体を相手にしているふうでした」

カーターと同じように、チャリティも中国の新聞を検索して読み始めた。「できるかぎり現場に近い情報源が必要でした」。ツイッターが重要な役割を果たした。一月中旬には、なんと、中国当局が武漢の家の戸口を溶接してウイルス感染者を閉じ込めている映像が投稿された。「すごく本物らしく見えましたが、信じていいのかわかりませんでした」。何カ月も前、直前になってニューサム知事の都合が悪くなり、代役に指名されたチャリティが、中国の優秀な医師団を接待したことがある。中国人医師たちといろいろな議論を交わすなかで、パンデミックへの対応についても話し合った。「あの医師たちが、感染の疑いのある人が住むマンションのドアを溶接させる、なんてことがあるだろうか、と疑問でした。つまり、感染者を建物に閉じ込めて死なせるなど、あの医師たちの計画にはありませんでした」。チャリティは、『米国医学会誌』や『ザ・ランセット』など、武漢からの速報が載っている刊行物を片っ端から読んだ。断片的なデータは見つかったが、行動を起こすために必要なデータは入手できそうにない。いや、入手できるころには、行動を起こしても遅すぎるだろう。「データはきわめて大ざっぱでしたが、信頼できないソースからのばらばらの情報をもとに意思決定を下すのが、わたしの仕事ですからね。それと、わたしはデータだけを探していたわけではありません。何かおかしいと感じられる小さな手がかりを集めていたんです」

間もなくチャリティは、武漢におけるウイルスの挙動を大まかに把握した。R_0（基本再生産数）、入院率、致死率などだ。そうした数値を使って、カリフォルニアで感染が拡大するようすをシミュレーションしてみた。一月初旬までにカリフォルニア州内で最初の感染者が出たと仮定し、R_0を二・五として、オフィスのホワイトボードにいわゆる「ＥＰＩ曲線」を描いた。時間をＸ軸、感染者数をＹ軸とし、以後五カ月間の状況を表わすグラフだ。完成した曲線を見て、巨大な波のかたちに似ていると思った。津波だ。もし政府がウイルスの拡散を抑える努力を何もしなければ、計算上、六月までにカリフォルニア州でおよそ二〇〇〇万人が感染し、二〇〇万人が入院を余儀なくされ、そのうち一〇万人が死亡する。それとは別に、病床に空きがあれば助かったかもしれないほかの病気で命を落とす患者が出てくるだろう。

チャリティはいったんホワイトボードを消して、計算をやり直した。こんどは、じゅうぶんあり得る範囲で最も楽観的な数値を使ってみた。「それでも、途方もない数字に思えました。要するに、わたしがホワイトボード上でやっていたのは、指数関数的な急増を現実問題として受け入れることだったわけです」。上司はこんな数字をぜったい聞きたがらないはずだと思い、チャリティは、口に出すのを一週間待った。しかし一週間経ってもまだ、上司はこの情報を受け入れる心の準備ができていなかった。「『大変なことになりそうなので、計画を立てないといけません』と言いかけたのですが、最後まで言わせてもらえませんでした。わたしの言葉をさえぎって、『もしこれが本当なら、CDCから指示が来るでしょう』で終わりでした」。CDC内部には「アメリカ国民に対するリスクは非常に低い」という陳腐な決まり文句が定着しているのを、チャリティは身に染みて知っていた。CDCの高官であるナンシー・メソニエがすでに何度もそう言い始めていたし、上司のエンジェルも二月の終わりごろまでそのせりふを繰り返した。「エンジェルは、CDCが火災報知器を鳴らすのを待っていたんです。でも、CDCは火災報知器の鳴らしかたを知りません。だって、この国には火災報知器がないんですから」

一月の第三週の時点で、チャリティはカーターと同様、「アメリカ国民に対するリスクが低い」とは考えていなかった。それどころか、ウイルスはすでに国内で加速度的に広まっているとみていた。* まるで、チャリティがただひとり、マン渓谷の火災を発見したかのようだ。ほかには誰も、きびすを返して逃げ出す気がなかった。チャリティはカリフォルニア州内の病院にアンケートを送り、気圧を低くした病室、つまり、患者が鼻や口から吐き出したあらゆるものを外へ出さない部屋にいくつの病床を用意できるかを尋ねた。また、遺体安置所の収容可能人数を調べた。「みんな、遺体安置所のことを忘れています。保健衛生システムの災害対策で、いつも見落とされている部分です」。夜寝る前には、集団墓地の場所を選定しなければ、と考えた。「一月中旬、わたしの体内でスイッチが入りました。全身に活力がみなぎったんです」

チャリティは古いパンデミック対策計画書を見つけ、読んでみた。CDCが作成したものので、ほかのCDCの書類と同様、よくできていた。「組織の名称を変えればいいのに、と思います。〝疾病対策センター〟ではなく〝疾病観察報告センター〟にすべきです。観察や報告はとても得意なんですから」。インフルエンザのパンデミックを想定したこの古い計画書を誰が書いたのか、何がきっかけだったのかはわからない。しかし、抗ウイルス剤やワクチンに頼らず病気の被害を軽減したい場合の出発点としては、おおいに参考になる内容だった。「とても利用価値が高い計画書でした。基本的には『いまわれわれは一九一八年に入った。医学的な対抗策は存在しない。では、どうすべきか？　活かせる方法は次のとおり』といったことが書かれていました」。まだ誰からも、カリフォルニア州の対策案を書いてくれと頼まれていないが、チャリティは、もし頼まれたときに備えておこうと思った。

一月二〇日、テレビニュースで新型コロナウイルスが取り上げられた。これを機に、上司ともっと真っ正面から今回の問題を話し合ってみよう、とチャリティは思い立った。

＊アメリカで初めてCOVID‐19による死亡が記録されたのは、二月二八日のシアトルだった。四月下旬、サンタクララ郡は、それ以前に発生した二件の死亡例もCOVID‐19によるものであることを突き止め、死因を変更した。一件目は二月六日、二件目は二月一七日に発生。どちらの患者も、死亡する約一カ月前にウイルスに感染したとみられる。ふたりとも、地域外への移動はしていないため、一月初旬にはベイエリアでウイルスが蔓延していたことになる。

「微妙な加減が難しいのはわかっていました。上司が知らない情報を知っていると態度で示してはいけませんし、上司より先に警鐘を鳴らしてもいけません」。話し合いを始めて間もなく、その加減がうまくいっていないことを察した。終了後、上司であるエンジェルは、チャリティに「パンデミック」という言葉の使用を禁止し、ホワイトボード上の数字や津波の曲線を消すように命じた。「世間の人たちを怯えさせてしまう、と言うんです。わたしはこう答えました。『そうですとも、みんな怯えるべきです』」

その日から、チャリティはメールのやりとりから外され、会議の予定を通知されなくなった。「政府機関の内部では、あからさまなやりかたは避けられます。遠回しでなければいけないんです。上司は、何の通知もなしに、すべてからわたしを除外しました。無言のままわたしを完全に排除することで、『これはあなたの領域ではない』と伝えてきたわけです」。一月に入ってからの数週間、チャリティはよく眠れず、食事もまともに喉を通らなかった。「ベッドに横になって、これからどうなるのかを想像していました。どの街が最初に封鎖されるのか？　どんな人たちを死なせてしまうのか？」。一月二二日、心臓の具合がおかしくなった。専門医のもとを訪れたところ、不整脈と診断され、心臓モニターを装着させられたうえで、安静を心がけるよう命じられた。「まるで箱舟をつくっている最中のノアのような扱われかたでした。完全に頭がどうかしている、とみんなに思われていました」

功罪相なかばするものの、チャリティはそのころ、ウィリアム・マンチェスターが書いたウィンストン・チャーチルの伝記『The Last Lion（最後の獅子）』第二巻のある一節を何度も何度も読み返していた。その巻は、チャーチルが政権を離れていた一九三二年から一九四〇年の時期を扱っている。イギリスのネビル・チェンバレン首相がアドルフ・ヒトラーの台頭を軽視するのを見て、チャーチルは不満と怒りを募らせた。副題は「Alone（孤立無援）」。チャリティは、第二次世界大戦そのものよりも、開戦に至るまでの経緯に関心があり、一年半前からこの本をサイドテーブルに置いていた。とりわけ興味深かったのは、一九三八年九月三〇日にチェンバレン首相がミュンヘン会談でヒトラーと合意するまでの成り行きだった。チェンバレン首相は、ドイツとの戦争を回避するために、当時のチェコスロバキアの一部譲渡を要求するヒトラーに屈したのだ。イギリス国民もその時点では、会談の結果に好意的だった。帰国したチェンバレン首相は、歓声を上げる群衆を前にスピーチを行ない、大英帝国は「名誉ある平和」を勝ち取ったと述べた。これに対してチャーチルは独自の声明を発表したが、とくに注目を集めなかった。彼いわく「あなたは、戦争と不名誉のどちらを取るか、選択を迫られた。そして不名誉を選んだ。なおかつ、やがて戦争を招くだろう」。チャーチルも、根拠となるデータは持っていなかった。にもかかわらず、ほかの人たちがまだ気づかないうちに、ヒトラーの脅威を見抜いた。平和への願望に惑わされなかったからだ。

趣味でかじり始めた歴史が、いまや別の意味を帯びてきた。チャリティは、書物を読むというより、結核のアウトブレイクが発生したかのように、調査の目を向けた。一月下旬には、イギリスの宣戦布告に至るまでのページは、半分の行にアンダーラインが引かれ、あらゆる余白がコメントで埋まった。「チェンバレン首相は、チャーチルが判断力に欠けているとおおやけに非難した」とチャリティは書き込んだ。「判断力の劣るリーダーに限って、自分は最高の判断力の持ち主だとうぬぼれる」。その少し先にはこう書いた。「ドイツを爆撃しなければならないときに、白書を用意するな！」（チェンバレン首相は、開戦直前の数日間、ドイツ宥和政策を擁護する白書を書いていた）。そのあと、「あなたが正しいと証明されても、拍手喝采は受けないだろう」と記し、こう締めくくった。「チャーチルもドラゴンだった」

ときおり、チャリティの脳裏にこんな思いがよぎる。赤信号の前で立ちすくむ癖――何かが向かってくるのではと、つねに神経をとがらせ、交差点を見回し続ける習性――は、一種の神経症なのかもしれない、と。「わたしは、生まれてこのかた、いつも戦争に備えているような気がします」。いま、敵が攻めてくるのがはっきりと見える。しかし、事態の緊急性を感じているのはチャリティひとりだった。政府内のどこへ目を向けても、チャーチル型とチェンバレン型というリーダーの差を感じずにいられない。平和な時代にリーダーになった人は、往々にして、争いを避ける才能、あるいは、争いを覆い隠す才能を持つ。戦場の指揮官に向いている人は、少なくとも一般市民が存亡の危機を察知するまで、リーダーに選ばれない。しかしそのころには——世間の人々が伝染病についてじゅうぶん知識を得て、恐怖を覚えるころには——戦いの最も重要な局面は終わっているのだ。チャリティは、この瞬間のために、人生をかけて準備してきた。ウイルスと戦って敵を封じ込め、カリフォルニアにおける蔓延を防ぐという、まさにこのタイミングのために。にもかかわらず、サンタバーバラ郡の保健衛生官の副主任として公務に就いて以来、いまが最も第一線に立ちにくい状況だ。「自分は無価値で役立たずだと感じました。州のためにここで働いていることに何の意味もないように思えたんです」

誰もが、自分自身に伝える物語を持っている。明確には意識していないにしろ、なぜいま地球上でこうして生きているのか、説明なり言い訳なりを心のなかでつくり、書き足し、書き換えながら、自身に何度も言い聞かせているのだ。一〇年前、チャリティの意識の奥で繰り返し語られていた物語では、彼女は被害者の役柄だった。無理もない。ある男に、散々な目に遭わされた。男が女に対してできるひどい仕打ちを——命を奪う以外——すべてこうむったといっていい。三人目の子の難産のあと、彼女はふつうに酒を飲むのはやめて、酒を使うようになった。一杯飲めば、おのれに聞かせる物語が、いくらかましになる。痒(かゆ)いところを血が出るほど掻くと、気持ちがいい——掻いている最中すら、そんな考えが頭をよぎった。ふと、このまま掻くのをやめなければ、ついには自身のからだを掻きむしって死ぬのではないか、と思った。何かとてもとても悪いことが、わが身を襲っている。細かな内容はどうでもいい。その瞬間、爆発的に膨れ上がる炎がこちらへ向かってくるのが見えた。とっさに、彼女はエスケープ・ファイアをつくった。彼女にとってのエスケープ・ファイアは、あらたな物語だった。

自分自身に言い聞かせるこんどの新しい物語では、彼女はたんなる被害者ではなかった。何が起ころうと、みずから責任を背負って立つ人間だった。原因が自分にあるのか、ないのかは問題ではない。新しい物語は、他人から自分へ焦点を移すという、非常に実用的な効果があった。自分がコントロールできないことからコントロールできることへ、意識を向け直す。この物語のなかでは、彼女は何かの使命があって地球に置かれた。その使命とは何かを理解し、脇目も振らず努力して使命をやり遂げることが、自分の務めなのだ。物語のクライマックスは、地域の保健衛生局員としての仕事を引き受けたところから幕が開いた。テーマは「勇気」。だから、恐怖心のせいで何かをしたり、しなかったりする瞬間がないかどうかを強く意識せざるを得ない。生まれ持った興味や能力と相まって、彼女はアクションヒーローに生まれ変わった。物語が自分の命を救ってくれた、と彼女は思っている。

本人だけでなく、その行動を見守る人たちにも、チャリティの使命はすぐに明らかになった。感染症に立ち向かい、それと戦うために、チャリティはこの世に生を受けたのだ。命を救うために。おそらく国全体を救うために。郡の保健衛生官を辞めて州の担当に移ったのも、何か大きな災いが起こり、それに立ち会わなければいけないと感じたからだ。辞める直前、友人に「いつかホワイトハウスに入るような気がする」と打ち明けた。戸惑ったその友人に、なぜそう思うのかと尋ねられると、「わたしが正さなきゃいけないから」と答えた。

物語のなかで想像していたとおり、大きな何かがやってきた。なのに、チャリティのオフィスは、想定していた役割を果たすうえで必要な場所から一五メートル離れている。無力感に打ちのめされた。いまや、夜に自宅のホワイトボードに数字を書きなぐるしかなかった。一月末、職場のビルに入ってエレベーターで七階へ上がりながら、チャリティは宇宙に向かって問いかけた。「どうしてわたしに仕事をさせてくれないの？」。捨てたはずの苦い気持ちがよみがえってきた。この一〇年間で感じたことのない絶望感に襲われた。

「州の保健衛生局で、これはパンデミックだと言っていたのは、わたしひとりです。わたしはもう、ほかの誰とも話をしませんでした。自分が正気を失っていないという確証もありませんでした」

＊

ところが二月六日、突然、ドゥエイン・カネバから電話があり、自分たちのメールのやりとりを見てほしいと言われた。チャリティには理由がわからなかったが、一連のメールには「レッド・ドーン」（映画『若き勇者たち』の原題）という名前が付いていた（当初の命名は「アベンジャーズ」だった）。荒唐無稽な名前はさておき、読み始めたチャリティの脳裏には、たちまち、メールをやりとりしている人物たちが立体的に浮かび上がってきた。「この、カーターという男。ほかの人たちの態度からみて、この男がカリスマ的なリーダーに違いないとわかりました」。ほかのメンバーの助けを借りながら——といっても、ほとんどが意見をせっつく内容ばかりだったが——カーターは、興味深い長文を積み重ねていた。チャリティの考えとそっくりの記述も散見された。驚くほど知性にあふれ、洞察力に富み……とどまるところがなかった。「よくもまあ、こんなに文章を書く時間があるものだと驚きました。読んでいるうちに、『この人、働いていないのでは？』とさえ思えてきました。韓国と日本のパンデミック対応の違いについて、二〇〇〇語くらい書いてあったような気がします。退役軍人省に所属し、アトランタにいるらしい。でも明らかに、この男こそが鍵でした。答えを持っている人物です」

「レッド・ドーン」のメールにあるほかの六人の名前を見た。みんな男性。聞き覚えのない名前ばかりだったので、チャリティはまずグーグルで検索してみた。全員が医師で、うち少なくとも二名はトランプ政権内で働いている。そこまで来て、カーター・メシャーとリチャード・ハチェットの名前に、はたと思い当たった。「思わず叫びました。『そうか、あの論文を書いた人たちだ！』*」。ふたりが一九一八年のパンデミックをあらたな角度から解釈した論文を読んで、おおいに勇気づけられた記憶がある。ふたりの結論は、サンタバーバラにおけるチャリティの経験と共鳴するものだった。早期に社会的な介入を行なえば、

＊カーターとリチャードが一九一八年のパンデミックに関して述べた二本の論文のうちの一つで、パンデミック対策計画とは別物。ふたりがパンデミック対策計画の原案を書いたことについては、チャリティは何カ月もあと、人づてに聞いて初めて知った。カーターとリチャードはその件にはいっさい触れなかった。

病気の感染拡大をかなり防ぐことができ、場合によると完全に止められる。数週間前、チャリティはふたりの論文をプリントアウトし、自作した三穴リングの分厚いバインダーに綴じてあった。このバインダーが、「感染症おたく」であるチャリティにとってのバイブルだ。バイブルの中身はどれもこれも、チャリティが上司から禁じられている議論に役立つ攻撃材料だった。つまり、新型ウイルスがすでにアメリカに上陸していること、一九一八年のようなパンデミックを引き起こす可能性があること、多くの人命を救いたいなら、いますぐにでも動き出すべきであること、などだ。

三日後の日曜日、ドゥエインが電話会議への参加を求めてきた。チャリティは、受け取った一連のメールに返事をしていなかった。州のメールアカウントから発信する内容は、周囲に筒抜けも同然であり、トランプ政権と陰で取引していると疑われかねない。事実、賛否両論のほかの問題にしろ、プライベートな発言まで『ロサンゼルス・タイムズ』紙に掲載された例が非常に多い。チャリティは、電話会議には参加するが、発言はせず、聞くだけにとどめる、とドゥエインに伝えた。「電話会議に出るだけでクビになるかもしれないと冷や冷やしました」

いざ参加してみると、電話会議は一回では済まなかった。初回の会議では、まず、ドゥエインがカーターに、最新の見解を明かしてくれるよう求めた。「メールを読んだ時点ですでに興味をそそられていたのですが、カーターが話し始めたとたん、自分にぴったりの人を見つけたと思いました」とチャリティは振り返る。その時点におけるカーターの考えは、ほかの誰からも――医療の専門家からも、CDCからも、各種のメディアに出没する素人連中からも――聞いたことがないものだった。ツイッターやケーブルテレビで説を振りかざす自称〝疫学者〟を見かけると、みずからは畑を耕した経験も牛の乳を搾った経験もない農場経営者にそっくりだと思う。それに引き換え、カーターはまったく違った。新型ウイルスがどこまで広がっているかを把握するための簡易的な手段として、インフルエンザに似た症状で全米各地の緊急治療室へ搬送された患者の数を把握してはどうか、という案を出してきた。その患者数を例年の季節ごとの平均値と比較すれば、ウイルス検査を実施するにふさわしいアウトブレイクを特定できるかもしれない。「これまでのところ、旅行者から病気が広がった例は二つしか見つかっていません（どちらも家庭内での濃厚接触、つまり配偶者の感染でした）」とカーターはのちに書き、こう続けている。

より広範囲な監視体制を整えることは、非現実的であり、不要だと思います。この点は、間違いだと判明するまで正しいとみるべきでしょう。やはり、インフルエンザ様症状の患者数を把握することが、市中感染の状況を見極める唯一の手立てだと思います。海外からの帰国者の感染はスクリーニングによってつかめるとしても、その接触者を通じて、感染の連鎖が四方八方へ伸びている恐れがあります。しかし、事なかれ主義のせいで、世間一般には、まだ市中感染には至っていないという思い込みがあり、感染者がいても見逃され、表沙汰にならないわけです。なにしろ現在、インフルエンザシーズンの真っ只中です。新型ウイルスの症状はインフルエンザに似ていて、誤診される可能性が高い。たとえ患者が発熱と（咳や痰などの）下気道症状を呈し、インフルエンザ検査が陰性であったとしても、CDCはnCoV（COVID‐19）の検査実施に踏みきらないでしょう。あるはずがないと決めつけて探す気などないものを、どうして見つけられるでしょうか？

カーターは、自分の案なら実行可能であることを示すため、さまざまな数値を挙げた。全米には約五〇〇〇の病院があり、インフルエンザに似た症状で受診に来るのは一日に二万三〇〇〇人。とすると、一つの病院あたり五人にすぎない。それでも追跡が大変だというのなら、もっと近道として、インフルエンザ様症状で受診する人の数が増えている一方で、インフルエンザ検査の陽性者の数が減っている病院を探すといい（まさにそういう現象が間もなくニューヨークで発生するのだが、誰も気づかず、手遅れになった）。「カーターの口調は、自動車整備士のようでした」とチャリティは語る。「言っていることはとてもシンプルなんですが、わたしは『うわあ、すごい洞察力だ』と感心しきりでした。カーター自身はスポットライトを浴びるのを望んでいないようでしたが、彼の考えはスポットライトを浴びるべきものでした」

その半面、チャリティは、なぜ自分が傍聴を求められたのだろうと不思議だった。理由がわかったのは、電話会議が始まって三分の二が過ぎたあたりだった。「聞くだけ」と事前に断わってあったにもかかわらず、ドゥエインがチャリティに発言を求めたのだ。ドゥエインの口ぶりからみて、彼女がカリフォルニア州のパンデミック対策を担当していることは、参加者全員の暗黙の了解らしかった。また、彼女がカリフォルニア州で適切な行動をとれば、その対応が見本となって、国全体の対応に活かされるかもしれないと考えているようだった。「参加者はみんな、CDCにはパンデミック対策を行なう法的権限がないのを知っていて、州に権限があると思っていたわけです。しかも、わたし個人が州の公衆衛生の最前線を取り仕切る責任者だと勘違いしていました」

チャリティは発言しないつもりだったが、口を開かずにはいられなかった。「我慢できなくなりました。四〇分くらい耳を澄ますうち、ここには明らかにわたしと同じ意見を持つ人たちが集まっているとわかったからです。そのうえ、本気でわたしの話を聞きたがっていました」。ドゥエインは、ただ者ではない。国土安全保障省の最高医療責任者だ。その彼がおのれの職を危険にさらしてまで動いているのに、わたしがためらってどうする？チャリティは、いつの間にか話し始めていた。まず、自分なりの観点から、保健衛生システムの仕組みを説明した。カリフォルニア州をはじめとするいくつかの州では、各地域の保健衛生局が実質的な自治権を持っている。州の権限で措置を強制することはできず、あくまで、各地域を指導する姿勢で臨まなければいけない。「ウイルスが何をするかはわかっています」というのがチャリティの口癖だ。「でも、人間が何をするかはわかりません」。ただし、とチャリティは確信している。じょうずに導けば、人間は、導かれたとおりに行動する。

こうして、地域の保健衛生局が大きな役割を果たすことや、州と連邦政府はそういう保健衛生官を通じて各地域に措置を講じなければいけないことを説いたところ、電話会議の参加者たちはいっせいに反発した。「そんなシステムを受け入れたくなかったわけです。連邦政府の人たちは、CDCのような混乱した現場から離れているせいで、実情を知りません。CDCか州が、各地域の保健衛生局を言いなりにできる、と信じたがっていました。なぜあの人たちが現実を受け入れたがらなかったと思います？　ひどすぎるからです。あまりに無秩序。むちゃくちゃ。各地域の無名の人物がじつは全責任を負っているなどという実態を受け入れたら、連邦政府の役人の土台が崩れ去ってしまいます」

チャリティは、地域の保健衛生官だったころに抱いたイメージを一同に伝えた。アメリカには、体系的な公衆衛生システムは存在しない。州や地域の保健衛生官がパッチワークのように集まっているだけ。しかもそれぞれ、選挙で選ばれた地方議員の意向に多少とも縛られている。たしかに、三五〇〇の独立した組織が、過去四〇年間、資金や人材の乏しさと戦ってきた。そういう各地域の無名の人物たちは、個人的に一目置いている上位者——たとえば、CDCの職員や、信頼に足る州の保健衛生官——の言うことなら、従うかもしれない。ただ、いままでの経験からみて、CDCは、いざ戦闘開始となると、ろくに役に立たない。

つい最近になって、CDCは、中国から帰ってくるアメリカ人に目を光らせているものの、そのずさんさが、まさに役立たずの典型例だ。帰国者の多くがカリフォルニアの空港を経由するのだが、CDCの扱いの不手際は、目に余るものがある。ろくに検査を実施していないのだ。武漢から帰国した人さえ、検査しようとしない。チャリティの友人であり、かつての同僚でもある地域保健衛生官が、感染の恐れがある人たちを突き止め、規定どおり隔離命令に従っているかどうかを確認しようとしたところ、空港到着時に対応したCDCの職員がその人たちの自宅の住所をまともに控えていなかったことが判明した。「ジョン・スミス」の住所が「ロサンゼルス国際空港」と書かれていては、現在の居場所をつかみようがない。地域の保健衛生局がCDCに苦情をぶつけたところ、「その人たちは追跡しなくて結構」と言われた。いくら武漢からの渡航を制限しても、到着時に空港で素通りさせていたら、何の意味があるだろう?

CDCは現在、帰国者を迎えた空港をリストアップし、その都市の保健衛生官とたびたび電話会議を行なっている。上司がチャリティにはCDCと話をさせまいとしたが、どうにか、最初の電話会議に参加できた。その際、チャリティはCDCの幹部に正面切って質問した。「検査もしていないくせに、このウイルスはわが国へのリスクが低い、なんてどうして言い続けられるんですか?」。返事は沈黙だった。静寂の時が流れたあと、その幹部は、次の話題に移った。チャリティは憤る。「最大の重要問題は、わたしたちの地域社会に未発見の患者がどれだけ潜んでいるかです。でも、それを知る手立てがありません」

チャリティは、ウイルスはすでに目に見えないかたちで急速に拡大中だと考えていた。カリフォルニア州で警鐘を鳴らそうとしたが、新しい上司から議論への参加を禁じられてしまった。州政府も連邦政府も、事実上、リーダーシップを発揮できていない。しかし、全米各地の弱気な保健衛生官はCDCに従うだろうが、優秀な者は盲従しないはずだ。少なくともカリフォルニアの地域保健衛生官のなかには、勇気を出してみずからの意志で行動する者が何人か現われるに違いない。「農民たちが一揆を起こすでしょう」とチャリティはウルヴァリンズに請け合った。遅かれ早かれ、どこかの地域の保健衛生官が独自の検査キットを工夫し、ウイルスを探しに出るだろう。そして大量に発見され、世間に衝撃を与える。カリフォルニア州、CDC、連邦政府は、面目が丸つぶれになる。いずれにしろ、チャリティがまだ地域の保健衛生官だったら、そういった行動を起こすだろう。

チャリティのささやかなスピーチのなかで、唯一このくだりには、男性メンバーたちから強い反論が出た。危機的な状況下で、地域の保健衛生局がCDCに従わないとは信じられなかったのだ。万が一、CDCが居眠りしていたとしても、カリフォルニア州が見過ごさないだろう。「みなさん、わたしのことをご存じないようですね。わたしは実際、地域の保健衛生官だったんです」。そう聞くと、一同はまた黙ってチャリティに耳を傾けた。

話し終わったとき、彼女は、うっかり言い忘れたことがあるのに気づいた。新しい上司やCDCについて、自分がどう思っているかをまだ伝えていない。CDCの実態を客観的に説明するのに夢中になって、感想を付け加えていなかった。ただ、現場の状況についてどんなにひどい想像をめぐらしても、実際はそれよりもっとひどい、と注意を促しておいた。遠からず、この電話会議での発言が外部に漏れて、上司と深刻なトラブルになるかもしれない。命令系統を無視して裏で動いていたと、非難されるのではないか。「振り返って、かなり辛辣なことを言ってしまったな、と思いました」

この最初の電話会議の直後、ジェームズ・ロウラーは保健福祉省から、日本へ飛んでほしいと要請を受けた。ダイヤモンド・プリンセス号に乗船している四三〇人のアメリカ国籍の乗客を降ろし、貨物機に乗せて帰国させるという任務だった。ロウラーは省の職員ではないが、二つ返事で受諾した。翌朝、友人でありウルヴァリンズのメンバーでもあるマイケル・キャラハンに電話して、同行してくれるよう誘い、七つの巨大なダッフルバッグに負圧ヘルメットを山ほど詰め込んで、ふたりで日本へ向けて出発した。この行動力を見て、チャリティは、ふざけた名称のこのグループに参加するかどうか、いたって簡単に決心がついた。「ロウラーたちの姿を見て、グループが好きになったんです。白書を書くよりも、行動を起こしていました」。もっとも、メンバーそれぞれをまだよく知らなかったし、向こうが自分をどう思ったか、発言をどう感じたかは、見当が付かなかった。しかし間もなく、メンバーのひとりからメッセージが送られてきた。「あなた、いったい何者??」。べつのひとりは、チャリティを「ウルヴァレット（ウルヴァリンの女性形）」と呼んでいた。

「彼女のことは、すぐに気に入りました」とカーターは振り返る。「〝やり手の女〟でした」

第九章　L６

「レッド・ドーン」のメールのトップに表示される名前が、しだいに数も重要性も増していった。チャリティはこれを「ザ・カーター・ショー」と呼んでいたが、当のカーターは、興味を惹く題材のほとんどを提供しているにもかかわらず、注目されることをいっさい求めていなかった。「わたしを見てくれ！」ではなく、いつも「これを見てくれ！」だった。カーターの分析を注意深く読んでいるなかには、多くの州の保健衛生官のほか、トランプ政権の現役職員や元職員たちも交じり始めた。国土安全保障担当顧問だったトム・ボサート、医務総監のジェローム・アダムズ、トランプのホワイトハウスの医師であり大統領顧問となったロニー・ジャクソンなどだ。少数ながら、保健福祉省の職員も加わった。たとえば、医療緊急事態への対応を担当するＡＳＰＲ（事前準備・対応担当次官補局）の責任者ボブ・カドレックがそのひとりだ。カーターが自室の机上で生み出した洞察力やデータを、政府高官がテレビやツイッターでさも自分が導き出したかのように発表するケースが相次いだ。それを見かねたチャリティが、「みんな、カーターの手柄を横取りしている」と憤慨したが、カーターはまったく意に介していないようすだった。むしろ逆に、「持っていきたいものがあれば、お好きにどうぞ」と促し、自分が書いたものに特別な権利は主張しないと言い張った。

電話会議も活気を帯びてきた。メールでは、みんなもっぱらカーターの思索に耳を傾け、週末に行なわれる電話会議では、めいめいが個人的な意見を述べた。おおやけにすると問題視されかねない意見でも、ここなら安心だと、誰もが思っているようだった。あまりのオープンさに、チャリティは少し戸惑った。電話会議に誰が参加しているのか、本当に何を言っても大丈夫なのか、じつははっきりしないからだ。「名乗らずにこっそり参加している人が、いつも一四人いました。何者なのかわかりませんでした」。のちになって、トニー・ファウチや、ホワイトハウスのスタッフ、大統領のコロナウイルス対策委員会のメンバーなどが電話会議に出席していたことが判明した。

どういう仕組みかはわからないが、電話会議におけるチャリティの発言が現実に影響を及ぼす場合もときどきあった。二月中旬のある電話会議で、チャリティは、CDCが「COVID‐19検査の実施対象は、中国への渡航歴があり、ICUに入院中のアメリカ人のみ」と定めていることを厳しく批判した。今回の感染症がすでにアメリカ国内で広がっているのは明らかで、いまや、中国へ行ったこともなく、症状もまったくない人たちが、街なかを歩いてウイルスをまき散らしている。少なくともインフルエンザ様症状がある人を地域の保健衛生局が検査するようにしなければ、感染拡大を防ぐことは難しい。チャリティはそう指摘した。それから一週間ほどして、CDCは検査対象者の幅を広げ、渡航歴のない重症患者も含めることにした。「小さな活字で脚注を添えるみたいに、ひそやかな軌道修正でした。きっと嫌々ながらだったんでしょう」とチャリティは言う。その日、カーターは、グループに宛てた長いメールの最後で彼女を祝福した。「チャリティ、お手柄でした。連中は、きみの脚注を採用しました」

ただ、チャリティがわからないのは、自分が電話会議で発言した内容が、どんなルートで意思決定者の耳まで届いたのかだった。いや、そもそも意思決定者とは誰なのだろう？　あるとき、この疑問をジェームズ・ロウラーにぶつけてみた。「結局、今回のパンデミックの責任者は誰なんですか？」。すると返事はこうだった。「いません。ただ、大まかには誰あたりが責任者なのかと問われれば、大まかには、われわれあたりです」

＊

パンデミックの大ざっぱな責任者らしき人たちがさらにグループの輪に加わるなか、カーターは、一四年前に自分とリチャード、リサ、グラス父娘が共同で発見した事実をあらためて説明し直すはめになった。二月初旬に送信したメールは、こう始まっている。「早期にターゲットを絞ってスイスチーズのスライスを積み重ねるように介入するという措置の意味を説明するために、いくつかのスライドをお渡ししたいと思います」。続いて、学校閉鎖やソーシャル・ディスタンスの確保などの効果を説明した。フィラデルフィアとセントルイスの感染結果の違いを指摘し、武漢がフィラデルフィアだとすれば、アメリカをセントルイスにするチャンスがあるのだと述べた。

そのあと、お気に入りのたとえ話に入った。「社会的な介入は消火器のようなものと考えればいいでしょう。火災を早期に発見できた場合（たとえば、コンロの上の油汚れが燃えただけ）なら有効です。ところが、火の手が広がって家の半分が燃えだすと、消火器を一本まるまる使い切っても、ほとんど効果は現われません（おそらく、窓から消火器を投げ入れるのと、効果は大差ないでしょう）。社会的な介入に踏みきるのが遅すぎると、マイナス面ばかりが目立ち、メリットがほとんどないわけです。したがって、迅速さが重要です。いかにして事態が悪化する前に実施するかが問題になります」。家が燃えていることにみんなが気づくころには、消火器では足りない。煙の臭いを察知する能力を身につけなければいけないのだ。

　カーターにしてみれば、ダイヤモンド・プリンセス号こそ、まさにそのかすかな煙の気配だった。アメリカの当局者たちは、煙を嗅ぎ分けられなかったのかもしれないし、嗅ぎたくなかったのかもしれない。多くの人々は、武漢における出来事を、中国で起こる珍事の一つにすぎないととらえているらしかった。「一〇〇〇床の病院を一週間で建てたなんて、本当ですかねえ?」と。中国発のデータは大ざっぱで信頼性に欠ける。それは事実だ。しかし、ダイヤモンド・プリンセス号の船内における〝火災〟の模様は、このうえなく鮮明だった。「二六六六人の乗客は、高齢者福祉施設や居住型介護施設に住む人たちと年齢的に（おそらく合併症の状態も）似ています」とカーターは書いた。「一〇四五人の乗組員は、若くて健康な人たちの典型といえるでしょう」

　カーターは、船の旅程表を取り出し、船内で起こった出来事を一日ずつ再現した。ダイヤモンド・プリンセス号は、一月二〇日に横浜を出港。五日後には香港に立ち寄り、八〇歳の乗客がひとり下船した。二月一日、まだ香港にいたその乗客から新型コロナウイルスの陽性反応が出た。クルーズ船は、寄港予定だった港から上陸許可を取り消された。二月三日、ダイヤモンド・プリンセス号はふたたび東京湾に入り、横浜港へ戻った。その二日後、陽性の乗客が一名見つかり、さらに二日後には六一名の陽性者が確認された。「考えてみてください」。カーターは二月九日に書いている。「もし、その八〇歳の男性が空路、アメリカにやってきて、五日間滞在したあと、帰国してnCoV（COVID-19）の感染が判明したら……わたしたちは通常のアプローチで六一人の患者を特定できたと思いますか？　詳細を見てください。この八〇歳の患者は中国本土の在住者でさえありません。わたしたちが定義するPUIの検査対象に入らなかったでしょう。クラスター全体が見逃されてしまっていたはずです」

この時点で、アメリカ国内ではCOVID-19の検査が行なわれていないに等しかった。FDA（食品医薬品局）は、州や地域の保健衛生官に対し、CDCが提供する検査キットを待つようにと言い続けていた。かたやCDCは、アメリカ人がこのウイルスに感染する危険性は非常に低いと主張していた。アマチュア疫学者が武漢で垣間見た現実を、国ぐるみで否定していたのだ。しかし、日本人は否定しなかった。警戒を強めていた。自国の研究所を活用し、クルーズ船に乗っている全員を検査する意向だった。それまでカーターは、マッチを持って暗い洞窟を探検しているような心持ちだったが、日本が投光器を導入しようとしていた。洞窟はクルーズ船だけではない。カーターは、自分の意識もまた洞窟なのだと感じていた。頭のなかに思い描いている武漢のイメージは、ニュース報道からつなぎ合わせたものにすぎず、現実ではない。自分の及ばない力によって歪められた光景だ。

「わたしたちは、つねに三角測量を行ない、つねに自戒していました。脳内のモデルが間違っているかもしれない、同じ間違いを繰り返してはいけない、と。患者を守れるか否かは、ほんの紙一重なんです」。かつてカーターは、患者の死亡につながる医療ミスを減らすため、防止策を何重にも重ね、穴をふさいだ。こんどはその手法を、自分の思考に当てはめたのだ。

東京湾に停泊中のクルーズ船には三七一一人が乗っていて、船室に閉じ込められている。もちろん、これが人工的な社会環境であることは、カーターも重々承知だ。船上のウイルスは、たとえばアメリカの都市とは違った広がりかたをするだろう。しかしそれでも、アメリカの都市部でウイルスがどう振る舞うかを予想するうえで、おおいに参考になる点があるはずだ——とりわけ、死亡率について。感染者のうちどのくらいの割合が死亡するかを計算するにあたって、分子だけでなく、分母まで確定できるのは珍しい。今回の新型ウイルスでは初めてのケースであり、おそらく唯一の機会だろう。感染者の人数を正確に把握できるのだ。

それから三日間で、船内の感染者数は六一名から一三五名に増えた。この数字には、カーターでさえ衝撃を受け、こう書いている。「信じられません。患者の急増に対して、わたしたちはまったく追いつけていません」。二〇〇九年に発生した豚インフルエンザの最初の一〇日間と、このクルーズ船のいままでの経過を並べてみた。豚インフルエンザが恐れられたのは感染拡大のスピードが非常に速かったからだが、今回の新型ウイルスはさらにはるかに速い。そのあと一〇日間で、数字はますます急激に増えていった。ロウラーとキャラハンが三二九人のアメリカ人を船から避難させた二月一六日には、感染者数は三五五人に達していた。二月一九日、初めて二名が死亡し、感染者は六二一人だった。その二日後、カーターは、日本の国立感染症研究所のホームページで、船内でのデータをまとめた現地報告書を見つけた。「なぜ誰もこれに注目しないのか理解できません。金鉱みたいなものなのに」

この報告書には、ウイルスの感染状況がこれまでになく詳細に記録されていた。誰が感染したかだけでなく、感染者の年齢、最初に症状が出た日時、船室を共有していた人数などの記載があった。その結果、陽性者の五一パーセントは無症状であることがわかった。しかしカーターは、この数字は鵜呑みにできないと考えた。多くの人は感染したばかりで、まだこれから症状が出るかもしれない。とはいえ、きわめて貴重なデータだ。過去、無症状の感染拡大に関する研究は行なわれていない。

クルーズ船の状況からわかるのは、今回の新型ウイルスは「見えない感染」を広げる力が強いことだ。武漢における感染率が非常に高かったことも、これで説明がつく。数日前、カーターは、グループに最近加わった人たちにマン渓谷の火災をあらためて伝える際、その理由をこんなふうに記した。「わたしが物事を理解する唯一の方法は、物語を通じて自分に言い聞かせることです。いま心配なのは、クルーズ船で起こった出来事が一種の予告編なのではないか、ウイルスがアメリカの医療システムに侵入したとき、似たような経過をたどるのではないかということです（言うまでもなく、介護施設のような、リスクの高い人たちが集まる施設がとくに不安です）。世間一般の人々が、間近に迫っている危機を理解しているとは思えません。マン渓谷の悲劇を覚えていますか？　わたしたちは現在、五時四四分に相当するところにいます。一分後には混乱とパニックに陥り、何かを準備するゆとりなどなくなるでしょう。その時を迎えてから慌てて対策を始めても、あのクルーズ船よりましな状況をつくれるかどうか疑問です」

ダイヤモンド・プリンセス号の現地報告書は、コミュニティ内のウイルスの感染拡大を詳細に時系列つきで伝えていた。これほどリアルな記録はかつてなく、今後も見られそうにない。報告書から得られた新しいデータを活かして、カーターは、脳内のモデル――中国のウェブサイトを読み始めて以来、少しずつ構築してきた物語――をあらためて点検した。ダイヤモンド・プリンセス号での感染率はおよそ二〇パーセント。一カ月も経たないうちに、各自の船室にこもっている人たちの五人にひとりが感染した計算になる。もっと自然な環境でもっと長期的に感染が広がるケースに当てはめるとしたら、ごく初期のまだ数字が低い時点にすぎない。しかし、それを勘案すれば、カーターの脳内モデルと一致する。あとは、死亡率を計算するだけだ。

武漢の場合、死亡率を計算するうえで厄介なのは、感染者数を正確につかめないことだった。こんど厄介なのは、クルーズ船で今後まだ犠牲者が増える恐れがあることだ。感染から死に至るまで三週間かかるかもしれないとみられ、カーターは三週間も待っていられないと思った。そこで、ふたたびアマチュア疫学に頼った。日本でも帰国先の母国でも、もし患者が重症化すれば、すぐにICU（集中治療室）へ搬送されるだろう。カーターは、関連ニュースを追い、患者のその後をたどった。獲物を執拗に追う奇妙なハンターの気分だったが、最終的には、ダイヤモンド・プリンセス号の乗客のうちICUに収容された人数を正確に把握できた。また、ICUに収容されたのち息を引き取った人たちは死因がすべて呼吸不全であり、死亡率は四分の一から二分の一だった。ダイヤモンド・プリンセス号の船内に残っている乗客も、ほかの乗客と同じ割合でICUに入ると仮定することで、今後の死亡者も含めて致死率を大まかに推定できた。

この船の感染致死率は一・五から二パーセントだろう、とカーターはにらんだ。乗り合わせた人々の年齢層は、アメリカの人口分布と比較すると、高いほうに偏っている。そこで、アメリカ人を年齢層別に分け、それぞれに異なる死亡率を当てはめて調整した。その結果、アメリカ国内の感染致死率は〇・五から一パーセントと出た。

武漢の状況にもとづくアマチュア疫学は、ダイヤモンド・プリンセス号の顚末（てんまつ）をみごとに言い当てていた。二月二八日、カーターはこう書いた。「このデータがあれば、当局者を説得できる可能性が高いと思います。憂慮すべき事態であり、あらゆるＮＰＩｓ（社会的介入）を準備する必要があるとわかるはず。あとは、タイミングだけです」。一九一八年のセントルイスは、最初の患者が発生してから一週間後に社会的な介入に踏みきった。フィラデルフィアは三週間待った。アメリカ国内ではすでに、セントルイスよりも、さらにはフィラデルフィアよりも遅れている都市がある。「脳卒中や急性冠症候群を扱うなら、時間＝細胞死です。同様に今回は、時間＝感染者と肝に銘じなければいけません」

カーター自身は、ウイルスに対して正しいメンタルモデルを持っている。問題は、国のメンタルモデルとリーダーシップだ。カーターの目に見えているものに対し、連邦政府は行動を起こす気がないらしいことが、日を追うごとに明らかになっていった。二月二六日、トランプ大統領は記者会見で、ウイルスに感染したアメリカ人はわずか一五人だとし、「一五人の感染者がいて、この一五人が二、三日のうちにほぼゼロになれば、われわれは非常に手際よく対処したことになる」と述べた。翌日の夕方、ホワイトハウスでアフリカ系アメリカ人のリーダーたちと会合を開いたあと、質問を受けたトランプは、「もうすぐ消えるだろう。ある日突然、奇跡のように消えるはずだ」とだけ語った。一方、CDCは、本来あるべき姿から五歩は出遅れていた。三月一日、他国からの入国者にウイルスの症状がないかどうかをスクリーニングすると発表した。これに対しカーターは、「わたしなら、渡航制限や渡航審査で時間を無駄にしないでしょう」と書いている。「すでにアメリカは、ヨーロッパ諸国と同じくらい感染が広がっています」

刻一刻と過ぎていく時間が、死亡者数に反映されかねない。にもかかわらず、深刻な脅威であるとカーターが確証を得てから一週間経つというのに、何も変化していなかった。「きわめて聡明な人たちが、データに惑わされているようです」と彼は三月初旬に書いている。「感染者の八〇パーセント以上が軽症、全体の致死率は〇・五パーセント程度と聞いて、たいしたアウトブレイクではないと軽視してしまっています」。軽度の流行と思い込んでいる人々の意識を一変させるため、カーターはいくつかの数字を弾き出した。クルーズ船が示唆するうちで最も控えめな数値、すなわち感染率二〇パーセント、致死率〇・五パーセントを当てはめた場合でさえ、国内で三三万人の死者が出る見通しだ。

カーターは元来、攻撃的な性格ではない。車に追突されても、「自分が急にブレーキをかけすぎたせいではないか」と考えるようなタイプだ。どんなトラブルや論争に巻き込まれても、相手の立場に立って物事を見る。だから、三月中旬の精神状態は、カーターとしては珍しい。「このメールグループのメンバーには、HHS（保健福祉省）のアドレスがずいぶん多く見受けられます」と一一日に書き送った。「ここ数週間の議論のあいだ、みなさんはほとんど沈黙を守っていましたが、わたしが送信した文章を読んで、ぜひ、上司に報告してください。（中略）この重大な瞬間にわたしたちが何をしたか、何をしなかったかは、長く歴史に残るはずです。いまは行動する時機であり、黙っている場合ではない。このアウトブレイクは、魔法のように自然に消えることはありません」

カーターはよく、二週間後の自分を想像して、その自分にこう問いかけてみる。「きみが知っている未来にもとづくと、二週間前、どんな行動をとっていればよかったと思う？」と。パンデミック発生の当初、この質問に答えるのは非常に難しかった。少なくともウイルスの増殖率がわかれば、二週間後の状況を予測するのは困難ではない。現在の感染者数の数倍だろう。ところが、ウイルス検査を実施する意欲も能力もないとなると、数字は衝撃的に跳ね上がる。ちょうどイタリアがその例だ。二月二〇日の時点で、イタリア全土で発見されたCOVID-19の感染者は合計三名。重篤な患者はいなかった。しかし三月一三日には、感染者数が一万七六六〇人に達し、一三二八人がICUに収容され、一二六六人が死亡した。「もしCDCがガイダンスを出せたとしたら、二月二一日、イタリアへどんなアドバイスを送ったでしょう?」とカーターは書いている。「CDCだったら、イタリア国内の状況をどう説明したでしょうか? CDCが定義する広範な地域感染に当てはまっていましたか? わたしはそうは思いません。CDCのモデル分析では、〝静観〟を推奨したに違いありません」

カーターはCDCの関係者たちにメールを送ったものの、「全員が口を閉ざしていました。まるでブラックボックスでした」。三月一五日、CDCが「今後八週間は五〇人以上の集まりを避けるべき」「学校は通常どおり」と提言したのを受け、カーターは腹を立てた。「五〇人が一時間ともにするのを禁じる一方で、何十万人もの子供たちが八時間もいっしょにいることを許可するなど、常識では考えられません」と書いている。「CDCにはテレビに出て説明してもらいたいものです。説明できるものなら」

自分自身が抱えるメンタルモデルの少なくとも一つが、現実を見る目を歪めてしまっていた、とカーターは気づいた。すなわち、連邦政府に誤ったイメージを持っていた。政府は一般市民に今後の備えを促してくれるものと思い込んでいたが、現実には、備える必要などないと促している。三月上旬のある朝、カーターは妻のデブラと連れ立って、アトランタ郊外へ買い物に出かけた。数カ月前なら、食料品だけ買って帰るところだが、今回は、もうすぐ品薄になるとカーターがにらんだものを買いだめするのが目的だった。デブラが買い物をしているあいだ、カーターは周囲を観察した。「妻にこう言ったんです。『見ろよ、みんな呑気なもんだな。あと一、二週間で何もかも変わってしまうのに。誰ひとり、これから起きる緊急事態を知らない』。妻はわたしをしばらく見つめたあと言いました。『もしかすると、いいことかもしれない――何が起こるのか、知らないほうが幸せかも』」

＊

チャリティ・ディーンは、長年、現場の実情に合わせたメンタルモデルを持って生きてきた。彼女のモデルは二つの仮定のうえに成り立っている。一つは、もうすぐ何かが起こるということ。もう一つは、CDCがそれに対処しないことだ。CDCは、自分自身に都合のいい嘘を流す人に似ていると思う。もっとも、自分はフランス語がぺらぺらだと言い触らし、みんなを信じ込ませる人がいたとしても、べつに目くじらを立てる必要はない。じつは体育の授業で数回パスを受けただけなのに、高校のアメフトチームでワイドレシーバーとして大活躍したと自慢する人がいても、これといって実害はない。しかしCDCは、自分たちこそ戦場の司令官であると――つまり、パンデミックの際にはCDCが指揮を執ると――世間に思い込ませていた。なぜそんな虚妄が定着したのか、チャリティは知らないし、関心もない。

チャリティが関心を持ったのは、国を救うために陰で尽力している、愛国者たちの非公式なグループだ。彼らを思うと、想像力が掻き立てられ、気持ちが高ぶってくる。「カーターとの出会いは、わたしの人生を大きく変えました」と彼女は言う。「わたしは頭がどうかしているのでは、という思いを一掃してくれました。気が楽になり、反骨精神に火がついたんです」。心機一転したおかげで、CDCの代理人であるかのように振る舞う上司に、正面から嚙みつくことができた。ある日の出勤時、チャリティは、ダークスーツにローヒールといういつもの戦闘服を脱ぎ捨てて、スニーカーと「Not Today Satan（きょうは怖いものなし）」と胸にプリントされたTシャツを身に着けた。「反抗心むき出しでした」と彼女は振り返る。「わたしは上司のオフィスにつかつかと入って、カーターのグラフを机の上に置きました」

チャリティは「パンデミック」という言葉を堂々と使い、計算結果をホワイトボードに残し、立ち寄って眺めるよう、ほかの人に勧めた。さらに、上司からの「意見や提案をメールに書いてはいけない」という命令も無視した。「メールのほうが、しっかり記録として残りますから」。チャリティはメールに意見を明記し始めた。たとえば、二月二八日にワシントン州で初めてCOVID-19の症例が報告されたが、中国からの渡航やウイルス感染者との接触では説明がつかなかった。同州のシアトルでウイルスの市中感染が始まっているのは明らかだった。そこでチャリティは上司にメールを書き、西海岸のカリフォルニア、オレゴン、ワシントンの各州がこの機会に手を組むことを提案した。ＣＤＣが有効なＣＯＶＩＤ－19検査キットをつくるまで待つのではなく、自前の研究所を活かして独自の検査キットを開発するのだ。この三つの州で力を合わせれば、国内のどこかの州が単独でやるより高い信頼性を実現できるだろう。「上司は夜の九時に電話をかけてきて、メールの文面に関して怒鳴り散らしてきました」

チャリティの「感染症おたくバイブル」は日に日に分厚さを増し、一種の武器になっていった。アメリカの医学専門誌からの選りすぐりの論文に加えて、カーターとリチャードが書いた一九一八年のパンデミックに関する二つの論文のうちの一つや、ボブ・グラスが娘とまとめた、モデルを活用してさまざまな社会的介入の効果を研究するための論文などが収められていた。上司がチャリティを出席させたくない会議にも強行参加し、この分厚いバインダーを音を立ててテーブルに置き、自分の到着を知らせた。ドスン！　このバインダーの中身に周囲の人たちがあまり興味を示さないことに、チャリティは衝撃を受けた。たとえば、一九一八年に起きたパンデミックの分析。インペリアル・カレッジ・ロンドン所属のニール・ファーガソンが当時の状況を考察した最新報告を発表すると、同僚たちは耳を傾ける（チャリティからみれば、カーターがメールにつづっていたのと同じ内容を学術的に書き直しただけなのだが）。しかし、この前回の対策遅れからわが国が何を学ぶべきかを示そうとすると、とたんに、狂信者に感化されて正気を失ってはいけないとばかり、警戒心をあらわにするのだった。「一九一八年の人々が現代人より知識豊富なはずがないという傲慢さ、あるいは不本意さが、根底にあるのだと気づきました。一九一八年のアメリカがわれわれに教えてくれることなど何もない、と見下していたわけです。本当は、先人に学ぶべきなのに」

ここに来てチャリティは、カリフォルニア州に五八人いる地域保健衛生官のうち二〇人と個人的に連絡を取り合っていた。どの人とも何らかのかたちで知人であり、チャリティ自身、同列の仲間とみていた。この二〇人から、現場の情報が安定的に入ってきた。その代わり、チャリティは、連邦政府や州政府の怠慢を補うために、地域保健衛生官が何をすべきかを伝えた。たとえば、州の研究室でＣＯＶＩＤ‐19検査キットをつくり、みずからの判断で活用していくべきだ、と。「要するに、大胆な自発的行動を勧めました。州の保健衛生官たちは、いわば〝チームＣＤＣ〟だからです。彼らからさかんに『どれくらいひどい事態になるのか』と質問されたので、わたしは『最後の審判の日くらい』と答えました。すると、『州政府からそんな話は聞いていない』と驚いていました」

チャリティは、新型ウイルスを封じ込めるために州が何をすべきかを心得ているつもりだった。二月末まで頭のなかにあった計画に従えば、ウイルスによる被害を食い止めるどころか、ウイルスを封じ込めることも可能だと思っていた。チャリティがめざしていたのは、「減速」ではなく「収束」だった。「わたしはウイルスをコントロールしたいわけではなくて、打ち負かしたかったんです」。ウイルスに勝ちたいとの思いは、戦略というより、彼女の性格の表われだった。だから、インフルエンザのシーズンが来るたび、ことしは監視すべき危険な変異がないと明らかになったとたん、興味を失ってしまう。ウィンストン・チャーチルの伝記にしろ、ミュンヘン協定の先を読む気にはならない。ドイツを封じ込める話ではなく、懐柔する筋書きへ移ったからだ。

新型コロナウイルスに関しては、すでに、多くの国が封じ込めに向けて動きだしていた。チャリティは、そんな諸国に敬意を覚えた。それを見習おうとする良識がアメリカにあればいいのに、と思った。カリフォルニア州は、ほかの州との境界を封鎖したうえで、どの地域でどのくらい感染が広がっているかを細かく把握すべきだと、彼女は考えていた。検査制度をオープン化して、あらゆる微生物研究所が独自の検査キットを開発できるようにしたほうがいい。インフルエンザに似た症状で病院を訪れた人は全員、検査するべきだ。もし彼女が全権を握れたら、アジア諸国が採用しているきわめて賢明な戦略の数々をカリフォルニア州に導入するだろう。タイでは、入国者にGPSリストバンドの装着を義務付けている。これにより、隔離のルールを徹底できると同時に、ルールを守らない人がいた場合も、濃厚接触者を簡単に割り出せる。シンガポールでは、入国者全員が隔離対象となり、司法官が隔離場所まで同行して、一四日間の隔離を確実に見届ける。「結核対策の場合は、そういう措置がふつうです。看護師が患者をホテルの部屋まで連れて行き、保安官が監視します。封じ込められる可能性があると思ったら、そうするしかありません。そんなのは無茶だと言う人がいますが、結核に関しては当たり前にやっているんです」

日本は、連絡先の追跡方法を工夫している。ダイヤモンド・プリンセス号を間近で観察したせいか、公衆衛生当局は、スーパースプレッダー（他人への感染力がきわめて強い患者）がCOVID-19の爆発的な感染拡大に大きく寄与している点を早くから見抜いていた。たとえば、インフルエンザの場合よりもはるかに、スーパースプレッダーの役割が大きい。なぜなのかは不明だが、それはどうでもいい。理由などあとで究明すればいいし、CDCが論文で書けばいいだろう。現実問題として、ひと握りの割合の感染者が、ウイルスの蔓延に多大な貢献をしているのだ。ほとんどの患者は誰にもうつさないのに、ごく一部の人が二〇人に感染させる。日本の当局は、あらたな感染者を発見した場合、その人にここ数日間の接触者リストを書かせ、誰にうつした可能性があるかを調べるなどという、無駄な手間はかけなかった。なにしろ、COVID‐19ウイルス保有者のほとんどは、他人にうつさないのだ。代わりに、その感染者がさらに以前に濃厚接触した人たちを挙げさせた。つまり、その新規患者に感染させた源をたどれば、スーパースプレッダーを見つけ出せるかもしれない。スーパースプレッダーを特定できれば、次のスーパースプレッダーが動きだす前に阻止できる可能性が出てくる。大きな火事が起きる前に、火種をつぶすことができるわけだ。

州知事が毎日テレビ会見を開くべきだろう、とチャリティは考えた。その場を使って、市民からの質問に答える。と同時に、ウイルスを封じ込められないと判断した場合には、学校閉鎖や集会禁止などのさまざまな社会的な介入を、いつ、何のために行なうのかを詳しく説明すべきだ。「肝心なポイントは、二〇〇七年のパンデミック対策計画に盛り込まれています。たとえ悪い知らせでも、正直に話せば、世間も対応してくれるでしょう。人々が嫌うのは、曖昧さです。『現在の立ち位置はここです。これから非常に悪い状況になることを、みなさんに理解していただかないといけません』と明らかにすべきです。今後どうなるのかを伝えるんです。そうすれば、世間の人たちは感情に従って準備に入ります」。ある夕刻、チャリティは勇気を振り絞って、上司のソニア・エンジェルのオフィスへ出向き、以上の提言に加え、カリフォルニア州の最高保健衛生責任者であるエンジェルが州知事にどう言うべきかを伝えた。「『計画を立てるか、いますぐわたしをクビにするか、どちらかを選んでください』と州知事に訴えるべきです。『計画を立てて、うまくいかなければ、そのときわたしを解雇すればいいでしょう』と」。しかしその時点で、チャリティは、州保健衛生官の仕事の奇妙な一面を見た。「カリフォルニアにおける州保健衛生官の任務は、誰かをクビにすることなんです」

州保健衛生官がその任務を拒んだ場合、どんな展開になるかが、チャリティの眼前で明らかになっていった。二月一九日、カリフォルニア大学デービス校メディカルセンターに、ひとりの患者が入院した。症状があるものの、渡航歴なし。となると、CDCの検査実施基準を満たしていない。いずれにしろ、この病院には検査をする能力がなかった。いやそもそも、サクラメント郡には検査を実施できる人が誰もいないのだった。「当時、ジンバブエですでに検査が可能だったのに、カリフォルニアでは、CDCのせいで検査ができなかったんです。ジンバブエですよ！」。その病院は二月二三日、アトランタのCDCへ検体を送った。やがてCDCから陽性の検査結果が返ってきたものの、二月二六日になってからだった。その段階に至っても、CDCは、地域社会での市中感染とはみなさず、中国やクルーズ船からカリフォルニアに戻ってきた人の検査結果と同列に並べて、とくに注目しなかった。やがて、カリフォルニア州立研究所のデブ・ワドフォード所長が、この重大な見逃しに気づいた。二月一九日から二月二六日までの七日間、件の病院で働く人々は、知らないうちに新型コロナウイルスにさらされていた。本来なら、ウイルスが外部からの脅威ではなく、すでに国内で人から人へ感染している事実を、この七日間のうちに把握できたはずだ。

二月二三日は日曜日だった。翌朝、ソニア・エンジェルは、カリフォルニア州の五八郡の保健衛生官と電話会議を開いた。「身内だけの会議でした」と保健衛生官のひとりは回想する。「お互い見知った保健衛生官のほかは誰も参加していません。なのに、会議を招集したソニアは、非常によそよそしい態度でした。『このたびの件については、みなさんに詳細をお伝えすることが許されていません』と言いました。一同は、『ええっ⁉』と、あっけにとられました」。州の保健衛生官がほかの保健衛生官に症例の詳細を伝えることを禁じる法令など存在しない。医療プライバシー法が当てはまるケースでもなかった。その時点で、例の患者はカリフォルニア大学デービス校メディカルセンターのICUに移され、人工呼吸器を装着していた。保健衛生官たちは、その女性患者の症状と進行状況を知る必要があった。女性の連絡先や身元を把握しておかなければいけない。人命を救うためには、あらゆる種類の情報を細かくつかみ、一方で、新しい病原体に対抗するための人手や資金を集めなければならないのだ。その患者はソラノ郡在住で、周辺の郡の保健衛生官たちは憤慨した。「わたしは裏切られた思いでした。州と地域の保健衛生官のあいだでなされるべきことがまったく理解されていませんでした」とひとりは証言する。さらに、エンジェルについてこう評している。「あの人は、会議の開始早々、失敗しました。あの瞬間から、誰も彼女を信用しなくなりましたから」

トランプ大統領は、「州ごとにめいめい対処してもらいたい」と発言した。しかしあの一回の電話会議を通じて、ニューサム州知事率いる州政府も、「郡ごとにめいめい対処してもらいたい」と地域の保健衛生官たちに伝達したのだった。彼らは、チャリティが地域保健衛生官として働いていたころ思い知らされたのと同じ教訓を学ぶはめになった。すなわち、「誰もあなたを助けには来ない」。

チャリティは、上司のせいで電話会議から排除されていたため、地域保健衛生官たちから次々に電話を受け、大声で不満をぶちまけられて、初めて事の成り行きだけ知った。しかしそのあと、CDCが奇妙な方針転換をした。いままで新型ウィルスの脅威を軽視していたのに、まるでウィルスの封じ込めなど不可能だったかのように振る舞い始めたのだ。ここ二カ月間、CDCは「アメリカ人に対するリスクは低く、国内における市中感染の証拠はない」と、同じせりふを繰り返してきた。けれども二月二五日、そのおとぎ話は通用しなくなった。カリフォルニア大学デービス校メディカルセンターに入院中の例の患者について、アトランタにあるＣＤＣの研究所が、ＣＯＶＩＤ－19の陽性反応を確認したからだ。この患者には海外渡航歴がない。同日、ＣＤＣのナンシー・メソニエが記者会見を開き、この感染症の拡大は避けられないと述べた。「この先、同様の症例が発生するかどうかの問題ではなくなりました。いつ発生し、国内でどれだけの人数が重症化するかが問題です」。株式市場が一一〇〇ポイントも下落し、トランプ大統領が激高したため、ＣＤＣのほかの面々は恐れをなして口をつぐみ、メソニエを殉教者に仕立て上げた。マイク・ペンス副大統領のオフィスからは、「今後、保健福祉省の誰ひとり、国民を不安にさせるような発言をしてはならない」という命令が出された。しかし、間もなく巷では、「感染拡大は不可避」とするメソニエの言葉は勇気ある発言だった、と受け取られ始めた。チャリティには、この発言は、ＣＤＣが努力もせずに失敗したことをうやむやにしたがっているだけに聞こえた。ソニア・エンジェルが局所的感染のケースについて詳細を明かしたがらなかったのも、この記者会見まで時間を稼ぎ、ＣＤＣがさも状況を正しく把握しているように見せかけたかったのかもしれない。チャリティはそう感じた。

もうそのころ、チャリティと上司は、どうしても話さなければならないとき以外は口をきかない関係になっていた。しかし突然、そんなことはどうでもよくなった。チャリティの意見に耳を傾けてくれる、別の、もっと重要な人物が現われたからだ。三月初旬、「レッド・ドーン」の電話会議で、カリフォルニアをはじめとする全米の各州がどう対処すべきか、チャリティが考えを述べている最中、聞き覚えのない声が響いてきた。「わたしはケンという者ですが」。ケン・クチネリ。国土安全保障省の副長官であり、トランプ大統領の新型コロナウイルス対策チームのメンバーでもある。「ケンはこう言ったんです。『チャリティ、きみがこの一連の措置を推進してほしい。これができるのは、きみだけだから』」。急な展開に、チャリティは驚いた。「正しい措置をとってもらいたいと頼む口調ではありません。さっさとやれ、とわたしを怒鳴りつけんばかりでした。つまり、ホワイトハウスは正しい措置をとらないだろうと言っているも同然でした。ホワイトハウスは国を守らないだろう、だからカリフォルニア州がリーダーシップをとらなくてはいけない、と」。この瞬間、一連の電話会議をホワイトハウスの内部者が聞いていたことを初めて知った。と同時に、最高機関に属する人たちが、途方に暮れ、絶望していることを知った。「ケンは国土安全保障省の副長官です。大統領とじかに自由に話せます。なのに、国を救うため、どこの馬の骨ともわからない若い金髪女ひとりに頼るなんて。信じられません」

システムは解決策を模索しているが、解決にはシステム内の誰かが勇気を振るう必要があり、なおかつ、システムはその勇気に報いることができない。勇気が必要、でも報われない、というジレンマの無限ループに陥っているのだった。チャリティには無縁の思考回路だったが、システムがふたたび、非公式ながらも彼女のもとに戻ってきて、リーダーシップまで期待していることは感慨深かった。三月六日、ニューサム州知事が、新型コロナウイルスについて話し合うべく、一〇〇人の州の上層部を集めて会議を開いた。上司のソニア・エンジェルはチャリティに、知事への説明は自分がやっておくから、あなたは出席しないほうがいいと言った。「あなたの出番はないので、行く必要はありません」。チャリティは、この上司が聴衆の前に立って現状を正しく説明できるとは思えなかった。「何かが起きて、あの人にはやり遂げられない予感がしたんです」。案の定、当日の朝、電話がかかってきた。エンジェルは会議に参加できないという。ぎりぎりになって、チャリティに代役を頼んできた。

チャリティは会議で二〇分ほどのスピーチをした。カーターの考察を読んだことのある人なら当たり前に知っているような内容だ。「これからこんな事態になって、こういう選択肢がある、といった話でした。ただの算数です。でも、わたしがここまで声を大にできたのは、カーターのおかげです」。ニューサム州知事などから、四五分間にわたって質問を受けた。終わったあと、二〇人くらいの人がチャリティに話しかけてきた。ひとりが言った。「驚きましたよ。正しい対処法を知っている人がいるみたいですね」。数日後、カリフォルニア州の緊急サービスを統括しているマーク・ギラルドゥッチから電話を受けた。

COVID‐19に襲われたもう一隻のクルーズ船、グランド・プリンセス号から乗客を下船させるから、オークランドまで来て監督してほしい、との依頼だった。「屋根裏部屋にいたきみを救い出したのは、じつはわたしです」と、彼はのちにチャリティに打ち明けた。なるほど、とチャリティはのちになって納得した。

オークランドへ赴いたところ、FEMA（連邦緊急事態管理庁）のテントのなかの一角にホワイトボードがあり、ニューサム州知事の重要なアドバイザーたちがいた。チャリティは、感染拡大の計算方法を教えたいと申し出て、感染者数がネズミ算式に驚くほど急増するからくりを説明した。多くの患者に症状がなく、検査もできないとなれば、なおさら拡大のスピードが速いだろう。ウイルスから得られる唯一の明確なシグナルは、死亡者数だ。最初は、ひとりだけの死亡。それほど大問題ではないように思える。しかし、ウイルスに感染した人の〇・五パーセントしか死なないと考えると、ひとり死ぬとき陰には一九九人の感染者がいて、市中を徘徊していることになる。カリフォルニア州で最初の犠牲者が出た一カ月前には、二〇〇人の患者がいたわけだ。その二〇〇人の患者からどのくらいの速さで拡大したかを考えなければいけない。世界一のアマチュア疫学者、カーター・メシャーの名前は出さなかったものの、チャリティの頭のなかには彼の声が響いていた。分析により、ウイルスの感染者一名が、二名ないし三名を感染させていることが判明した。

慎重を期して増殖率を三と仮定すると、毎週、感染者の数は三倍になる。免疫力が皆無として、カリフォルニア州の人口に当てはめると、きょうから七週間後には患者数が一一八〇万九八〇〇人に達する。そのうち一〇パーセントほど、つまり一〇〇万人以上のカリフォルニア住民が病院のベッドを必要とし、〇・五パーセント、すなわち五万九〇〇〇人あまりが死亡する。

すべては、ひとりの死から始まる。そう、たったひとりの死ではあるが、よく見ると、単純な出来事ではないとわかる。マン渓谷の斜面をせり上がってくる火災に似ている。「これは机上の空論ではありません」とチャリティは聴衆に語りかけた。「実際に起こり得ます。一九一八年に起こったことです」

もちろん、国家がウイルスを阻止するために何もしなければ、だ。カーターはよく、「勢いの弱まらないパンデミックは存在しません」と言う。たとえ政府が手をこまねいていても、世間の人々はウイルスを意識し、社会的な行動を調整する。ただ、人々がどう行動しようと、ワクチンか集団免疫が得られないかぎり話は終わらない、とチャリティは説明した。ワクチンが完成するめどは立っていない。集団免疫を獲得するために必要な感染割合は、簡単な計算式で割り出せる（式は「$1-1/R_0$」、R_0は基本再生産数）。この式からいえるのは、要するに、伝染性の高い感染症ほど、より多くの人が感染するまで集団免疫は得られないということだ。麻疹のR_0は、高い場合は一八。とすると、麻疹が広がらなくなるには、人口の九五パーセントが免疫を獲得する必要がある。だから、人口の九五パーセントに麻疹のワクチンを接種することが目標になっている。COVID-19の感染を止めるには、カリフォルニア州の住民の三分の二が感染しなければならない。

ホワイトボードに数字を羅列したにすぎないが、少なくとも州知事の上級アドバイザーたちの注意を引けたらしいと、チャリティは手応えを感じた。数日後、カリフォルニア州保健福祉長官のマーク・ガーリーから電話があった。このガーリーこそ、州の保健衛生局の責任者にソニア・エンジェルを起用した張本人だ。一月から二月にかけて何度も、ガーリーはチャリティに「命令系統を守り、言いたいことがあれば直属の上司に伝えるように」と警告してきた。ところが今回の電話は、「これからはわたしに直接報告しなさい」というものだった。

*

三月なかば、トッド・パークという名のテクノロジー起業家が、ニューサム州知事の経済顧問を務める友人に、「何かあったらいつでも連絡をくれ」とメッセージを送った。マスメディアなどにさほど取り上げられていないが、じつはパークは、一〇億ドル規模の健康医療テクノロジー企業を三社も設立し、オバマ大統領のもとで三年間、国の最高技術責任者を務めた人物だ。他人の失敗をそれとなくカバーする謙虚な才能を高く評価されており、みずからは表舞台に出たがらないものの、表舞台に立つ人たちから信頼されていた。

ニューサム州知事の経済顧問はさっそくパークに電話をかけ、新型コロナウイルスに州がどう対処すべきかを検討するうえで力を貸してほしいと頼んだ。パークは、オバマ政権で活躍したふたりの男を抜擢した。ひとりは、医師からベンチャー投資家へ転身し、オバマ大統領に医療関連のアドバイスをしていたボブ・コッチャー。もうひとりは、オバマ政権で初のチーフデータサイエンティストを務めたD・J・パティルだ。* パティルは、シリコンバレーの優秀なプログラマーを集めてチームを結成し、計画策定と予測に役立つデータの収集をすぐさま開始した。数日後には、ICUの病床数はもちろん、有料道路の料金所や携帯電話会社からのデータがそろい、州内の人々の移動状況が把握できるようになっ

*D・J・パティルについては、わたしの前著『The Fifth Risk』で紹介した。リンクトインを通じてある友人と共同作業をしているうち、経済分野の新しいタイプの職務の説明が必要になり、「データサイエンティスト」という新語を生み出した。

た。作業に協力したジョシュ・ウィルズ（スラック・テクノロジーズの元チーフデータエンジニア）はこう話す。「万事うまくいっているあいだは、誰もデータなど気にしません。人々がデータを気にするのは、最悪の事態になったときだけです。『どうしよう、どうなっているんだ？　データが必要だ！』となるわけです」

アメリカ政府全体のデータや技術を管理していた人たちが、カリフォルニア州のためにボランティアとして働いてくれたのだ。パーク、パティル、コッチャーの三人はサクラメントへ向かい、ニューサム州知事の技術顧問であるマイク・ウィルケニングに会った。ウィルケニングは、チャリティがスピーチした場に居合わせたひとりで、彼女がホワイトボードに計算式を書き、新型コロナウイルスがいつ、どのようにカリフォルニアで爆発的に流行するかを説明していく姿を見た。パークとパティルは、データを分析するモデルの作りかたは知っていたが、伝染病についての知識がなかった。ウイルスの増殖率、入院率、感染致死率などを適切に設定しなければ、収集済みのデータを意思決定に役立てられない。「中国と二隻のクルーズ船、それにイタリアの初期の統計しか参考データがありませんでした」とパティルは言う。また、ウイルスについてだけでなく、学校を閉鎖したり、大規模な集会を禁止したりするなど、さまざまな政策が感染に与える影響についても、専門知識を踏まえた推測を行なう必要があった。「公衆衛生の優秀な専門家が欲しいとウィルケニングに伝えたところ、『うってつけの人を知っている』との返事でした」とパークは振り返る。「それが、チャリティだったんです」

ふたりはチャリティの居所を突き止めた。だだっ広い州庁舎のなかの会議室にいた。「信じられないほど分厚いバインダーを持っていました。一月初旬から資料を集めていたんだそうです」とパークは言う。チャリティはふたりに対し、一九一八年に起きたことや、わずかにかたちを変えてふたたび起きていることを説明した。また、六週間前に、ウイルスの重要な特徴をかなり正確に突き止めてあり、それを活かして将来を予測できそうだと伝えた。ここ六週間、世界一偉大なアマチュア疫学者と議論を続けている事実には触れなかった。パークとパティルは、おもに聞き役にまわり、ときどき質問を発した。途中、パークはパティルにささやいた。「この女性は〝L6〟だな」

パークは、連邦政府に勤めていたころ、技術的な危機を次々に乗り越えなければいけなかった。そうするうち、ある不思議な法則に気づいた。どんな大きな組織でも、危機を解決するのは、おおやけに重要な地位を占める人物ではなく、組織ピラミッドのずっと下にいる無名の従事者であることが多い、という法則だ。たとえば、ある日、国務省が使用していたビザ申請用のソフトウェアが機能停止してしまった。一日じゅう、アメリカ政府はビザを発行できない事態に追い込まれた。原因究明のため、パークはチームを派遣した。

「そのチームから電話で報告があったんです。『どこが壊れたかをまともに理解していたのは、責任者たちから数えて階層が六つ下の、受託業者のふたりでした』と」。階層（Layer）が六つ下、すなわち「L6」。組織の下方に埋もれていた人が、突然、声を上げたのだ。緊急時、耳を傾けなければいけないのは、その声だった。「チャリティは担当から外されているようすでした」とパークは言う。「明らかに、この瞬間のために人生のすべてを捧げて準備してきたのに、手伝うことを許されず、とてつもない不満を感じていました」

チャリティと数時間過ごしたあと、パークとパティルは、カリフォルニア州のために自分たちができるのは、チャリティの思いをニューサム州知事のデスク上に届けることだと確信した。「わたしたちの仕事はただ一つ。チャリティが数理モデルを通じて説明できるようにすることでした」とパークは振り返る。「チャリティの頭のなかにあるすべてを知事に手渡すのが、任務だったんです」。パークはチャリティに告げた。「心配いりません。わたしたちは、あなたを見つけるためにここへ派遣されてきたんだと思います」

チャリティとしても、ありがたかった。事実、チャリティはL6だったからだ。L1であるニューサム州知事とのあいだは、およそ四つの階層の官僚主義で隔てられている。ただし、チャリティは、気弱とはとうてい呼べない精神の持ち主だ。カリフォルニア州政府のなかで誰よりも感染症の封じ込めかたやコントロール方法を知っていて、存在を他人に発見してもらえるまで待っているような人間ではない。か弱いスミレの花ではなく、派手な演出の「歌う電報」を添えて配達される大きな赤いバラの花束だ。抑えつけられようが、はねのけて存在を示す。そんなチャリティでさえ、発掘が必要な人材と化してしまっていたのだから、大きな組織とそのなかに埋もれたＬ６の存在については、深く考えさせられる。

チャリティは、じつはコンピュータを信用しておらず、ホワイトボード上での計算を超えた数理モデルには不安を感じた。彼女が心配そうに見守るなか、パークとパティルは協力して、ジョンズ・ホプキンス大学で開発された疾病予測モデルのコードを書き換え、実行速度を上げ、カリフォルニア州に関するさまざまなデータを組み込んだ。もっとも、何がどうなっているのやら、チャリティにはさっぱりわからなかった。だが、チャリティ（とカーター）がウイルスについて知っている、あるいは知っていると思っている特徴を入力した結果、新しいコンピュータモデルは、チャリティらの想像どおりの災厄が訪れることを予測した。それを見て、チャリティは不思議な安堵を覚えた。数理モデルの計算結果は、ＣＤＣやホワイトハウス、さらにはカリフォルニア州の公式見解と根本的に異なっていた。

パークがサクラメントへ赴く前、ニューサム州知事のアドバイザーから、公衆衛生部門の担当者が作成したエクセルシートが送られてきた。そこには、州内にある七万五〇〇〇の病床で対処しきれないほど感染者が増えることはあり得ない、と示されていた。「誰が作成したのかわかりません」とパークは言う。「でも、すべてが間違っていました」。パークたちの新しい数理モデルによれば、ウイルスの拡散を最小限に抑えるための対策をとらないかぎり、五月中旬までに七〇万もの病床が必要になりそうだった。「コンピュータが、あっという間にそんな数字を弾き出しました。見た瞬間、これはやばいぞ、と思いましたよ」とパティルは話す。「このままでは病院のベッドが大量に不足します」。しかし、一九一八年当時のセントルイスのように国が行動すれば、入院患者数は七万人程度でピークを迎えそうだった。つまり、各種の社会的な介入により、感染者数、入院者数、死亡者数が一〇分の一にまで減少するのだ。

三月一八日、パークとパティルは、ニューサム州知事の上級アドバイザーたちに向けて、数理モデルの出力結果を発表した。「モデルによる予測を示したとたん、部屋じゅうの空気が完全に固まりました」とパークは言う。翌日、ニューサム州知事は全米で初めて、州政府による外出禁止命令を出した。記者会見で州知事は「新しい情報にもとづいて決定した」と述べた。

「すごくいい気分でした」とソフトウェアの作成に関わったジョシュ・ウィルズは語る。

「わたしがつくった図表を州知事がツイートしていました」。チャリティは当初、「レッド・ドーン」のメンバーの名前に聞き覚えがないためグーグル検索したが、同様に「チャリティ・ディーン」を検索してみた人がいたとしても、チューレーン大学医学部の同窓会に出席したときの不鮮明な記念写真が数枚見つかる程度だっただろう。さらに熱心に探せば、『サンタバーバラ・インディペンデント』紙に彼女が書いた古いコラムや、サンタバーバラ監督委員会で証言している記録映像、ワクチン接種に反対する地元民への辛辣な批判あたりがかろうじて見つかったかもしれない。しかしいま、チャリティは堂々たる存在感を示していた。みずからの予測に従い、カリフォルニア州の政策を動かしているのだった。コンピュータモデルによって明確な根拠を突きつけられた知事は、州全体を封鎖するしかなくなった。本来なら、州の封鎖は国家レベルで決断すべきなのに、CDCも大統領もその勇気がなかったせいで、州知事が全責任を負うはめになった。「カーターの一連のメールは、国の記念物として、額縁に入れて飾るべきです」とチャリティは言う。「あれが、カリフォルニア州に決断を促したんですから」*

問題は、次に何をすべきかだ。人の移動を妨げても、やがて、移動は再開してしまう。パークは、チャリティに言った。「部屋に閉じこもって、カリフォルニア州の計画を書いてください」。彼女はそのとおりにした。

しかし、あらたな問題が生じた。せめて二月中旬までなら、州の行動プランを書くことに意義があったかもしれない。実際、誰に頼まれたわけでもないが、チャリティは頭のなかでとっくに計画書を書いたも同然だった。シンガポールの予防隔離のやりかたにならって、カリフォルニア州の各地で部分的な都市封鎖を行なう。さらに、この路線を四月まで維持するよう州知事に提言する。四月には他州でウイルスが猛威を振るい、カリフォルニア州の措置が賢明だったと全米に知れわたるだろう。チャリティはほかにも行動プランを持っていたが、いずれも、ウイルスが蔓延する前に実施しなければ封じ込めの効果が出ない。閉じこもっていた部屋から出てきたチャリティは言った。「カリフォルニア州のための計画を書きました。でも、カリフォルニア州だけのための計画ではだめです。国全体の計画にする必要があります。カリフォルニア州が何をしようと、ほかの州がやらなければ意味がありません」。これに対して、パークはこう返信した。「では、国全体の計画を書いてください。ほかの州の知事にも電話すれば済む話です」

そこでチャリティは部屋に戻り、ボブ・コッチャーの助けを借りて国全体の計画書をまとめ、パークに渡した。ただし、彼女が書いたことは内密にするという条件付きだった。上司に知れたら、クビになってしまう。この国家計画は数ページに及び、三つの大きな柱から成り立っていた。一つ目は、必要量の検査キットがそろうまで、大統領が国全体に外出禁止命令を出すことだ。その際、二つ目の柱である「命令解除の基準」を説明する。いくつかの簡単な指標――人口と感染者数の比率、ＣＯＶＩＤ‐19検査での陽性率、病床の占有率など――にもとづいて、各地域を「ホット」「ウォーム」「クール」の三段階に分類する。「クール」の地域は、ウイルス感染の心配がほとんどなく、生活の制約はごくわずかで構わない。「ホット」の地域は、ウイルスが蔓延しており、外出は原則禁止となる。「ウォーム」はその中間で、ウイルスが広まっているものの、増殖率がわりあい低いため、一部の規制が緩和される。たとえば冠婚葬祭は許可され、公共交通機関の利用も可能だ。「こうした規制は、その地域の感染状況に応じて、臨機応変に調整してよい」とチャリティは付記した。

さらに、分類情報を人目に付きやすいところに掲示し、人々が自分の居住地域の状況を毎日確認できるようにする必要があるとチャリティは考えた。「ホット」「ウォーム」「クール」を「赤」「黄」「緑」で表わそうと思ったものの、「ただの信号機の色分けじ

＊カリフォルニア州だけではない。いち早く州全体の封鎖に踏みきったほかの二つの州、オハイオ州およびメリーランド州も、カーターの分析に注目していた。

や、ぱっとしない」とためらった。しかし、モデル作成チームは、「それでいいじゃないか。シンプルで親しみやすいのがいちばん」という意見だった。その後、チャリティは、カラーコードを三色から八色に細分化した。それぞれの色に応じて、社会的な介入の度合いが違う。いずれも、何年も前にリチャードとカーターがまとめた計画書にヒントを得ている。とはいえ、基本的な姿勢はつねに変わらない。ウイルスに関する科学的な知識が深まるにつれ、政府は社会的な介入手段を見直し、可能なかぎり的を絞った有効な策にしていく。たとえば、子供たちは重症化せず、他人にウイルスをうつす心配もないと明らかになれば、学校を閉鎖する必要はないだろう。

地域の保健衛生官として尽力した経歴を踏まえると、チャリティのアイデアのうちとくに興味深いのは、この計画がどのように実施されるべきと望んでいるかだ。じつは、勇気ある保健衛生官に頼ろうとは考えていなかった。「わたしの本当の望みは、この計画を実施しなくて済むことでした。計画書を通じて『当局の助けを当てにしてはいけない。自分で自分の身を守ってほしい』と訴えたかったんです」。地域ごとの情報掲示に関しては、近所の誰が感染したか、誰が病院へ行ったか、誰が亡くなったかを自由に閲覧できるようにしたいと考えた。「徹底した説明責任といえるでしょう。政府の役割は、データを提供し、草の根に権限を委ねることです」

　クラスター感染が発生した場合、ゲノム配列を解析すれば、誰が感染源になり、そこから広がったかが明らかになる。「おおぜいいる部屋で誰がおならをしたか、ばれてしまうわけです」とチャリティは表現する。医療プライバシー法に例外を設けると、大統領が執行命令を出さなければいけないだろうが、一〇〇万人のアメリカ人の命と引き換えなら、ささやかな代償といえるだろう。近所の誰それに異変があったとの具体的な個人情報を目にすれば、ウイルスは存在しないとか、大げさに騒ぎすぎだとかいう現実逃避の余地がなくなるはずだ。「殺戮を目の前にしなければ、人は直視できないのです」とチャリティは言う。「国の一部の地域が最悪の事態をこうむるはめになっても、それはそれで仕方ありません」

　ウイルスの動向によっては、この計画を実行せざるを得ない。もし特定地域の市民が、あくまで現実から目を背けるなら、ウイルスがその欺瞞を暴き、隔離の憂き目に遭うだろう。よその地域では、ビジネスが再開され、ふつうの日常生活が戻るころになっても、疎外され続けるのだ。制御しなければいけないのは、ウイルスの勢いだけではない。

　チャリティは、この計画がうまくいくためには地域ごとのコントロールが欠かせないと考えていた。郵便番号で地域を区切り、当局に規制を緩和してもらうには何をすべきかを認識してもらう。その狭い範囲ごとにリーダーを決め、適切な行動を促すための最良の方法を熟知させる。アメリカ国民が適切な行動をとるためには、政府が人々に規制を課しているという感覚を取り除き、共通の敵と戦うためにみんなが自分自身に秩序を課しているという捉えかたに変えてやる必要がある。「祖父母の世代が第二次世界大戦時に団結したのと同じように、わたしたちすべてのアメリカ人が愛国心を持っていっせいに立ち上がることを呼びかけます」と計画書の最後にチャリティは書いた。もっとも、この計画の精神は、最初に走り書きしたタイトルによく表われていた。「ザ・チャーチル・プラン」。「でもトッドに『そんなタイトルはだめだ』と言われたんです」。結局、チャリティは奇妙なタイトルを付けた。「誰もが各自のR_0を持つ」。地域社会のウイルス増殖率に、一人ひとりが責任を持たなければいけない、という意味だ。

チャリティが計画を完成した数日後、パークとパティルは、実際に行動を起こしてくれそうな人たちの手に計画を渡した。まず、グーグルの幹部から電話があり、うちの会社なら全米の郵便番号ごとの情報表示サイトをつくれると申し出があった。続いて、パークのチームのひとりがチャリティに連絡してきた。「『アンディ・スラビットがあなたの計画に興味を持っています』と言うんです。わたしは、『アンディ・スラビットって誰？』と返しました」。アンディ・スラビットとは、オバマ政権下で、ドン・バーウィックが去ったあとの数年のあいだメディケアとメディケイドを担当した、元銀行員のコンサルタントだった。また、不思議な縁だが、トランプ大統領の娘婿であるジャレッド・クシュナーとも直接会う機会が多く、このクシュナーは、コロナウイルス対策委員会の新しいサプライチェーングループ「ＣＯＶＩＤ」のメンバーでもある。

　間もなく、アンディ・スラビットからじきじきにメールが届いた。チャリティの計画を清書し、いくぶん簡略化したほか、各種の仕事を政府のなかで誰が担当するかを書き加えてみたのだが、これでどうだろうか、という打診だった。変更箇所はほとんど取るに足りない、無害なものばかりに思えたが、読み進むうち、「地域社会がホット、ウォーム、コールドのどれに当たるかという認定基準を定義する」のはＣＤＣである、との記述にぶつかった。

「却下します」とチャリティはコメントを書き込んだ。「この計画の最大のポイントは、ＣＤＣが実行母体ではないという点です。アウトブレイクの最前線で戦った経験を持つ組織によって遂行、監督されるべきです」。コメントを入れた草案をスラビットへ返信する際、チャリティはあらためて念を押した。「誰がこの計画を運用し、主導するのか？　そこが本当に大事なポイントです。指揮を執るのはチェンバレンではなく、チャーチルでなければいけません」。さらに、「へたをすると大変なことになる」と思い、大統領に説明するとき強調すべき点を書き並べ、メールに添付した。あとは、不服従を理由に上司からクビを言い渡されるかどうか、待つしかなかった。なにしろチャリティは、カリフォルニア州とその民主党知事のもとで働く立場でありながら、陰で、共和党大統領の政策顧問を演じたのだ。

その後、スラビットからは二度と連絡が来なかった。* だが数日後、グーグルの幹部から電話があり、「ジャレッド・クシュナーがあなたの計画を気に入って、大統領に報告中です」と告げられた。「そのあと、愕然としました」とパティルは回想する。「ホワイトハウスから発信された内部文書が、チャリティの計画書と同じ文言だったからです」。パティルはその内部文書をチャリティへ送り、「これであなたは、ついに、くさびを打ち込みましたね」と書き添えた。しかし、そうではなかった。それはリークされた内部文書にすぎず、大統領が新しい国家戦略を約束したわけではないのだ。だから、チャリティは待った。もしそのとき、何を待っているのかと尋ねられたら、「うまくいけば、わたしの計画が国家の政策として大統領の口から発表されるかもしれない。それを待っているんです」と答えただろう。つまり、二〇二〇年三月末になってもまだ、チャリティは希望を抱いていた。チャリティが待つあいだに、彼女がいまなお信頼しているカリフォルニア州知事が、さらなる希望をもたらすかもしれない行動に出た。「赤電話」をかけたのだった。

＊スラビットは、計画書を「COVID-19に対する勝利」と改題し、自分が立案したものとしてクシュナーに提出した。

第三部

第一〇章　システムのバグ

「赤電話」は、人命救助の手段としてはあまりにも不完全だ。そう最初に認めたのはジョー・デリシだった。命を救われるべき人のほとんどはこのシステムの存在を知らないし、運良く知っていても、電話をかけるのが遅すぎたケースが多い。たとえばバラムチアに感染した中国系女性は、医師がアメーバの存在を調べようとしなかったため、見当外れの治療に一〇〇万一〇〇ドルも費やしたすえ、アメーバに脳の大部分を蝕まれてしまった。赤電話は、かけた側も受けた側も平静ではいられない。しかし、たとえ非常に苛立ちが募るケースでも、知識の蓄積に役立つ。見逃していた何かに気づけば、次からは見落としを減らせるだろう。システム上の大きな問題点が明らかになる場合もある。なにしろ、もし誰かが赤電話にかけるときは、たいてい、何らかのシステムに欠陥がある。

三月のある晩、赤電話が鳴った。発信者表示が見慣れない番号だったため、ジョーは無視しようかと思った。ただ、彼の故郷であるサクラメントの市外局番だったので、いちおう電話に出てみた。「どこかの営業電話だろうと思ったら、ギャビン・ニューサム州知事でした」。州知事は、カリフォルニアに厄介な問題が起きたものの、その規模はまだはっきりしないと説明した。そこでジョーに、リストを二つつくってほしいと頼んできた。一つは、カリフォルニア州知事が新型コロナウイルスに対応するために行なうべき最善の策を三つ記したもの。もう一つは、最悪の策を三つ記したもの。「まず第一は検査です、とわたしは答えました。検査しないと、検査しか手がない。解決の糸口が見つかりません」。ウイルスを発見し、動きを予測するためには、検査の重要性は飛び抜けていて、これを抜きにしてほかの策を模索しても意味がない、とジョーは州知事に言い聞かせた。

カリフォルニア州知事は、公衆衛生システムに失望しつつあった。他州の知事たちも同様だ。COVID-19の検査キットを大量生産し、全米の保健衛生官に配布しようと、CDCは二回目の試みに踏みきったが、一回目と大差ない失敗に終わった。連邦政府がリーダーシップを発揮できず、国内の医療システムが細かく分断されているせいで、ウイルスの検査ができない、あるいは検査の処理が遅すぎて役に立たないという状況が続いていた。報道によれば、大手民間検査機関のラブコープやクエスト・ダイアグノスティクスの場合、検査結果が出るまでに一〇日もかかるらしい。「CDCへ検体を送るだけで、数時間どころか数日かかっていました」とジョーは言う。

判定に一〇日かかる検査では意味がない。迅速な検査ができないため、病院では、新型コロナウイルスに似た症状で診療に訪れた人をすべて感染者とみなして治療せざるを得なかったが、実際には感染していないケースがほとんどだった。そのため、新型コロナウイルス患者向けの病床を、関係のない人たちが占有してしまっていた。また、本物の感染者を診察するうえで看護師や医師に必要な防護服が不足した。しかし、検査が進まないことの最大の問題は、どこにウイルスが存在し、どこに存在しないかがつかめない点だ。隔離しなければならない人を隔離できず、そうでない人を自由にすることもできない。ニューサム州知事としては、カリフォルニア州で大量の検査を実施する計画は立てていなかった。隔離を立てる必要はない、と思っていたからだ。ほかの州の知事と同様、国内の新型ウイルスを追跡するためにじゅうぶんな数の検査を行なうのは、連邦政府の役割だと考えていた。

CDCに任せていては、埒が明かない。ジョーはそう見抜いていた。しかし、解決策があった。アメリカは微生物学研究の分野では断然、世界のトップだ。ジョーが率いるチャン・ザッカーバーグ・バイオハブを含め、民間企業や大学、非営利団体が運営する微生物研究所が、国内に何千もある。バイオハブを一刻も早くCOVID-19検査機関に変え、その方法を論文のかたちで発表しよう、とジョーは決意した。ニューサム州知事を説得し、正式な資格を持っていない者も臨床検査を行なってもよいとする行政命令を出してもらった（「あとで裁判沙汰になっては、かないませんから」とジョーは説明する）。そのうえで、バイオハブは広くボランティアを募集した。

次なる展開に、たいがいの人は驚くだろうが、ジョーとしては予想どおりだった。カリフォルニア大学サンフランシスコ校の大学院生や研究室助手を中心に、かなりの人数が手を挙げてくれたのだ。「大挙して来てくれました」とジョーは振り返る。「何を手伝えばいいんですか、僕に何ができますか、とみんなが積極的でした。報酬をくれなどとは誰も言いませんでした」。生まれや育ちがじつに幅広い顔ぶれだった。中国、台湾、コロラド、タンザニア、リトアニア、フロリダ、カナダ、フェニックス、ベルギー……。出身地を尋ねると、アメリカ人は都市名や州名を、それ以外の人は国名を答える。全員が研究者で、多くは博士号を持っていた。これからやろうとしている作業の経験者は、ほとんど皆無だった。しかし、トレーニングを経て、数日のうちに臨戦態勢が整った。もし一名がウイルスに感染しても、戦列を離れるのが一部だけで済むように、分隊をつくり、離れて作業した。また、分隊ごとに階層を設けて、各自がすぐ上の階層の人の仕事を覚え、必要に応じて交代できるようにしておいた。「戦場における編成を真似ました。ふつうの研究所と違い、人が好き勝手に出入りできる環境ではありません。どちらかというと工場に近く、生産ラインみたいでした」。ラインはいくつかのポジションから成り、無給の長時間労働を承知の人たちが配置された。バーテンダーとして働いた経験を持つある研究室助手は、こう話す。「ハッピーアワーの時間帯は、一〇〇人くらいの客が同時にカクテルを欲しがるという、とんでもない忙しさでした。今回もよく似た悪夢です。何千人もの人がいっぺんに検査結果を求めているわけですから」

バスケットボールコートほどの広さの一室に、COVIDの検査ラボが完成した。準備するなかで、ジョーは初めて、医療と産業の複合体の実情を垣間見た。医療関連企業が何かをめざして組織づくりされているとすれば、それは危機管理のためではない。利益を最大化し、独占的な支配力を持つことが目的なのだ。臨床検査会社のラブコープやクエストがそのいい例だろう。COVID検査一回あたり一六〇ドルを州に請求し、そのくせ、検査結果が返ってくるのは遅くて役に立たない。検査機を製造している企業も、同じ穴のむじなといえる。いわゆる「全自動分析装置」という高価な機械には、誰でも簡単に操作可能という利点がある。安い賃金で雇った技術者でも、検体が入った試験管をスロットに挿入し、ボタンを押すだけで、あとは機械が結果を吐き出すまで待てばいい。何々のウイルスあり、陽性。あるいは、ウイルスなし、陰性、と明快に答えが出る。しかし、こうした装置は、医療ミス――や訴訟のリスク――を最小限に抑えられる半面、危機管理には不向きだ。機械の調子がおかしくなった場合、自分たちで内部をいじって修理できるようなつくりではないから、メーカーに依頼するほかない。そもそも、動作させるためには、そのメーカーしか製造していない高価な化学薬剤が必要になる。替刃式カミソリや業務用プリンタと同じように、メーカー側が純正の消耗品で儲けるという、腹立たしいからくりになっている。さらに悪いことに、病原体を特定するためには、病原体ごとに固有の薬剤を用意しなければいけない。つまり、HIVを調べようと思えば、HIVを識別できる専用の薬剤を、C型肝炎を調べようと思えば、C型肝炎向けの専用の薬剤を買わなければならない。正体不明のウイルスを調べたいとなったら、カミソリの替刃に相当する消耗品だけでも莫大な費用がかかってしまうわけだ。

二〇二〇年三月の時点では、新型コロナウイルスを検査する薬剤がまだなかった。カリフォルニア大学サンフランシスコ校の研究室には、使用不能な全自動分析装置がごろごろしていた。そのなかでジョーが気に入っていたのが「パンサー」という機械だった。「どれもすごくしゃれた名前が付いているんです。パンサー！　でもあの装置は、埃をかぶったままでした」。パンサーは、パンデミックの最初の数カ月間、冬眠状態だった。製造元の会社が、必要な化学原料を懸命に探し続けていた。パンサーを目覚めさせるための薬剤をめぐって、奇妙な闇市場まで生まれていた。ジョーが所有するある写真には、車の荷台でパンサー用品を販売中の男が写っている。「グローバルなサプライチェーンの恐ろしいところはここです。需要が急増すると、在庫が尽きてしまう。ジャストインタイム（「必要な物を、必要な時に、必要な量だけ」供給する方式）の生産管理。素晴らしい方式ですが、パンデミックのときは最悪です」

アメリカじゅうの微生物研究所が、高級カミソリを持っているのに替刃が手に入らないという同じ悩みを抱えていた。ジョーは、全自動分析装置のこうした弱点を熟知している。とにかく早急に機器をそろえなければいけないと、カリフォルニア大学サンフランシスコ校の理事長であるサム・ホーグッドに相談の電話をかけた。「話をするたび、ジョーは新しいアイデアを出してくるんです」とホーグッドは言う。彼はオーストラリア出身だが、いまやアメリカ人を管理する職務に就いている。「ほかの人からの電話だったら、『そうだな、まずは調べてみないといけない』とはぐらかしたでしょう。でも、ほかならぬジョーの頼みとあれば、のんびりしていられません」。ホーグッドの好意のおかげで、ジョーが率いるチームは、同大学の研究室を調べて、薬剤やロボット、「全自動」とはいかないもののCOVID-19を検出できる装置を手に入れた。さらに、スペアパーツをかき集めて、自分たちで組み立て、台数を増やした。三月中旬のある雨の日の夕方には、ジョーはひとりで、どうにか手配できた装置をもう一台カートに積み、サンフランシスコの街なかを歩いて運んだ。こうした装置も、検体を分析するために特殊な薬剤が必要である点や、その流通量が減っている点は同じだったが、装置本体と同様、多少は入手しやすかった。

ここでジョーは、民間企業のありかたをさらに学んだ。いや、学び直した。スタンフォード大学の大学院生だったころ、それまでオープンで協力的だった仲間たちが、ベンチャーキャピタルから資金を獲得したとたん、閉鎖的になるのを幾度も目の当たりにした。「いつもどおり研究室に行くと、ある日突然、一部の仲間の作業スペースが覆いで隠されているんです」。知識の源としては、民間企業はあまりに効率が悪い。ジョーはたびたび、そう思い知らされた。有望な研究分野が開けても、会社が頓挫するとともに、成果が水の泡と消えてしまう。ジョーとしては、苛立たしかった。金銭的な野心が、科学と進歩を妨げている。病原体が全米を覆い、経済を停止させようとしているのに、民間セクターからは、大儲けをもくろむ悪臭が漂っていた。検査に必要な酵素の一つは、とある一社が最大の供給元だった。「その会社に電話して、こちらの用途を告げ、一〇〇万ドル相当の酵素が欲しいと伝えました。それくらい大量に買えば、割引してもらえるのが常識です。ところが、『今回、割引はしない』と言うんです」。腹が立ったので、ほかを当たったところ、ニュー・イングランド・バイオラボという小さな会社が同じ酵素を販売していた。「心意気がまるで違いました。こっちの会社は『素晴らしい！　ではさっそく四〇パーセント引きにいたします』との返事でした。

必要なものを買いたい場合、たいてい同じ調子だった。こちらの足元を見て暴利をむさぼろうとする会社もあれば、進んで救いの手を差し伸べてくれる会社もあった。「〝モラルのコンパス〟を持っている会社とそうでない会社があるのだと、すぐにわかりました」

ジョーが思い立ってからわずか八日後の三月一八日、チャン・ザッカーバーグ・バイオハブ内の新しいＣＯＶＩＤ研究所が本格的に稼働し始めた。クエスト・ダイアグノスティクスやラブコープといった民間機関が一つの検査を処理するのにかかっていた日数よりも、ジョーたちが新しい研究所を構築するのにかかった日数のほうが、二日少なかったわけだ。新研究所の二〇〇人ほどの優秀な若いスタッフは、一日に二六六六件の検査を、国内のどの検査機関よりも正確に処理できた（カリフォルニア大学サンフランシスコ校のさらに小さな、しかしきわめて精度の高い研究室がいったん処理した検体を、ジョーたちが再検査した結果、正確さがまさっていることを証明できた）。依頼者側は一日以内に結果を受け取れた。緊急の場合は、三時間でもらうこともできた。しかも検査費用は――なんと――無料だ。請求書なし。鼻腔用綿棒を入れた試験管をただ渡すだけで、誰がＣＯＶＩＤ－19を持っていて、誰が持っていないかをバイオハブが教えてくれるのだ。

当然、このうれしい無料サービスに人々が群がり、ボランティアチームはてんてこ舞いになるだろう、とジョーは予想した。前の週、COVID－19の検査結果は、カリフォルニア州全体でも二〇〇〇件に満たない。五万五〇〇〇人以上のカリフォルニア住民の鼻から検体を採取した試験管が、検査待ちの状態だった。大企業の研究所が一日あたり二六六六本の試験管をバイオハブへ転送してくれれば、カリフォルニア州は毎日四二万六五六〇ドルを節約できるうえ、いち早く現状を把握して対策が取れる。

にもかかわらず、検査の依頼は殺到しなかった。最初の数週間、一日に数百本というスローペースで検体がぽつりぽつりと送られてくるだけだった。そこで、ジョーはいろいろなところに声をかけていった。たとえば、地元の病院。しかし、アメリカの三大健康保険システムの一つ、カイザー・パーマネンテが経営する民間の病院チェーンは、近いうちに、有料の検査機関を独自に設立する意向で、それまでのあいだ、高額で時間のかかる大手民間会社へ検体を送り続けるつもりらしかった。間もなくジョーは、実態に気づいた。国内の民間病院は、契約上の義務があるのか、あるいはたんなる惰性なのか、検体を営利目的の検査機関へ送りたがっていた。そういう検査機関にしてみれば、どうせ金が入ってくるのだから、急いで作業する気は起きない。

保健衛生局の地方支部が運営する診療所は、また別の問題を抱えていた。忙しすぎて、ジョーからの電話に出られないのだった。そこで、カリフォルニア州にある五八の郡のそれぞれの保健衛生局へ封書でメッセージを送った。「無料でCOVID検査をします！結果は二四時間以内！」。それでも返事がなかった。チャン・ザッカーバーグ・バイオハブの創設者のひとり、プリシラ・チャンがみずから電話会議を開き、カリフォルニア州の各郡の保健衛生局長を集めて、「なぜ検体を送ってこないのですか？　無料ですよ！」と訴えた。送付されてくる検体が少し増えたものの、バイオハブの処理能力にはまだまだ余裕があった。ジョーは理解に苦しんだ。「わたしたちは自問しました。信頼が足りないせいなのか？　ザッカーバーグという名前を掲げているせいか？　でも結局、そんな理由ではないことが判明しました」

国として懸命に検査数を増やしたい時期に、なぜ無料検査を提供してもなかなか受け入れてもらえないのか、ジョーたちが理解するまでおよそ一カ月かかった。手がかりが得られたのは、チャン・ザッカーバーグ・バイオハブと、最近になって「ザッカーバーグ・サンフランシスコ総合病院」と改称された病院とのあいだで電話連絡が交わされたときだった。フェイスブックの創業者の名前が、マイナスではなくプラスに働く場があるとすれば、おそらくこうした場所だろう。

チャン・ザッカーバーグ・バイオハブ側が新しいCOVID - 19検査について説明する

と、ザッカーバーグ・サンフランシスコ総合病院の女性が「費用はいくらかかるんですか？」と尋ねてきた。

「無料です」とチャン・ザッカーバーグ側は答えた。

「長い長い沈黙がありました」。通話に参加していたジョーは、そう振り返る。

「無料だと、困るんです」とザッカーバーグ総合病院が言った。

「どういう意味ですか？」とチャン・ザッカーバーグ側は訊き返した。

「費用をゼロにすると、病院のコンピュータにエラー表示が出てしまいます」とザッカーバーグ総合病院が言った。「ゼロは受け付けないんです」

「たとえば〇・一セントとか入力できないんですか？」とジョーが尋ねた。

できないのだという。システム上、無理らしい。バラムチアに感染した女性のときの二の舞だ。治療法があっても、患者がそれを受けられなければ意味がない。今回の場合、診療と患者を隔てているのは、無気力と強欲のあいだで揺れ動くアメリカの医療産業だ。

それまでジョーは、医療産業のからくりを直視せざるを得ない場面に遭遇していなかった。しかしここに来て、この業界に関わるほとんどすべての人が邪（よこしま）な原動力にもとづいている、という現実に気づき始めた。新型コロナウイルスの無料検査の提供を受け入れるといった単純なことさえ、並々ならぬ努力か本当の勇気がなければできないのだった。

マリン郡のサンクエンティン地域では、その両方が必要だった。流行の初期、ジョーは、全米最大の有名な州立刑務所の職員に電話して、「あなたがたはウイルスの格好のカモです。もし、ウイルスに侵入されたら、次々に死者が出てしまいますよ」と警告した。その刑務所からは四月に一回だけ検体が送られてきたものの、カリフォルニア州の刑務所を管理している民間の検査会社が腹を立てるのではないかと心配し、内密に願いたいとのことだった。「クエスト社にばれたら、契約を打ち切られてしまうので」と刑務所の職員は言った。その検査ではCOVID‐19の陽性反応は出なかったが、以後はもう検体が送られてこなかった。のちに刑務所側は「事務処理の時間がなかったせい」と釈明している（「唖然としました」とジョー）。五月下旬、州の南西部にあるチノーという街の刑務所から、囚人がバスでサンクエンティン州立刑務所へ移送されてきた。チノーの刑務所でクラスター感染が発生したため、刑務所長が収容人数を減らすことに決めたのだ。囚人たちは、移送される数日前に検査を受けたものの、サンクエンティンに到着した時点ではまだ結果が出ていなかった。少なくともひとりがウイルスを持っていたらしく、サンクエンティン州立刑務所内で爆発的に広がって、一〇〇〇人以上の男性囚人が感染。うち二八人が死亡した。

もっとも、バイオハブの無料検査サービスがあまり利用されなかった最大の理由は、検体の採取キットが不足していたことにある。いや、正確には少し違う。パンデミックの最初の数ヵ月間に、乾いた咳と発熱の症状を持つ人が病院を訪れ、検査を受けたいと言った場合、看護師が「申し訳ありませんが、検体の採取キットがありません」と答えたとしたら、それはおそらく「鼻腔用綿棒がない」という意味だっただろう。鼻の奥まで入れられる半透明の長い棒が、パンデミック発生当初には検体を採取する唯一確実な方法だったのに、入手は困難を極めた。バイオハブの調べによれば、鼻腔用綿棒を生産する工場は、中国以外では二ヵ所しかない。一つはアメリカのメイン州、もう一つはイタリアの北部。どちらも在庫が底を突いていた。

バイオハブがただいちど連邦政府に助けを求めたのが、このときだった。HHS（保健福祉省）が「戦略的国家備蓄」と呼ばれるものを管理している。七〇億ドル相当の医薬品や消耗品が含まれるのだが、中身の詳細は伏せられている。実際に見た人（たとえばカーター・メシャー）によると、映画『レイダース／失われたアーク』のラストシーンに出てくる巨大な倉庫のようだという。備蓄の目的は、地球上のあらゆる国が突然、同じ医療用品を購入したがったとき発生する供給不足に備えることだ。民間市場の限界と弱点を政府が補う意図がある。

三月一三日、バイオハブの感染症専門家であるパトリック・エイスキューが、HHSのカリフォルニア州の担当者に手紙を書き、自分はいま、カリフォルニア州で最も、いや、現時点では全米で最も処理の速い大きなCOVID検査ラボにいて、検体の採取キット、とくに鼻腔用綿棒が足りない、と伝えた。二週間ぶんに相当する四万本の綿棒が欲しい、と。HHSのルーカス・シンプソン*は、非常に親切に対応してくれた。ワシントンの上司に電話し、その上司がホワイトハウスの医療用品の管理者であるはずの人物に電話した。ルーカスから三月一五日、バイオハブに不足しているアイテムに関して回答が届いた。

「DNA抽出キットについては問い合わせ中です。でも綿棒のほうは、間違いなくお送りできます」

バイオハブの周辺は、興奮に沸き立った。ルーカス・シンプソンへ、あふれんばかりの感謝の言葉が送られた。

「素晴らしいルーカス！」

「ルーカス、あなたはわたしの新しい親友です。大げさではなく、何百人もの命が救われました」

ルーカスから、配送先の住所を尋ねるメールが届いた。配送トラックは、車で二日もか

＊仮名。

かる遠方の倉庫から来るらしい。荷台には、四万本どころか一〇万本の綿棒が積まれているという。

「ありがとう、ルーカス。あなたは正真正銘、命の恩人です」

「ルーカス、お子さんがいるなら、きみたちのパパは本物のヒーローだよ、と伝えてください」

翌日、ホワイトハウスで記者会見したトランプ大統領は、全米の州知事たちに向けてメッセージを発した。「保護マスクだの人工呼吸器だの——そういったものはすべて、自力で調達してもらいたい」。さらにツイッターで、連邦政府のリーダーシップ不足を訴える各州知事たちを辛辣に批判した。しかしそのころ、鼻腔用綿棒を積んだトラックが、サクラメントめざしてひた走っていた。バイオハブは、クリスマスイブのような祝福ムードに包まれた。これほどまでに鼻腔用綿棒が待ち望まれたことは、鼻腔用綿棒の知られざる歴史のなかでも初めてだろう。ところが、トラックが到着する予定の三月一八日、雰囲気が一変した。「突如、トラックが行方不明になったんです」とジョーは言う。三日後になって、ルーカス・シンプソンから、「サクラメント西部でトラックを発見しましたが、綿棒はありませんでした」との連絡が入った。ばつが悪くてルーカスは口に出せなかったが、なぜかトラックの荷台からは、鼻腔用綿棒ではなく、ありふれた一般用の綿棒が見つかった。ルーカスの知るかぎり、戦略的国家備蓄のなかに一般用の綿棒が入っていたことはない。

パンデミックが始まって以来、このパターンが繰り返されていた。トランプ政権は、各州に必要物資を送っていると大々的に宣伝し、その物資が届かないとなると、州当局とのやりとりを担当するキャリア職員に責任をなすり付ける。人工呼吸器でも、治療薬レムデシビルでも、やがてはワクチンでも、そのような事態が起こった。ホワイトハウスの戦略がもたらした結果の一つは、連邦政府のキャリア職員の信用失墜だった。

以後、ジョーは連邦政府に皮肉な態度をとるようになり、「戦略的国家備蓄の中身が秘密なのは、たぶん、必要なものがじつは入っていないからでしょう」などと言い始めた。四月初旬には、記者から電話を受けるたび、それなりの地位の人に会うたび、鼻腔用綿棒の必要性を訴え続けた。「タイムマシンで過去に戻って何か変えられるものなら、鼻腔用綿棒を一〇万本買いたい、と思いました。鼻腔用綿棒なんて、それまでぜんぜん意識していなかった。まさか、綿棒が人生の足かせになるとは思いませんでした」

各方面の人々が、援助を試みてくれた。たとえばある日、大物のベンチャー投資家からジョーに電話があり、もう心配いらないと告げられた。「わたしの知り合いが綿棒を持っています」と言う。ジョーは半信半疑だった。「わたしは、『本当にそんな人を知っているんですか？　証拠を見せてください』と言いました」。ベンチャー投資家は、知り合いは翌日配達便でジョー宛てに綿棒五〇〇〇本を直接届けると答えた。翌日、ジョーが宅配業者ＵＰＳの倉庫へ行ったところ、確かに、医療用綿棒と書かれた大きな箱が一つあった。「箱を開けると、そこには五〇〇〇本の何かが入っていました。トラックの荷台から落ちたものではないことは明らかでした。いちおう、綿棒のようにも見えました」。しかし、無菌状態ではなく、包装もされていなかったので、医療用品ではないとすぐにわかった。しげしげと眺めて、腑に落ちた。まつげブラシだ。どこかのずる賢い人間が、まつげブラシを買ってきて、医療用綿棒というラベルに貼り替え、ベンチャー投資家に売りつけてひと儲けしたのだった。

連邦政府がリーダーシップを発揮しないせいで、パンデミック対策用品の市場では自由競争が繰り広げられ始めた。おもに、中国製の商品をアメリカ人同士が競い合って購入するという図式だった。セールスフォース・ドットコムのＣＥＯを務めるマーク・ベニオフが、飛行機に満載した資材を中国からカリフォルニア大学サンフランシスコ校の医療センターへ運んだ。そのなかには、品質が高いとはいえないものの、じゅうぶん使い物になる鼻腔用綿棒の箱も含まれていた。ベイエリアにある化学会社の経営者、クリス・カワジャも、中国製の別のノーブランドの鼻腔用綿棒を扱っている業者を見つけ、問い合わせのメールを送った。「おーい、こういう商品を持っていないか、といった軽い調子で尋ねました」とカワジャは語る。「すると担当の女性からすぐに返事が来て、二五万本あると事もなげに言うんです」。大助かりだと思ったが、カワジャが注文するよりひと足先に、女性担当者から「いま、ヒューストンの人が二〇万本買いました」とあらたなメッセージが入った。カワジャは、残りのぶんの代金をクレジットカードで支払い、中国の税関の目を逃れるため、小分けにしてチャン・ザッカーバーグ・バイオハブへ出荷してもらった。一本七〇セントと、以前の市場価格の三倍だった。「わたしはふと思いました。なぜ自分がこういうものを見つけなければいけないんだろう？　州内のマリン郡に住む、本来無関係なわたしが、ジョー・デリシなる人物が綿棒を必要としているとたまたま新聞記事で知り、あちこち探し回る。どうしてそんな奇妙な事態に陥っているのか、と」

最終的には、必要な物資がどうにかそろった。四月初旬、バイオハブでは、一日に二六六六件のコロナウイルス検査ができる態勢が整っただけでなく、検体採取キットが必要な人に提供できるようになった。毎晩遅く、ボランティアの研究室助手たちがバスケットボールコートに並び、各地の保健衛生局へ送り届ける検体採取キットを梱包した。

ジョーがアメリカの公衆衛生システムを内側から見るのは、これが初めてだった。地域保健衛生官と呼ばれる人たちがいることは知っていたが、何をしているのか、どんな状況で活躍するのか、じつはわかっていなかった。チームが保健衛生官に検査キットを発送し始めてから、なぜ彼らがバイオハブの無料検査の申し出になかなか応じなかったのか理解した。大半の地域の保健衛生局は、人員も設備も不足していて、検査キットを使う機会がないのだった。また、検査結果を電子的に受け取れないところも多く、ファックスで送る必要があった。なかには、いちどに六枚までしか受信できない古いファックスもあり、かと思えば、まともに動くファックスがない保健衛生局すらあった。そこでバイオハブは、ファックスを購入して、検査キットといっしょに送り始めた。

地域保健衛生官にウイルス検査を促すチームは、四人のメンバーから成っていた。しかしその四人は、ジョー以上にアメリカの公衆衛生システムについて知らなかった。クリエイティブな面々が、不思議な巡り合わせで集まったにすぎない。アメリカがどのように機能しているのか、あるいは機能していないのかは、作業を進めるなかで学んでいった。ジョシュ・バトソンがそのひとりだ。彼は、自分が何に数学を使いたいのかよくわからないまま、マサチューセッツ工科大学で数学の博士号を取得した。まさか、生物学や医療の分野で数学を活かすことになるとは想像もしていなかった。しかし、大学時代の親友が謎の脳炎で急死して、それから間もなく、脳炎の謎を解くことに精通しているジョーと、ある人の紹介でたまたま知り合った。「バイオハブが設立されたばかりのころでした。僕は

『これが自分のやりたいことだったんだ！』と直感しました」とジョシュは振り返る。

ジョーは、ジョシュの数学の能力を活かして、一種の検索エンジンを開発したいと考えた。バイオハブの新しい世界規模のウイルス検出ネットワークを調べ上げ、生物兵器として実験室でつくられたウイルスを探し出すシステムだ。しかし、パンデミックが発生したため、そのプロジェクトは中断となり、ジョシュは結局、アメリカ国民を公衆衛生システムから救う手助けをすることになった。彼は当初、自分が開発に携わった高度なツールがすぐさま歓迎され、国内の公衆衛生システムに受け入れられるだろうと思っていた。このツールを使えば、ゲノムデータを解析し、保健衛生官に地域内のウイルスの動きを伝えることができる。保健衛生官を先頭にして、ウイルスとの戦いに臨めるわけだ。ところが実際には、誰ひとり彼の話に耳を傾けようとしなかった。二〇二〇年四月下旬には、司令官がいないまま戦場へ放り出された気分になっていた。「馳(は)せ参じて、『さあ、僕は何をすればいいんです？』と訊いたものの、誰も答えてくれない、といった状況でした。みんな、自分の仕事で手いっぱいだったんです。僕たちは〝影の保健衛生官〟になるしかありませんでした」

保健衛生局とやりとりする小さなグループには、もうひとり数学者がいた。デビッド・ダイナマンといい、また別の視点の持ち主だった。彼はポーランドで生まれ、幼いころにアメリカに渡ってきた。子供心に覚えているポーランドは共産主義政権で、政府がまったく国民の役に立っていなかった。そんな彼は、アメリカの保健衛生局の実情を見て、共産主義体制が崩壊する前のポーランドの公共サービスを思い出した。「ポーランドだって、現在ならこれよりましです」とデビッドは言う。「いまのポーランドは、もっとまともに機能しています。東欧の人たちはタフで、国家が破綻状態でもめげません。でも、アメリカの現状は、まるで破綻した国家です」

＊

よくあることだが、そのドラマは、保健衛生局のある看護師からの電話で始まった。電話を受けたチャリティ・ディーンは、サンタバーバラ郡の貧しい地域にあるサンタマリアという街の青年が、肺を４＋の結核に侵されていると伝えられた。郡の保健衛生研究所は、スライド上で観察した結核菌の数にもとづいて、重症度を等級化している。４＋とは、スライドに結核菌が多すぎて数えきれないことを意味する。段階を順々に経て４＋になったわけだから、この青年は何カ月も前から感染していたのだろう。彼が住んでいるのは、メキシコのオアハカ州から移民が流入し続けている貧困地域の小さな家だった。時は二〇一三年の初め。チャリティが保健衛生官として働き始めてから一年ほど経ったころだ。青年の家族は、一八人の大所帯だった。大人六人に、子供一二人。

　続いて、チャリティの耳に、青年の名前が飛び込んできた。アガスティン・ゼフェリーノ。チャリティは愕然とした。その人なら、九カ月前、サンタマリア診療センターで結核が確認されたはず……。それを覚えているのは、チャリティがこの仕事に就いて初めての結核の症例だったせいもあるが、青年の結核菌がある薬に耐性のあるタイプだったため、別の薬を特注しなければいけなかったからだ。チャリティは、青年をモーテルの部屋に隔離するよう指示し、数カ月後、体内から菌が消えたことを検査で確認したあと、解放した。

　そのころにはもう、チャリティは、並大抵の結核なら治療できるエキスパートになっていた。治療を始めて何カ月か経っても、なお結核菌の陽性反応が出るという、珍しいケースも見た。しかし、そんなケースは稀だし、検出された結核菌はたいてい死んでいた。ところがアガスティンは、すでに九カ月間も治療を受けているのだ。治療が完了したはずなのに、まだ感染しているどころか重症となると、前例を聞いたことがない。「わたしは、『彼の唾液であるはずがない。ほかの人がコップに唾を吐いたに違いないわ』と言ったんです」。アガスティンがなぜ他人の唾液を看護師に渡したのかは謎だ。青年は麻薬を売って捕まった前歴があり、自分自身も麻薬常用者だった。だから突飛な行動をしたのだろう、とチャリティは勝手に納得した。彼女はときどき、そんなふうに、動機を解明しないまま前へ進む。

サンタマリアにいる看護師に電話をかけ、頼み事をした。ゼフェリーノの家に行って、家族全員一八人の唾液を採取し、検査してほしい、と。「家の誰かほかの人が4+なのではないかと思ったんです」。しかし、予想は外れた。4+の結核患者はやはり、アガスティン・ゼフェリーノ自身だった。彼の体内でどんな奇妙な生物学的現象が起きているのか見当も付かないし、どうすればいいのかもわからない。選択肢は二つだった。彼の唾液をCDCへ送り、結核菌のゲノム配列が完全に解読されるまで二カ月待つか、カリフォルニア州立研究所へ送って、完全なゲノム解読はできないまでも、変異種を突き止めるか？　二カ月は長すぎるので、州立研究所に検体を送った。

二日後に返事が来た。アガスティン・ゼフェリーノの結核菌は、アメリカで過去に報告のない変異種だという。これまで、メキシコ南部のオアハカ州でしか発見されていない。この突然変異には、二つの恐ろしい特徴があった。一つは、複数の結核治療薬に耐性があること、もう一つは、感染者が通常の結核の治療を受けている最中でないと、姿を現わさないことだ。九カ月間に及ぶゼフェリーノの治療の途中、どこかの時点で、体内の結核菌の遺伝子コードにエラーが生じ、治療薬の効き目から逃れたらしい。「最悪なのは、不適切な処方で対処することです。わたしが出した治療指示はまさに適切さを欠いていました」

「死なない程度の毒は、あなたを強くする」という表現があるが、人間にはあまり当てはまらない。しかし、細菌の場合、確かに本当なのだ。アガスティン・ゼフェリーノの体内で、結核菌は、治療薬に対する耐性を高めた。アガスティンといっしょに暮らしている人か働いている人のなかにも、この新型の恐ろしい病原体に感染した者がいるのではないか？　となると、追跡されたり検査されたりすることに消極的なおおぜいのオアハカ出身者を、追跡して検査する必要がある。以前、保健衛生局の看護師が訪れたときは、小さな家にゼフェリーノ一家一八人が暮らしていたが、ある日、ふたたび行ってみると、全員が忽然(こつぜん)と消えていた。

チャリティは、監視の目を光らせるよう、保健衛生局に伝えた。「ゼフェリーノという名字の子供を見つけたら、至急、知らせてください」。そんなある朝、サンタマリアの保健衛生局から電話がかかってきた。ゼフェリーノという名字の男児が「発育不全」と診断されたという。発育不全とは、診断名ではなく説明に近い。栄養失調が原因の場合もあるが、ほかの原因も考えられる。その一つが結核だ。

たまたまその日、チャリティはきわめて忙しかった。乳幼児の結核は特有の症状を示し、その一つが発育不全であることは知っていたものの、みずから診察に出向くゆとりがなかった。電話してきた小児科医に、その子の胸部のX線写真を撮り、異常があれば感染症対策担当に連絡するようにと伝えた。だが、小児科医は追跡調査をしなかった。チャリティも、その小児科医に後日談を訊かなかった。しつこいと思われたくなかったからだ。なにしろ彼女は、保健衛生局ではまだ新人だった。ほかの人たちから好かれたかった。

一カ月後、サンタマリア病院のICUにいる男児についての電話を受けた。その子に結核の検査を受けさせたいという。チャリティは、一カ月前に聞いたのと同じ赤ん坊に違いないとすぐに気づいた。結核検査の結果は陽性だった。

チャリティは慌てて、事の成り行きを確かめた。例の小児科医に電話をすると、その子の胸部レントゲンを撮ったあと、写真が届く前に一カ月間の休暇を取って不在であることが判明した。帰国後に小児科医が見られるよう、X線写真を置いてあるとのことだったので、チャリティはその画像を取り寄せて、結核の状態を見た。小児科医が放置していた一カ月のあいだに、赤ん坊は急速に衰弱したに違いなかった。その赤ん坊を連れた両親がようやく保健衛生局の救急室に現われたとき、赤ん坊は意識不明だった。最悪の事態は、このあと起こった。病院が両親に電話で、赤ん坊が脳死状態であることを伝えたところ、両親が「もううちの子ではありません」と言ったのだ。サンタバーバラ郡の保健衛生局が経験的に知るかぎり、オアハカ出身者のコミュニティは、重い欠陥を持つ子供を拒否する。生まれてこなかったことにしてしまう。この赤ん坊は医療用の孤児院で生涯を送ると、チャリティに知らせが届いた。

この出来事を経験して、チャリティは横っ面を張られる思いだった。深く傷ついた。保健衛生官の任務の重さを思い知らされた。物事を放置してはいけない仕事なのだ。「それまで、保健衛生局の職員として自分は〝良い警官〟だと思っていました。あのことがあってからは違います。ぜったいに、二度とあんな悲劇は起こすまいと心に誓いました」

チャリティは、アガスティンをヴィラ・モーテルの一室に隔離した。結核菌向けの換気口がある自分のオフィスには、アガスティンが感染させた子供たちの写真を飾った。サンタマリア各地の小児科医たちに対し、インフルエンザに似た症状の子供と、ミステク語を話す両親が現われたら、皮膚検査と胸部X線検査をするように指示した。また、サンタバーバラ郡の結核患者をひとり残らず再検査し、ゲノム配列を調べて突然変異の遺伝子を探してほしい、と命令を出した。その結果、アガスティンの弟、姪、甥にも変異遺伝子が見つかった。「アガスティンなどという青年は名前すら聞いたことがない」と主張するオアハカ出身者たちからも見つかった。調査を進めたところ、じつはアガスティンと知り合いで、濃厚接触者である事実が判明した。と同時に、隔離されたモーテルからアガスティンが抜け出したことがあるのもわかった。ゲノム情報から、社会的な関係性が浮かび上がってきた。「驚きの連続でした。感染症がどう移動しているかを把握済みのつもりでも、実際はそうではないんです」

病原体の遺伝子を利用して、地域社会のなかで人の動きを追跡するという話は、聞いたことがなかった。しかしチャリティは、ゲノム情報が適切な専門家の手に渡れば、感染症と戦うための強力なツールになると痛感した。

ただ、当面のところ、ゲノム情報はおもに、アガスティン・ゼフェリーノがあの手この手で隔離命令に背いたことを明らかにする手段として使われた。サンタマリアにあるヴィラ・モーテルの部屋番号「２４０」は、何年経っても保健衛生局の看護師たちの頭にこびりついている。アガスティンに食事や薬を持っていったとき、看護師は、部屋のなかに何があるかを記録した。ある日はハイヒールが見つかった。またある日は、そのハイヒールの持ち主である売春婦が部屋にいた。明らかに派手なパーティーを開いたとみられるゴミが散乱していた日もあった。日によっては、部屋がもぬけの殻だった。アガスティンの変異遺伝子は、売春婦にも、友人にも、同じ名字のさらなる子供たちにも現われた。ある時点で、サンタバーバラ郡の保健衛生局のサンディ・アイザックスという看護師が、たったひとりで二六人もアガスティン関連の結核患者を治療するはめになった。チャリティは、アガスティンを逮捕して拘置所に収監せよ、との命令に署名した。拘置所はアガスティンを一時的に収監したものの、その後、何の説明もなく釈放してしまった。おそらく拘置所の職員が怖くなったのだろう、とチャリティは推測する。「ムショ送りにしてもなお、閉じ込めておくことができませんでした」

手錠をかけて病院のベッドに縛り付けておこうとしたが、それも失敗。チャリティは、裁判官から許可を得て、アガスティンの足首にGPSモニターを装着した。おかげで、ある晩、モーテルの部屋を出たアガスティンが、通りを歩いてストリップクラブ「スペアミント・ライノ」へ向かうようすをキャッチできた。「ストリップクラブの隣にあるモーテルは隔離用に使わないこと、と肝に銘じました」

二〇一四年八月一一日、保健衛生局の看護師がアガスティンに薬を飲ませるためにヴィラ・モーテルに到着すると、部屋は空っぽで、GPSバンドがごみ箱に入っていた。チャリティは、彼の逮捕状を発行してもらい、保安官に「間違いなく、サンタバーバラ郡で最も危険な人物です」と伝えた。さらに、アガスティンの写真を掲載したプレスリリースを出した。「医療プライバシー法違反で裁判沙汰になるぞ」という州当局の警告を無視して、彼の病気に関する情報も載せた。

その後の捜索は失敗に終わった。感染症対策の分野でいう「追跡調査不能」になった。

アガスティンがどこにたどり着いたかが明らかに重要だった。おそらくメキシコだろう。途中どこに立ち寄ったかも同様に大きな問題だ。彼は肺に結核菌を抱えている。それも、アメリカ国内では前例のなかった突然変異株を。今後、州内で結核患者を発見するたびに、菌のゲノム配列を調べる必要が出てきた。結核菌は、隠れるわざに長けている。人が結核菌を吸い込むと、二つのケースに分かれる。菌が活性化する場合と、休眠する場合だ。

休眠した場合、当人は感染に気づかないかもしれない。しかし、時限爆弾を抱えて歩いているも同然になる。人生のどこかの時点で結核菌が息を吹き返す可能性が一〇パーセントある。二年後か一〇年後かはわからないが、多剤耐性の突然変異株が活性化する恐れが出てくる。犠牲者を出さないためにも、いちばん確実な策は、遺伝子を追跡することだ。

「メキシコまで、パン屑が点々と続いているはずです」とチャリティは、カリフォルニア州の保健衛生局に伝えた。しかし、州の局には金銭的な余裕がなかった。「馬鹿げた話です」とチャリティは憤慨する。「この先、遺伝子情報が完全に一致する症例が出てくることは間違いありません。なのに、『お金や人手が足りない』という理由で見つけられないんです」

＊

貧しさの尺度の一つは、財産の乏しさだ。しかし、他人が恵んでくれようとするものをすぐ受け取らないことも、貧しさにつながる。チャン・ザッカーバーグ・バイオハブが無料で提供を申し出た強力なツールに関心を寄せ、利用するだけの能力を持っていたのは、ごくひと握りの地域の保健衛生局だけだった。「何ももらえないことに慣れていたので、どう頼めばいいのかわからなかったようです」とプリシラ・チャンは言う。非営利団体であるバイオハブは、設立当初から、営利目的のどんな研究所よりも地域の保健衛生局に貢献できた。営利目的の研究所は、ヒトの遺伝子が入った試験管を持ち込まれても、陽性か陰性かという単純な答えしか出さない。陽性の検体に含まれるウイルスのゲノムを解析しようとはしないのだ。しかし、ゲノムの解析、すなわちゲノミクスこそが、重要な鍵を握っている。

ウイルスが増殖する際、遺伝情報の複製に誤りが生じると、突然変異する。その発生率はウイルスによって異なる。完全に安定したウイルス、つまり突然変異しないウイルスは、追跡が不可能だ。どの感染者のウイルスもまったく同じ遺伝子コードを持っているので、コードからだけでは、誰が誰にうつしたのか解明しようがない。たとえば、ヘルペスは非常にゆっくりと変異するため、遺伝子コードだけだと、どのように移動したかを判断することは難しい。反対に、変異が速すぎる場合も、ウイルスの動きを追いきれない。たとえば、風邪の原因となるウイルスがそれに当たる。突然変異が激しく、ひとりの人間の体内でゲノム全体が入れ替わってしまうため、予防用のワクチンをつくれないのだ。急速に変異するウイルスは、いわば、何十億もの異なる指紋を残す泥棒に似ている。

ウイルスハンターの観点からみれば、COVID－19は、ちょうど程よい変異速度といえる。きまって、人から人へ一、二回うつるごとに変異する。もしあなたからわたしにウイルスがうつったら、互いのウイルスのゲノムはまったく同じか、一カ所だけ異なるかのどちらかだ。変化を追っていくだけで、ウイルスが地域内をどう移動したかたどっていける。二〇二〇年には、膨大な数のウイルスのゲノムを解析することが、実用レベルで可能になっている。二〇〇三年、ジョーはSARSウイルスの原型のゲノム配列を一部、解読したのだが、当時はそれなりの大金をはたくはめになった。しかしその後、ゲノム解析のコストは飛躍的に下がった。「二〇〇一年に一万ドルかけてやっていたことが、いまでは一セントでできるんです」とジョーは言う。

二〇二〇年四月下旬、バイオハブのCOVID研究所は、カリフォルニア大学サンフランシスコ校の研究者と協力して、サンフランシスコのミッション地区のある四ブロックを対象に、居住もしくは勤務している人全員を検査した。国勢調査では〇二二九〇一番に指定されている区画だ。アメリカの典型的なコミュニティというよりも、国内のさまざまなコミュニティの側面を併せ持っているという点で、ウイルスハンターはとくにこの地区に興味を持っていた。魅力的なビクトリア様式の家もあれば、ぱっとしない共同住宅もあり、打ちっぱなしのコンクリート壁といったブルータリズムの建築物が密集している箇所もある。路上生活者もいる。上流中産階級の人もいれば、非常に貧しい人もいる。在宅勤務者も、建設作業員もいる。教会が四つあり、小売店が並ぶ通りがあり、公園がある。労働者階級のラテン系住民も多く、ヒップスターやら技術者やらがひしめいている。まるで七種類のジグソーパズルのピースを一つの箱へ投げ入れたかのような多彩さだ。当のピースたちがこの環境を喜んでいるかどうかは定かではない。ほとんどの建物の低層階の窓には鉄格子がはまっている。見知らぬ人を入れないように、と呼びかける看板がいたるところにある。壁の落書きには、移民税関捜査局の職員に向けて心ない言葉が書かれている。マスクをしていない男性が、首輪もリードも付けていない犬を散歩させていて、道ですれ違う人を、犬ともども睨みつける。ドアを叩く音が響くだけで、家のなかの者たちはぎくりとする。五人が住んでいるはずの3LDKのアパートに、四〇人が昼夜交代で寝泊まりしている。

ともあれ、二〇二〇年四月下旬の四日間に、四〇八七人の正式な居住者のうちおよそ三〇〇〇人が検査場を訪れた。ラテン系住民の六パーセント強がＣＯＶＩＤ－19に感染しており、そのほとんどが多量のウイルスを保有していたものの、多くは無症状だった。検査結果からは、いくつかのパターンが読み取れた。たとえば、裕福な人ほど感染の可能性が低かった。ラテン系住民は、調査対象者の四四パーセントにすぎないが、陽性者の九五パーセントを占めていた。白人は九八一人が検査を受けたが、陽性者はなんとゼロだった。つまり、自宅で仕事ができない貧しい有色人種にウイルス感染が偏っていること、多くの感染者が感染の事実を知らずに歩き回っていることが判明した。しかし、ジョーにとっては、いずれもたいした発見ではない。最大の収穫は、次の見開きの図だった。

この図は、二〇二〇年四月下旬にサンフランシスコの四ブロックの地域で発見されたすべてのウイルスの遺伝的関係を簡略化したものだ。図の意味するところを理解するには、よく目を凝らす必要があり、それでもまだ、ジョーの説明を聞かないと難しいかもしれない。しかし、じっくりと眺めるうち、ウイルスの恐るべき新兵器が浮かび上がってくるはずだ。「これまでの歴史上、ウイルスの拡散をここまで明確に把握したことはありませんでした。大発見です」

図の出発点はサンフランシスコ周辺ではなく、二〇一九年一二月にウイルスが発生した武漢。変異する前のウイルスの原型だ。以後の変異について、ジョーが好んで使うたとえは、「中世の修道士が書物の写本をつくるときの、写し間違い」だった。間違いはランダムに発生するが、非常に目立つ。図中で集団を表わす人型アイコンに注目すると、ほかの方法では見いだせない事実が浮かび上がってくる。たとえば、「例1」と書かれた右側の家族。同じ家に住む三人が、同一のウイルスに感染していた。つまり、ウイルスのゲノムが同じだった。ここまでは、たいした情報ではない。誰かひとりがほかの人にうつしたのだろう。問題は、この家へどのようにしてウイルスが侵入したかだ。おそらく、真下に描かれた、同地区の住人から侵入したと思われる。この人物もまったく同じウイルスを持つが、ひと足早く感染し、抗体のない三人家族にうつしたのだ。しかし、図の上方向だけではない。この人物は、同時期に、右方向の人たちにもウイルスをうつしている。「この住人は、ミッション地区に住む家族のほか、ここには住んでいない労働者二名にも感染を広げた可能性があるわけです」とジョーは言い、強調線が付いている人物のすぐ右隣のふたりを指差した。「もしかすると、もうワンクッションあるかもしれません。この住人が誰かにうつし、その誰かが労働者二名にうつした。でも、それ以上、介在した人はいないと断定できます」

　ゲノム情報がなければ、この人たちがどんな関係にあったのか、いっさい不明だったかもしれない。仮に検査で、強調線が付いている人物が陽性反応に引っかかり、濃厚接触者

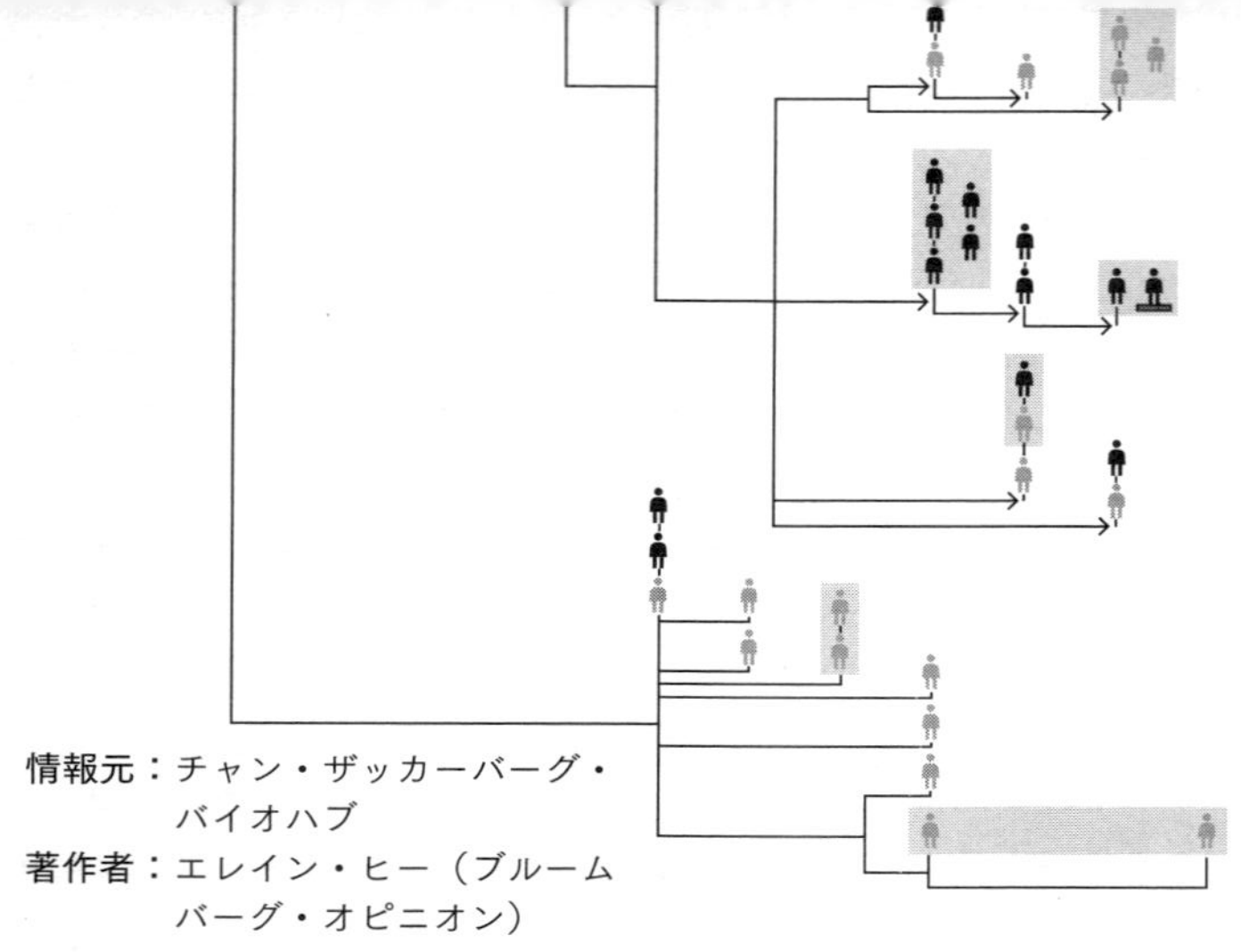

情報元：チャン・ザッカーバーグ・バイオハブ
著作者：エレイン・ヒー（ブルームバーグ・オピニオン）

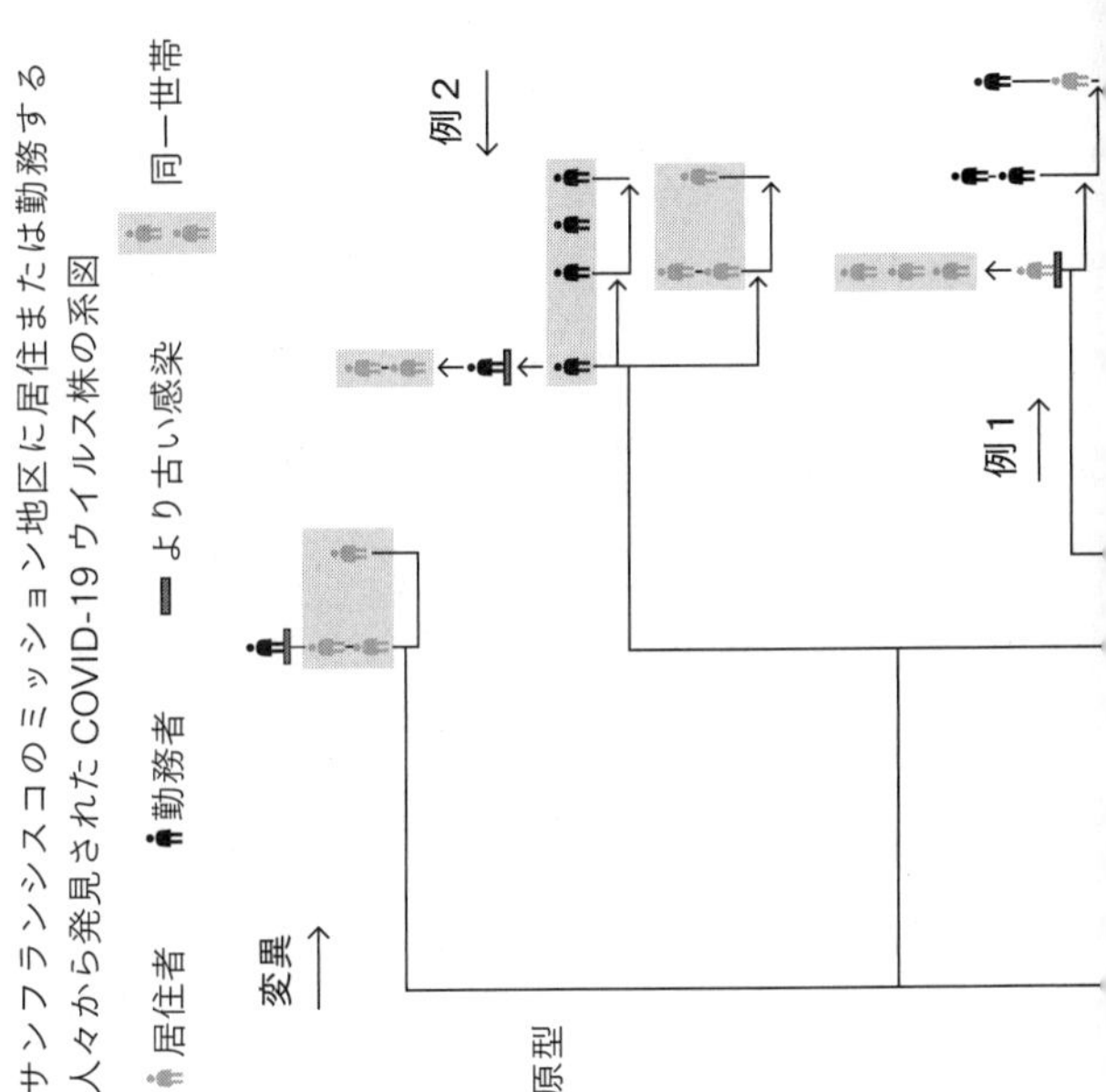

サンフランシスコのミッション地区に居住または勤務する人々から発見されたCOVID-19ウイルス株の系図

がいるか質問されたとしても、この三人家族には思い至らなかった可能性がある。本人が接触を意識していない、あるいは、知っていても関係をおおやけにしたくない、といった事情があり得る。ゲノム解析を通じて、必ずや何らかの社会的なつながりがあると確信できれば、疑問を向けるべき角度が違ってくる。つながりは何か？　同じバスに乗り合わせたのか？　不倫関係なのか？　子供たち同士が遊び仲間なのか？　「いろんな憶測が考えられます。たとえば子供。子供が隠れた媒介なのか？　あるいは、手すりから感染した可能性はないか？　公園の塀ぎわで横に座っていた人が原因か？　それとも、公園でトランプをしていた連中が元凶なのか？」

ちょうどそのころ、二〇二〇年の四月初旬、新型コロナウイルスの感染が整然としたかたちでは拡大していないと、おおぜいの人たちがいっせいに気づき始めた。どこの会社でも、じつは一割の従業員が業務の九割をこなしているように、ごく一部のウイルス感染者が大量の感染者を生んでいるのだった。図の「例2」の箇所で、いちばん早期の感染者は、並外れて強い感染力を持つらしい。図の上方向の家族に加え、ミッション地区に勤務するほかの一名にもうつした可能性があるほか、もしかすると矢印が逆で、右下の二つのグループの感染源かもしれない。ゲノム情報からみて、この人物を市中から排除することが緊急の課題だとわかる。さらに、この人物を詳しく調べれば、どのような行動が感染拡大につながっているのか、より一般的な注意点が浮き彫りになるかもしれない。図中のそのほかの小さなグループはどれも、ゲノム情報がなければ判明しなかったかたちで人と人が結び付いている。最初に作成した図をスクロールしながら、ジョーは「すべてのストーリーがきちんと組み合わさっていて驚きます」と語る。

科学はいまや、新型コロナウイルスの感染拡大を、物語性のある短いノンフィクションの連作集に変えてみせたわけだ。ミッション地区の研究と同時期に、ハンボルト郡で、覚醒剤の売人がCOVID－19の陽性反応を示した。感染の判明後すぐに保健衛生局の看護師が接触し、本人の同意のもと、隔離措置をとることになった。しかし、その売人は夜こっそり外出しているのではないかという疑いが浮上し、彼の友人が感染したことで、疑惑がさらに濃厚になった。その友人は、息子夫婦といっしょに暮らし、義理の娘は北西部の町ユーレカのアルダーベイ・アシステッド・リビングという高齢者介護施設で働いていた。義理の娘自身は無症状だったが、一週間もしないうちに、その介護施設のスタッフと入居者が十数名感染し、四名が亡くなった。保健衛生局の看護師たちは、当初、一連の出来事のつながりを見抜けなかった。やがて、バイオハブから送られてきたゲノム解析結果によって、介護施設の発症者は全員、義理の娘から感染しており、彼女は義理の父親から、義理の父親は覚醒剤の売人から感染した、という連鎖が明るみに出た。「DNA鑑定にもとづく犯行証拠のようなものです」。ハンボルト郡の保健衛生局に勤める看護師、エリカ・ダイクハウスはそう語る。「解析結果が届いたとき、『嘘でしょ！　ねえ、嘘でしょ!!』とわたしたちは大騒ぎしました」

ウイルスに対する防御の核は、安全な空間を確保することだ。高齢者施設、学校、オフィス、集合住宅、近隣地域……。ゲノム解析により、安全であるべき空間にウイルスが侵入していないかを確認でき、安全であるべき空間が安全ではなくなった場合には素早く察知できる。また、いつ、どのようにしてウイルスが安全な空間に侵入したかを解明でき、国境管理を見直す必要がありそうなら警告を出せる。内部での感染なのか、外部からの侵入なのかを区別することが重要であり、それに応じて、社会をオープンにしておけるかどうかが決まる。たとえば、ミッション地区についての研究のあとすぐ、カリフォルニア州の地方部にある魚の加工工場で、二名の労働者がCOVID‐19の症状に見舞われた。バイオハブで検査をしたところ、二名とも確かにウイルスに感染していた。そう遠くない昔なら、この魚加工工場は、閉鎖を余儀なくされていただろう。たとえ、「労働者間の感染を防ぐべく、必要な措置はきちんととっていた」と主張しても、作業中にどちらかの労働者がもうひとりにうつした可能性が高い、とみなされたはずだ。しかし、バイオハブが両名のウイルスの塩基配列を調べたところ、遺伝子的に大きく異なっていた。すなわち、この両名は、工場ではないどこかで、それぞれ別に感染したのだ。そう判明したおかげで、魚加工工場は営業を続けることができ、労働者も仕事を奪われずに済んだ。

二〇二一年一月下旬、バイオハブとカリフォルニア大学サンフランシスコ校の研究チームは、ミッション地区の、以前と同じ四ブロックをふたたび調べた。今回は一〇〇〇人強がCOVID-19の陽性反応を示し、うちひとりはアメリカでは未確認の突然変異株を持っていた。この変異株が検出されたのは過去にいちどだけで、二〇二〇年一〇月、ブラジルで三七歳の女性医療従事者が再感染したときだった。その女性の体内には最初の感染時に抗体ができたはずだが、突然変異したウイルスは、その免疫系をすり抜けたのだった。抗体を避けることができるウイルスとなると、ワクチンの効果からも逃れてしまうかもしれない。「たった一つの化学物質が変化したにすぎないのですが、進化の力でそういう抜け穴を見つけたわけです」とジョーは説明する。進化の結果、化学物質が変化し、変異株を生み出す恐れがある。とりわけ、多くの人々がワクチン接種を受けると、ウイルスはどうにかして生き残りを図らざるを得なくなる。

ゲノム情報がなければ、ワクチンメーカーも社会も、進化し続けるウイルスに対応しきれないだろう。なのに、パンデミックから一年近くが経過した二〇二一年二月の時点でも、アメリカ国内で解読されたゲノムの数はごくわずかにすぎなかった。陽性と判定された人のウイルスのたった〇・三パーセントほどだ（同時期、イギリスでは陽性者の一〇パーセントのウイルスをゲノム解析しつつあり、デンマークではすべての陽性者のゲノムを解読することを目標にしていた）。アメリカは他の先進国に比べてゲノム解析で後れをとっているうえ、多少なりとも解析が進んでいるのは、さまざまな非営利団体が折に触れ、無料で配列を解読しているからにほかならない。パンデミックが発生した最初の年、小さなバイオハブが、カリフォルニア州で行なわれたゲノム配列解読のほぼ半分、アメリカ全体でみても五パーセント以上を担った。社会が科学の可能性に気づくのが遅いことに、ジョーは愕然とした。まるで、南北戦争の前に戦車が発明されたにもかかわらず、将軍たちが用途を理解できなかったのに似ている。「連邦政府の主導によって、体系的に研究を進めるべきなんです」とジョーは言う。「せめて、州政府がやってほしい。理性ある社会なら、それが当然でしょう。しかし、わが国のシステムは壊れています。すごく壊れてしまっています」

パンデミックの一年目を振り返ると、ジョーは、システムに最後の希望の光を感じたときのことをピンポイントで思い出せる。二〇二〇年四月二九日の午後、プリシラ・チャンとカリフォルニア州当局がＺｏｏｍミーティングを開いたとき、ジョーも参加したのだ。保健衛生システムは資金や人手が不足しているのに、なぜ地域保健衛生官がバイオハブを使ってウイルスの検査や追跡をしないのかと、プリシラは疑問を抱いていた。「あの会議の開催は、ちょっと唐突だったかもしれません」と彼女は振り返る。「でも、変異株が近いうちに問題になることは、すでにわかっていました。それに対してジョーが、『ほら！見えますよ！　おまけに、どこから来たのかまでわかります！』と自信満々でしたから」

プリシラは、カリフォルニア州の保健福祉長官であるマーク・ガーリーに手紙を書き、テレビ電話会議の開催を提案した。ガーリーは非常に乗り気で、会議の日程を決めてくれた。「トップダウン式のリーダーシップを発揮してほしいと、心から願っていました。州として何か全般的な戦略を持っているに違いないと思っていたんです。うちの研究所に指示をくれるだろう、と。うちは最新鋭のツールです、どうぞ使ってください！」。会議の予定日の午後、ジョーはデスクに向かい、Ｚｏｏｍの画面を見つめた。画面上の枠の一つに、プリシラがいた。ほかにもバイオハブのメンバーが数人いた。州政府の担当者は、一つの枠にしか見当たらなかった。チャリティ・ディーンという名前が表示されている。しかし、枠は真っ黒だった。気まずい数分が経ち、ガーリーがどうやら欠席とわかったとき、その女性はようやくカメラをオンにし、ミュートを解除した。

第一一章　偽りの花壇

二〇二〇年四月ごろのアメリカ政府の奇妙な点の一つは、外側の見かけと内部の理解がまったく異なることだった。カリフォルニア州政府の内部でも、さらにはトランプ政権の内部でも、起こることにはすべて必然性があり、内部者にしてみれば、どんな理由で何をしたのか、それなりに筋道立てて説明ができた。しかし、内部事情を知らない部外者から見ると、いったい連中は何をしでかしてくれたのかと、首をかしげるばかりだった。ポール・マーコビッチは、そんな部外者だった。彼がCEOを務めるブルーシールド・オブ・カリフォルニアは、四〇〇万人が加入する医療保険会社で、六万人の医師のネットワークを擁（よう）している。三月末の時点でカリフォルニア州の住民のCOVID‐19検査受診率が全米最下位だと知り、州に改善を迫ったところ、逆に州知事から、問題解決のための対策委員会を指揮してほしいと依頼された。ギャビン・ニューサム州知事は、ベンチャー投資家のボブ・コッチャーとチャリティ・ディーンの二名をこの委員会のメンバーに任命した。

マーコビッチは、コッチャーなら知っていたが、チャリティの名前には聞き覚えがなく、周囲の人たちに電話をかけて、どんな女性なのか尋ねた。

四月上旬、対策委員会は、八月末までに一日六万人のカリフォルニア州住民を検査するという目標を掲げた。五月末にはその数をクリアし、六月下旬には二倍を超えた。統計方法にもよるが、カリフォルニア州のCOVID-19検査件数は、わずか三カ月間で全米最下位からほぼ一位に躍進した。物資を調達するうえで、対策委員会は、ジョー・デリシ率いるバイオハブが直面した物流上のさまざまな障害を、もののみごとに克服した。たとえば、鼻腔用綿棒を一〇〇〇万本も調達できた。カリフォルニア州には、ジョーたちには及びもつかない利点がいくつかある。豊富な民間検査機関、世界最高水準の公立大学、危機に瀕したとき助けてくれる有能な民間企業、検査の重要性に賛同する人々……。しかしいずれにせよ、この対策委員会は大成功だったといえるだろう。「地球侵略を企む宇宙人を撃退したわけではありませんが、何となくそれに近い気分でした」とマーコビッチは語る。ニューサム州知事は、この対策委員会をみずからの政権の成功例として吹聴した。イリノイ州とワシントン州の知事から、マーコビッチとチャリティに連絡が入り、どんな改革を推進したのか説明してほしいと頼まれた。ホワイトハウスや関連する連邦政府機関からも問い合わせがあり、対策の内容や方法を尋ねてきた。ある電話では、ダイアン・ファインスタイン上院議員の事務所のスタッフが、「カリフォルニア州民であることをこれほど誇りに思ったのは初めてです」と言った。

この対策委員会の功績は、プロジェクト管理のケーススタディに値するだろう。ただ、ここで重要なのは、詳細ではなく、成功したという事実だ。もっとも、成功はしたものの、マーコビッチはアメリカ政府の機能不全を目の当たりにした。州の古いコンピュータシステムは、新しい検査が生み出す大量のデータを処理する用意ができていなかった。マーコビッチが、自腹を切って新機種に買い替えてもいいと提案したが、なぜか受け入れられず、彼は理解に苦しんだ（そのあと八月、COVID‐19テストのデータ処理の不手際を公式な理由として、ソニア・エンジェルは辞任する）。また、州の物資調達システムは柔軟性に欠け、急な入り用に対処できない。鼻腔用綿棒を確保する際、マーコビッチは、代金の請求先をブルーシールドにしなければいけなかった。州の人事管理にも難があった。「何か重大な問題があるようでした」とマーコビッチは証言する。「チャリティについて知りたくて知り合いに電話すると、みんな異口同音に、奇跡のようなことをやってのけている女性だ、と感心していましたし、彼女が全体を仕切っているのは明らかでした。でも、ちょっと待ってください。彼女は保健衛生官の補佐ですよね？　トップではありません。責任者はどこへ行ったんでしょう？」。尋ねまわった結果、州保健衛生局の責任者はソニア

・エンジェルなる女性だとわかったが、いちども会う機会がなく終わった。「失敗が許されない、公衆衛生上、史上最大の危機なのに、責任者の姿がどこにもありませんでした」

無事に任務を終え、健康保険会社の経営に戻りかけたとき、マーコビッチはチャリティに当然の質問をした。「『ソニア・エンジェルと役職を代われと言われたら、どうします？』と訊いてみたんです。『上の連中はとんでもなく目が節穴だけど、いつまでも節穴ってわけじゃないでしょう』と。チャリティは『考えておかなきゃいけないわね』と言っていました」。マーコビッチには答えなかったが、チャリティはすでに考えてあって、要請された場合の返事とその理由を決めてあった。

＊

離婚したばかりの二四歳のころ、チャリティは小さな部屋を借りて暮らしていた。その部屋は、ニューオーリンズの怪しげな地域にある建物の一階で、新しくはあるが「高級」とは言いがたい物件だった。ただ、人生で初めて、ベランダ付きの部屋だった。鉄製の柵で守られているものの、通りすがりの人からなかが見える。見られて平気という程度ではなく、素敵なベランダにしたい、とチャリティは思った。「ちゃんとしなきゃ、と感じていました。主婦みたいにだってなれると示したかったんです」。風鈴や植木鉢、フラワーボックス、土、肥料に加え、色鮮やかな花々を大量に買い込み、ベランダをリュクサンブール庭園に変えた。同じ建物に住む若い社会人や大学院生が、帰宅の際にこのベランダの前を通り、美しさを褒めた。近所の人たちがわざわざやってきて、ベランダの前にすわって眺めたほどだ。道行く見知らぬ人たちまで、褒め言葉をくれた。チャリティは、花であふれるベランダを持つ若い女性として、ほんの少しのあいだ、注目を集めた。

やがて、花が枯れ始めた。いっぺんに全部ではない。最初のうちは、鉢植えにほんの少し、寂しい箇所ができただけだった。チャリティはたまたま、プラスチック製の造花の花束を持っていた。「初めはただ、花が枯れてしまった鉢の空白を埋めたかったんです」。遠目には本物と見紛うような造花で、「部分かつら」はうまくいった。ところが、本物の花がさらに枯れてしまった。チャリティは、二つの大学院の学位を同時取得すべく勉強中だったので、じつはガーデニングには興味がなく、適性もなかった。ほんのちょっと水をやるだけでいいと思い込んでいた。しかし急に、揺れる風鈴の下で、サハラ砂漠のように植物が絶滅し始めた。「とうとう、美術工芸品店マイケルズまで車で行って、造花をたくさん買いました。でも、造花を選びながら、心のなかで考えていたんです。『どれがいちばん本物っぽく見えるだろう?』と」

いくら出来のいい造花でも、本物らしく見せるのは容易ではない。近所の人が近づきすぎないようにしたり、ベランダに入れないための口実をひねり出したりしなければいけなかった。ガーデニングの代わりに、「ガーデニングのふり」をする必要があり、これはさらに難しかった。プラスチックの花に水をやりながら見知らぬ人に手を振っている自分が馬鹿らしく思えたが、何ヵ月も続けた。「泥沼みたいに、はまってしまいました」。たまに、プラスチックの花の下から本物の緑の芽が出てきたが、日陰になっているせいで枯れてしまった。偽りのガーデニングがいつまでも通用するとは思っていなかった。いつかばれることを承知で、続けていたのだ。やがて、ある日の午後、同じ階に住む感じのいい男性が、部屋に入ってきた。チャリティが止める間もなく、ベランダに出て花へ手を伸ばした。偽物だと気づいた男性の指が、びくりと震えた。

パンデミックへの政府の対応を見ていると、チャリティは、あのときのことを思い出す。ただし、規模がはるかに大きい。リスクを管理し、ウイルスに対抗するために設立されたはずの政府機関が、現実にウイルスを阻止するのではなく、危機管理対応の奇妙なシミュレーションに明け暮れていた。「CDCの最大の欺瞞は、封じ込めは不可能だと世界じゅうに信じ込ませようとしたことです。ウイルスを封じ込める努力すらせず、わたしたち保健衛生従事者の尊厳を損ないました」。自分のあのときと似たような考えかたに陥っているのではないか、とチャリティは思う。何をすべきかはわかっているのだとばかり、うわべを取りつくろうことに夢中。実体はむなしい。負のスパイラルだ。「最初は、ところどころの穴を埋めようとしただけです。けれども、虚言を重ねるうち、徐々に虚言に支配されていく。しまいには、穴を埋めるだけでは済まなくなります。手間暇かけて、目くらましを維持しなければいけません。何もかも目くらましなんです」

チャリティは、ソフトウェアの専門家やオバマ政権の経験者からなるチームに手を貸して、州をロックダウンするためのモデルを構築し、ニューサム州知事を説得しようとした。しかしその一方で、彼女は職を辞す決意を固めていた。子供のころ、姉との会話でよく使っていた表現がある。なんらかの見慣れない状況や相手に対して抱く、漠然とした不安—それを「黒い煙」と呼んでいた。そういう黒い煙が、ウイルスといっしょに州政府を包み込み、消えようとしない。三月下旬、チャリティはマーク・ガーリーに辞任の意向を伝えた。ガーリーは慰留し、彼女にあらたな任務を与えた。州のCOVID‐19検査体制の立て直しだった。慌ただしく六週間が過ぎた。そのあともガーリーは、州保健衛生局の女性ふたりとともにパンデミック対策に尽力してほしい、とチャリティに依頼してきた。しかし、問題があった。州上院議会の承認を得ないうちは、表面上、保健衛生局のトップであるエンジェルが責任者であるように装う必要がある。州の高官がチャリティにこう説明した。「パンデミックの真っ最中に、州の保健衛生官をクビにするわけにはいかない」。ガーリーが体面を気にしているだけ、と指摘する声もあった。もともとエンジェルを起用したのは、ほかならぬガーリーだからだ。さらに別の意見として、「エンジェルの適性が上院で問われるような事態になると、政局の手段に利用され、州知事が窮地に陥りかねない。本当はそれが心配なのでは」とみる向きもあった。いずれにしても、カリフォルニア州を動かす人々は、州保健衛生局の内部はなんら問題なしという幻想を維持するため、四苦八苦しているのだった。

チャリティが州のパンデミック対策を指揮するには、州の正式な認可が必要だ。最高保健責任者ただひとりが持つ法的権限を、チャリティにも与えなければならない。そうすぐに実現できる話ではないだろう。チャン・ザッカーバーグ・バイオハブとのＺｏｏｍミーティングに参加するだけでも、ひと苦労だった。「ガーリーが、ここは自分の縄張りだとはっきり伝えてきました。『参加しても構わない。ただし、画面に映らないこと。音声もミュートにして、いっさい発言しないように』と釘を刺されました」。ニューサム州知事が新しい検査対策委員会の発足を明かす記者会見の際も、ガーリーはチャリティの出席を禁じた。チャリティが委員会のメンバーであるにもかかわらず……。どうやら彼女は、州の最高保健責任者がすべき任務をこなしつつ、その姿を見られてはならない、という役どころらしかった。もし部外者に見られたら、なぜ最高保健責任者がやらないのかという疑問を持たれかねないからだ。チャリティはただ仕事をするだけではだめで、まやかしの機械の部品に徹する必要があった。

バイオハブとのテレビ電話会議は、四月二九日の午後一時半に始まる予定だった。定刻を過ぎたあたりで、チャリティはミュートを解除してカメラをオンにし、プリシラ・チャンと子供たちの話をしながら、ひとときを過ごした。やがてプリシラが、「さて、そろそろ始めましょうか?」と言った。画面上の枠の一つに、ジョー・デリシが映っていた。実年齢よりも若く見えるタイプの人だ、とチャリティは思った。白いものが交じったブロンドの髪は、緊急事態のさなかとはいえ、あまりにもぼさぼさで、映画『バック・トゥ・ザ・フューチャー』のドクに近い。その彼が、自分たちはカリフォルニア州のためにいま何ができるかを説明し始めた。州から許可が下りれば、だが。「前置きも何もなし。いきなり本題に入りました」。チャリティは久しぶりに、サンタバーバラ郡の保健衛生官として感染症の拡大を抑えていたころの意気込みを思い出した。「道で誰かとすれ違いざま、ふと香水やコロンの香りがして、大切な人を思い出すことがありますよね。それと似ていました」

ウイルスと戦い、保健衛生担当者の職務を果たすチャンスが、もういちど巡ってきたのではないか。チャリティのからだに直感が走った。遺伝子解析の威力なら、サンタバーバラ郡で働いていたとき、目の当たりにしている。トマシェフスキー博士のクリニックでC型肝炎ウイルスに感染した人たちを五人突き止めることができたのは、ゲノム解析でつながりを証明できたからだ。アガスティン・ゼフェリーノの場合も、結核菌のたった一回の突然変異をたどったおかげで、真相を明るみに出せた。しかし、どちらのケースも、ゲノムの解読には時間と手間と費用がかかったものだ。いつの間にか、こんなに安く、速くなっていたとは……。これくらいのコストと所要時間なら、おおぜいの住民に適用し、ウイルスの動きをリアルタイムで把握するのに活かせるだろう。現在、州の各地では、地域の保健衛生官たちが、切れ切れにしか入手できないいわば古ぼけたモノクロ写真をもとに、ウイルスをどうにかコントロールしようと苦戦している。バイオハブは、そういうチャリティの仲間たちに、現場からの中継映像を見せることができるのだ。

バイオハブの新兵器を使えば、ミッション地区で行なったような調査を、国全体で実現できる。ウイルス同士の遺伝子のつながりに着目して、危険性の高い人と人との社会的関係を突き止められるのだ。たとえ、ウイルスが変異するなど事態が悪化しても、すべての保健衛生官がたちどころにその情報を知り、対応することができる。このような新しい情報の網は、アメリカにぜひとも必要な、真のネットワークを生み出すだろう。地図上のまばらな点が、緊密な網の目に変わっていく。これこそ、システムだ。「感染症対策の未来です」とチャリティは言う。

翌週、チャリティはニューサム州知事と会うめったにない機会を得た。検査対策委員会の進捗状況を報告するためだ。ほかの人たちも同席していたので、簡潔に、テーマに沿って話を進めていった。しかし最後に、帰ろうとする州知事に向かって、勇気を出して切り出した。「もう一つ、お話ししたいことがあるのですが」。席に戻った州知事に、ゲノム解読について教えた。ひととおり聞き終えた州知事が、危機管理コミュニケーションの外部顧問、ニック・シャピロに声をかけた。「これを試してみよう。きみたちふたりで案を練ってくれ」。それから二時間、チャリティはホワイトボードを前にして、シャピロに説明を続けた。「カリフォルニア州で陽性と判定された人たちのウイルスサンプルをバイオハブに送ると、バイオハブが無料で分析を行ない、結果を地域の保健衛生局に提供し、活用法を指導する」という流れだ。説明の途中で、シャピロは「これはすごい！」と思わず声を上げた。カリフォルニア州が、わが国の、いや世界のウイルス対策をリードすることになるだろう。州知事は、多少とも希望に満ちた発言ができるはずだ。シャピロは興奮して、「あした、発表する」と言った。

しかし、しなかった。ある関係者は言う。「官僚機構に呑み込まれ、出てきませんでした。理由はわかりません」。一説によると、バイオハブはフェイスブックの創設者マーク・ザッカーバーグの名前を冠しているため、州が住民の医療情報をフェイスブックに渡しているような誤解を与えるのではないか、といった懸念があったらしい（もちろん、州はそんなことをするつもりではなかった）。あちこちの検査機関で見つかった陽性の症例をすべてバイオハブへ転送するのは難しい、と心配する声もあった。たとえば、州内の検査を最も多く（のろのろと）処理しているのはクエスト・ダイアグノスティクスだが、膨大な利益の源である住民たちを囲い込もうと、さまざまな策を弄する可能性が高い。実際、チャリティが、検査対策委員会を通じて知り合った同社の社員に電話をかけ、州内で陽性反応が出た検体をすべてバイオハブへ送ってくれないかと頼んだところ、「そうなると、一検体につき五ドルいただきます。ただ、CDCへ送る約束をしてしまったので、どのみち応じられません」との返事だった。

ジョー・デリシから事前に背景を聞かされていたチャリティは、CDCが学術論文の発表以外の目的でゲノム解析を行なうことはまずない、と知っていた（バイオハブでゲノム解読に携わったパトリック・エイスキューは、こう証言する。「初期のころ何度も、ゲノム解読を代行してもいいとCDCに申し出ましたが、応じてもらえませんでした。具体的な理由はけっして言おうとしないんです。『ありがとう、検討しておくよ』といった感じでかわされました」)。CDCがブラックボックス化していることも、チャリティは知っていた。よそからのデータを吸い込むが、みずからのデータはめったに公表しない。公表するとすれば学術論文というかたちだけで、CDC内の執筆者が手柄を独占する。この時点でチャリティは、元職員や現在の上司を参考に、CDCが自分の仕事をどう妨げているか、数々の難点を胸のなかにリストアップしてあった。こうしていま、カリフォルニア州がウイルスを追跡し、被害を抑えるための最大のチャンスをつぶそうとしていることで、リストにまた大きな一項目が加わったわけだ。チャリティがCDCの上層部に苦情を訴える前に、向こうから電話がかかってきた。「わたしに直接連絡してきたんです。うわべは友好的でしたが、じつのところ、検体は自分たちのものであり、もしジョーに渡したら、ただでは済まさないぞ、という脅しでした。しまいには、わたしは本気で声を荒らげていました。『あなたたちは研究のための標本が欲しいだけでしょ! こっちは、現場の最前線を調査したいのよ!』と」。州を動かす人々も、介入してはくれなかった。利益を追求する大手企業の研究所や、CDCとの争いに巻き込まれたくないのだった。

ジョーは、チャリティのなかに別の人間が隠れているかのような、もどかしさを覚えた。その人間なら、彼をうまく活用してくれるはずなのに、なぜか、おもてに出てきてくれない。「チャリティは、わたしの質問に答えることを何かと禁じられていました。人の生死に関わる質問だというのに」。ジョーをはじめとするバイオハブの面々は、待って、さらに待った。しかしやがて、州に見切りをつけた。「政府の仕組みには、わたしには理解不能な、根深い機能不全がありました」。ジョーは後日、そう語っている。「バスの運転手がいません」。そしてCDCは……こちらはまた、別の謎だった。「いったい何が問題なのかは、神のみぞ知る、です」

ジョーと同様、チャリティも、バイオハブとのつながりを通じ、ウイルスを抑え込む最後の希望の光がきらめいたように思った、と振り返っている。辞任の意向を初めて表明した二〇二〇年三月下旬、彼女は日記に「二〇二一年五月三一日までに一〇〇万人以上が死亡」と記した。COVID‐19が直接の原因で死亡する、あるいは、医療崩壊で治療が受けられないなどの理由で間接的に死亡する、アメリカ国内の犠牲者数の予測だった。六月、正式に辞表を提出した時点でも、その考えは変わっていなかった。州の保健衛生局を去るまぎわ、チャリティは、答えのない疑問を数多く抱えていた。最大の疑問はこうだ。「なぜアメリカには、みずからを救うために必要な制度がないのか？」

＊

二〇二〇年九月二三日、元CDC所長のビル・フェイギーは、現所長のロバート・レッドフィールドに宛てて手紙を書いた。フェイギーは八四歳。「天然痘を撲滅した男」と呼ばれ、感染症対策の伝説的な人物だ。自分の主義をそう強く押し出すタイプではないが、いくつかの基本方針を持ち、それにもとづいて生きてきた。生え抜きでCDCの所長までのぼりつめたのは、いまのところ彼が最後だ。同じ専門家たちから高く評価されての出世であり、政治家とのコネではない。のちに、ジミー・カーター元大統領が、フェイギーをCDCの最高責任者に抜擢したのは自分だと述べたが、それは事実ではない。あくまで、感染症対策の同僚たちの推薦だ。「親愛なるロバート・レッドフィールドへ」とビルはしたためた。国内で感染症が蔓延中なのを懸念しているのだった。「わたしは毎朝まず真っ先に、あなたが背負っている大変な重荷を思いやっています。もしわたしがあなたの立場だったら、実際には何ができるかわかりませんが、何をしたいかはわかっています。第一は、現実を直視することです。あなたも承知していると思いますが、1．ホワイトハウスの思惑とは裏腹に、今回の一件は、わが国の公衆衛生システムの大失敗として語り継がれるでしょう。一〇〇年にいちどの大きな難題を前に、われわれは全国民を失望させました。将来の公衆衛生の教科書は、この騒動を、『感染症のパンデミックに、こんなふうに対処してはならない』という悪い見本として取り上げるでしょう」

続いて、あと二つのポイントが指摘された。三つの要点は、ロバート・レッドフィールド率いるCDCが失態をさらしたということだ。トランプ政権に利用され、かつて世界を牽引したアメリカを正反対の方向へ導いてしまった（「天然痘の根絶に成功したのは、われわれの働きかけによって、インドを集団免疫ではなくワクチン接種にあらためて専心させたからです」）。もっとも、フェイギーがこの手紙を書いた目的は、CDCの過ちの詳細――病気の深刻さに関してCDCのウェブサイトに虚偽を掲載したこと、科学的な根拠を無視したガイドラインを発表したこと、臆病に沈黙を続けたことなど――をあげつらうためではない。彼はレッドフィールドに、CDCの独立性を回復するよう求めた。「そうすれば、対応のまずさが招いた悲劇を正直に認められるはずです。現在の実情と、黙認してしまった自分について謝罪し、政治的な干渉を排除すれば、CDCは今後どのように国をリードしていけるのか、その方向性を決め、もし干渉を受けた場合は第三者のオンブズマンに報告できるようにして、CDCが国を救うべく地位を確保してください。とうてい許容できないほどの犠牲をわが国が強いられているという現実から逃げてはいけません。これは政治的な争いではなく、虐殺なのです。（中略）もちろん、この姿勢に対してホワイトハウスは激怒するでしょう。しかし、あなたの側には権利があります。キング牧師のように、『これがわたしの立場であり、ぜったい譲れない』と主張してかまいません」

この手紙は神の声、少なくとも、違う時代からの声だった。どう考えてもビル・フェイギーは内密にしたかったはずだが、レッドフィールドのオフィスの誰かが内容を記者にリークしたせいで、せっかくの意図が台無しになり、事態はさらに悪化した。もっとも、フェイギーの文面は、真意をかなりオブラートにくるんでいた。CDC内部の問題点を指摘せず、「本来は優秀な機関なのに、悪い大統領に操られている」という単純な図式にとどめてあった。CDCの実態を誰よりも肌で感じてきたフェイギーは、問題がもっと複雑であることを承知していた。CDC内部の欠陥は、ドナルド・トランプによってかつてなく膨れ上がったものの、トランプ政権から始まったわけではない。CDCの周辺で不運な出来事が続いたあたりに端を発し、そのあとフェイギーが所長に就任したのだ。この〝花壇〟に造花がはびこり始めたのにはいくつか理由がある。

物語は一九七六年にさかのぼる。その年の三月、インフルエンザのシーズンの終わりごろ、ニュージャージー州にある軍事施設「フォート・ディクス」にいた数人の兵士が病気にかかり、一名が死亡した。CDCが検体を調べたところ、一九一八年のパンデミックを引き起こしたウイルスと関連があるとみられる新型の豚インフルエンザに感染していたことが判明した。その後、施設内で少なくとも五〇〇人以上の兵士が感染していると確認された。インフルエンザの専門家たちでさえ不明な点が多かったものの、手がかりがないわけではなかった。一定のパターンが見つかっていた。インフルエンザのゲノムは、ほぼ一〇年ごとに、人間の免疫システムから逃れる新しい抜け穴を見つけている。前回の一九六八年のウイルスの遺伝子変異でも、その仮説が裏付けられた。そこで、次の変化が間もなく起こり、それには豚が関係しているだろうと予測済みだった。一九一八年、一九五七年、一九六八年と、過去の事例は少ないながらも、新型インフルエンザが確認されるたびにパンデミックが発生していた。あらたな感染症の重症度は未知数だったが、専門家筋は、一九一八年とよく似ていると感じた。一九一八年の一大パンデミックも、最初は小規模な流行から始まった。

当時CDCの所長だったデビッド・センサーは、保健衛生とインフルエンザの専門家を集めて会議を開いた。そのなかにはビル・フェイギーも含まれていた。出席者全員が、現状の詳細を把握しており、秋に再流行する恐れがある豚インフルエンザに向けて警戒の色を強めつつあった。再流行時の深刻さは予測不能だったが、数週間のうちにアメリカ全土に広まるだろうという点では見解が一致していた。また、二億一七〇〇万人の全国民にワクチンを接種するには数カ月かかるうえ、接種後に体内に抗体ができるまで二週間かかることもわかっていた。さらに、秋までに国民に接種し終えるとしたら、必要量のワクチンを製造できるのはアメリカだけだった。ほかの国の保健衛生関係者は、新型の豚インフルエンザの動向を監視するのみで、それ以上の手段を持っていない。アメリカだけが、行動を起こす力を持っているのだった。

その場にいた全員が、できるかぎり早くワクチンをつくらなければいけないと考えた。意見が割れたのは、将来的にワクチンをどこに保存するかだった。冷蔵庫か、それとも人間の体内か？ ワクチンを備蓄するのが良いのか、それとも、早めに人々に抗体を持たせて備えるべきか？ 少数派——現場での感染症対策の経験がほとんどない人たち——は、ワクチンを冷蔵庫に入れて待ったほうがいいとの意見だった（ただし、後日、その少数派のなかでかなり信頼に足る人物が「そのような意見を述べた覚えはなく、いくつか疑問を呈したにすぎない」と語っている）。感染症という戦場における地球上で最も優れた指揮官を含め、大多数の出席者は、「インフルエンザの季節が到来する前に、なるべく多くの人にワクチンを接種すべき」という考えだった。

インフルエンザは、天然痘やポリオよりもCOVID-19に近く、遺伝子がさほど安定していない。そのため、判断に迷うケースが多い。特徴がもっと明らかになるまで待ちたいという誘惑に駆られやすいのだ。しかし、ぐずぐずしていると、ワクチンを接種する前に膨大な数の人々がウイルスにさらされるはめになってしまう。「一方の意見が強く支持され、もう一方の支持者はほとんどいない状況でした」とビル・フェイギーは振り返る。

センサーは、全員の意見を聞いたあと、投票にはかけずに会議を終了した。一部にわずかな意見の相違はあれ、「インフルエンザが流行する前に、できるだけ多数の国民にワクチンを接種することが最善の策である」というのが、明確なコンセンサスだった。ところがセンサーは、大規模なワクチン接種を実行すれば、大変なコストがかかるうえ、一部から批判を受けかねないと感じていた。なにしろ、二億七〇〇〇万人もの腕に針を刺せば、たまにはまずい事態が起こるのは必至だろう。また、状況が本質的に不確実である以上、決断にはどうしても多少の勇気が要る。なぜその場で投票を求めなかったかについて、ビル・フェイギーはこう説明する。「センサーが『これは政治的な問題だ。もし失敗したらわたしが責任を取らなければならない』と言いました」。投票をすれば、決断に関わるほかの人々も巻き込むことになり、自分が評判を落とすだけでは済まなくなる。そんなふうにセンサーが主張するのを聞いて、フェイギーはふと、考えをめぐらせた。「『この人は、勇気と誠実さを持っているに違いない』と胸に言い聞かせたんです」

センサーは、報告書にいくつかの選択肢を並べたものの、「CDCの専門家たちの考えでは、責任ある行動は唯一、国民全員にワクチンを接種することである」という点を明記した。その報告書をセオドア・クーパー――当時の名称でいうと「保健教育福祉省」の次官補――に送った。じつはクーパーは、過去の評判や、CDCの本部がホワイトハウスの近くにないことから、センサー率いるCDCは独立性を持ちすぎではないか、と警戒していた。それでも、センサーから届いたこの報告書には納得した。その昔、一九一八年のパンデミックのようすを父から聞いたことがあり、ペンシルバニア州のハーシーという町へ軍隊が押しかけてきて多数の墓を掘った話などを思い出した。国は感染症の予防にもっと力を入れるべきだと考えた。センサーの報告書をそのまま自分の報告書として秘書へ送り、最終的には大統領にも送った。

ところがそのあと、何もかもが間違った展開になった。一九七六年一〇月一日にワクチン接種が始まり、二カ月半後、接種実績が四三〇〇万人に達した。目標はあくまで国民全員に接種することであり、容易ではあるまいとわかっていたからこそ、センサーは行動を急いだのだ。ところが、ふたを開けてみると、国内のワクチンの流通に驚くべきばらつきが生じた。流通を管理するまともな保健衛生システムが存在しないせいだ。何千人もの地域の保健衛生官が、思い思いに任務をこなしている。地域の保健衛生官が有能なら、周辺住民はワクチンを接種されたが、無能であれば、接種はいっこうに進まないのだった。

接種プログラムを開始して二週間後、ピッツバーグの三人の高齢者が死亡した。全員が同じクリニックで予防接種を受けていた。この事件はテレビニュースで全米に報道された。三人とも死因が心不全だったと判明したあとも、ワクチンに疑惑の目が向けられる結果になった。その一カ月後、ミネソタ州でワクチンを接種したばかりの男性がギランバレー症候群と診断された。続く数週間のうちに同様の患者が増え、ＣＤＣに入った報告によれば一〇州で五四人にのぼった。ワクチンが原因である可能性がきわめて高そうだった。このニュースがふたたび全国的な関心を集め、接種後、明らかにワクチンとは無関係の病気になった人たちまでが、報道の対象になった。ワクチン接種に反対する声が高まって、一二月一六日に中断された。結局、パンデミックは発生しなかった。新型の豚インフルエンザは消えてしまったのだ。理由は誰にもわからない。

一九七七年一月二〇日、フォード政権からカーター政権へ移行した。その二週間後、保健教育福祉省のジョー・カリファノ新長官は、部下に指示してセンサーに電話をかけさせ、解任を宣告した。ＣＤＣの何百人もの職員が抗議の署名をしたものの、センサーは――抵抗したかもしれないが――結局、身を引いた。一連の流れからみると、おそらくセンサーの報告書がものを言って、フォード大統領は、国民全員にワクチンを接種する方向へ舵を切るしかない状況に追い込まれたのだろう。ＣＤＣには大きな権限があり、大統領としては無視できない。当時、テレビのレポーターはこんなふうに伝えた。

ＣＤＣは、レポーターからも番組プロデューサーからも広く「望ましい存在」とみなされていません。そのような連邦政府機関はもう、ほかに残っていないのではないでしょうか。責任感に満ち、尊敬でき、科学的で、疑念を挟む余地がありません。おかげで、センサー所長は大きな影響力を持ちました。ウォーターゲート事件後の大統領府や、ベトナム戦争後の軍部、物理学者、大学などとはまったく無縁です。保健教育福祉省や連邦議会からも独立しています。そういった外部のどこかがセンサー所長の緊急報告書を握りつぶそうとしていたら、いや、もしそんな疑いがわずかでもあったら、大変な騒ぎになっていたでしょう。……三面記事を賑わせ……善（それも最善）と悪の戦いという構図になって……

このくだりは、『The Swine Flu Affair（豚インフルエンザ事件）』という本に詳しく引用されている。ハーバード大学のリチャード・ニュースタット教授と大学院生ハーベイ・ファインバーグの共著で、ジョー・カリファノ新長官から個人的な委託を受けて執筆されたものだ。カリファノ新長官はすでに結論を出し、ＣＤＣの最高責任者を解任し終えていたのだが、豚インフルエンザへの対策をめぐってどんな点がまずかったのかを分析したかったらしい。

短い本だが、非常によくできている。これを「報告書」と呼ぶと、客観的で科学的な印象を醸し出してしまうだろう。実際には、純粋なジャーナリズムだ。著者はいくつものインタビューをもとに説得力のある物語を紡ぎ出し、神のような全知全能の視点で伝えている。この物語には、明確な悪役がひとりいる。デビッド・センサーだ。共犯者がセオドア・クーパー博士だが、こちらの役割は、逃走用の車の運転手のようなもので、あまり重要ではない。センサーは、よく言えばずる賢く、悪く言えば人を巧みに操る男として描かれている。

センサーは大統領ではない。しかし、仕事をするうえで、そんなことはほんのささやかな問題だったらしい。明らかに彼は、どんな他人にも正しい行ないをさせるのがみずからの任務であると考えていた。その他人が、憲法上、自分より上の地位と定められていようと、また、その他人の意向がどうであろうと、お構いなしだった。しかも彼は、考える時間をほとんど与えず、そうした上の者に行動をとらせた。

センサーは自分の権威に酔いしれていたのかもしれない。この本の著者が示唆するとおり、センサーは「自分自身の頭のなかのヒーロー」だったのかもしれない。しかし、この本は「動機」の問題には満足に答えていない。保健衛生に生涯を捧げてきた男が、健康上の脅威を前に、一般市民を欺くような真似をしたのだとすれば、いったいなぜだろう？ただ、CDCの所長が政治的に上の立場の者から解任されたのは史上初めてであり、ジョー・カリファノ新長官が、解任を正当化する何かを欲しがっていたのなら、この本はみごとにその何かを提供してくれたわけだ。もともとは個人的な委託により書かれた文書を、彼はさっそくおおやけに出版させた。「カリファノ長官のためだけに執筆したつもりでした」とハーベイ・ファインバーグは語っている。「でも長官は、一瞥したただけで、『ぜひとも出版しなければいけない』と言い出しました」。この本が出版されたせいで、デビッド・センサーはいっそう顔に泥を塗られ、以後、保健衛生分野で何らかの決断に関わる人々は、萎縮せざるを得なくなった。少なくとも、外部から成り行きを眺めていた一般の人々にとっては、この書物が、一連の顚末の総括になったといえる。

内部にいる人たちは、みずからの観点により、別の解釈をした。センサーの後任に就いて間もなく、ビル・フェイギーは、公聴会でエドワード・ケネディ上院議員の質問を受け、「センサーが決断を下したのと同じ局面に立たされたら、あなたならどうしますか」と尋ねられた。「わかりません」とフェイギーは答えた。「彼と同じ決断をする勇気があるといいのですが」。リチャード・ハチェットとカーター・メシャーの社会的介入のアイデアを邪魔立てしたD・A・ヘンダーソンも、意見を表明した。この時点でもし、感染症という戦場の指揮官の座をフェイギーと争える人間が地球上にいるとしたら、ヘンダーソンただひとりだろう。彼はCDCの所属ではなく、スイスにあるWHOの感染症ユニットを率いる立場だった。前述の本の著者、ニュースタット教授に宛てた私信のなかで、ヘンダーソンはこう書いている。「世の著作物や、それに対する自分の意見について、著者に手紙を書くことはめったにないのですが、今回の場合、わたしの気持ちをあなたに伝えずにはいられません。個人的に、苦い失望感を覚えたからです。複雑な意思決定プロセスに知的な光を当てた、学術的な著作だろうと期待していたのに、その期待を無残なまでに打ち砕かれました」

この本が抱える数々の難点の源は、ニュースタット教授が「インフルエンザの疫学、ウイルス学、ワクチン製造などに関する基本的な科学上の問題」に無知であることだ、とヘンダーソンは指摘している。しかも、「明らかに、後日の視点から結果論で過去を判断しているため、よけいにひどい」。豚インフルエンザの予防に取り組んだ当時のデビッド・センサーとは異なり、ふたりの著者にしろ、執筆にあたってインタビューした関係者たちにしろ、結果的にパンデミックが起こらなかったことを知っている。人命を救うためにアメリカ政府がとった措置は結果として時間と金の無駄だったことや、ワクチン接種を受けた人の一部が健康を害したことも知っている。パンデミックが発生しなかった事実を踏まえて議論するなら、先行きが不透明だった当時に比べ、危険が小さく思えるのは当たり前だ。

二週間後、ニュースタット教授から返事が届いた。ヘンダーソンの手紙を読んで悲しくなったという。「保健衛生の優れた専門家であるあなたのような人たちが、政府の行動が招いた難しい問題点から目をそらすようになったら、もうおしまいです。とくにウォーターゲート事件以降のテレビ時代には、連邦制度を利用した政府の行動に目を光らせるべきです」。メディアや社会の変化により、専門的な決定を世間がどう受け止めるかが変わってきた。たんに専門知識にもとづいて判断を下せばいい時代ではなく、すべてが終わったあとで大衆の厳しい目にどう映るかをじゅうぶん考慮しなければならない、というわけだ。

ヘンダーソンはここで口をつぐんでもよかったのだろうが、なぜか黙っていられなかった。一カ月後、ぎっしりと三ページにわたる反論を書き、相手を辛辣に批判した。ニュースタット教授が感染症対策における判断の研究者であると自負しているにもかかわらず、現場で最も重大な要素となる「不確実性」を理解していないからだ。「意思決定の最終的な責任を負うことと、その過程のアドバイザーや研究者であることとは、雲泥の差なのだと気づきました」とヘンダーソンは書いている。「オーガズムを味わうことや、みぞおちを矢で射られることと、そういう経験を文字で読むこととは、まったく別物です」。センサーは、みぞおちに矢を突き立てられた経験がある。ニュースタット教授は、オーガズムについて資料を読んだにすぎないのに、身をもって体験したかのような気になっている。「管理者の立場からすれば、不完全な証拠にもとづいて意思決定をしなければいけないのが常です」とヘンダーソンは結論づけている。「あなたが記述した以上の意味で、〝勝算なし〟の状況でした。今回の出来事のあいだ、わたしは、センサーをはじめとするCDCのスタッフとさかんに会話を重ね、見通しが不透明であることの厳しさを思い知りました。あなたは、センサーたちを傲慢で、恣意的で、視野が狭く、感染症を予防するためなら〝世間も大統領も構うものか〟という態度だった、というふうに描写しましたが、途方もなく的外れです」

ヘンダーソンの言うとおりだった。『The Swine Flu Affair』は、説得力があるにせよ、センサーとは違って、本当の意味で問題と正面から向き合っていない。もしセンサーが、恐ろしい新型ウイルスの流行が間違いなくなるまで待っていたら、何十万人もの命を失っていた恐れがある。「豚インフルエンザ対策プログラムを決定したのは、オッズを知らずに賭けをするようなものである」と同書は結論づけているが、対策プログラムを決定しないことも、オッズを知らずに賭けをするのと同じ、という点には触れていない。どのみち、オッズはわからないのだ。状況の不確実性は避けられない以上、「もしパンデミックが発生していたら、センサーの決断はどう評価されたか」という興味深い考察も必要なはずだが、著者たちは考えなかった。もし発生していたら、アメリカの政治家や国民はセンサーをどのように扱っただろうか？　一般大衆は、「わが国は地球上で唯一、国民に対する脅威を把握したばかりか、国民を守るために行動した」と誇らしく思ったに違いない。センサーが英雄視される可能性もあったと、ビル・フェイギーは考えている。

フェイギーはセンサーの後を継いでCDC所長になったものの、その職務をとくに望んでいたわけではなかった（現場で感染症と戦うことを望んでいた）。しかも、職務の内容が明らかに変化し始め、フェイギーはますます意欲を削がれた。「ホワイトハウスの介入が増える一方でした」と彼は振り返る。もともとCDC所長はキャリア公務員であり、大統領がジミー・カーターからロナルド・レーガンに交代しても、フェイギーはその職に留まった。ところが、フェイギーが議会で証言する際、ホワイトハウスから派遣された者が並んで座り、発言を監視するようになった。レーガンの支持層や資金提供者の利益に相反するとなれば、ホワイトハウスは、科学の領域にまで干渉してきた。たとえば、エイズに関する研究は、あらかじめホワイトハウスの審査を受けなければいけなかった。フェイギーにとって分岐点となったのは、一九八三年、CDCの研究者がアスピリンと子供のライ症候群との関係を明らかにしたときだった。インフルエンザや麻疹にかかった子供にアスピリンを投与すると、肝臓や脳が腫れる恐れがあり、まれに死に至る。しかしここで、アスピリンを製造している企業各社がホワイトハウスに働きかけた。「ホワイトハウスから電話がかかってきて、研究を完全に打ち切るように命じられました」とフェイギーは言う。「別の研究をしろ、と」。アスピリンの製造会社は、CDCに研究結果を破棄させ、科学の進歩を遅らせる力を持っていたのだ。

その一件のあと、フェイギーは辞職した。「子供たちの命を危険にさらしてしまう――わたしには耐えられませんでした」。のちになって、辞職せずに解任されれば良かったと悔やんだ。そのほうが、騒ぎになっていただろう。

レーガン政権も、へたをすると逆襲を食らいかねないと気づいたに違いない。フェイギーの辞任後、ホワイトハウスは、CDC所長をキャリア公務員ではなく大統領の指名によって選ぶかたちに変更した。一九四六年にCDCが設立されて以来、CDC所長と政党政治のつながりに関心を持つ人はいなかった（「そんな質問はいちども受けませんでした」とフェイギーは言う）。しかしこれ以後、CDC所長は、CDC内から仲間たちの推薦を得て誕生するのではなく、その時々にホワイトハウスにいる政治家の支持者のなかから選ばれることになる。フェイギーの後任のジェームズ・O・メイソンは、共和党のオーリン・ハッチ上院議員とイデオロギー上の信念を分かち合う親友だ。それでもなおCDC所長がホワイトハウスの機嫌を損ねるようなことがあれば、大統領の一存で解任できる（センサーのころは、そう簡単にはいかなかった）。* したがって、過去の所長のように政権をまたいで留任することはまずなく、大統領の交代時か、もっと早くに交代する。しばらく前から、連邦政府の管轄機関はどこも同じ変化をたどっていた。つまり、従来はキャリア公務員が行なっていた管理業務を、大統領に任命された者が担う。この変更の問題点は、まず、業務経験の浅さだ。任命を受けた者の平均在任期間は、政権にもよるが、一年半から二年と短い。もう一つの問題は、人選にある。もちろん例外はあるにせよ、政権にとって好ましい者が選ばれる可能性が高い。ホワイトハウスの政治活動にリスクを与えない者。難しい決断を下さず、先延ばしにする者。チャーチルではなく、チェンバレン。

デビッド・センサーのエピソードを偶然知ったチャリティは、納得すると同時に、ひらめいた。チャリティが生まれた年にセンサーが解任されたので、その意味では、ずいぶん古い出来事に感じられた。しかし、豚インフルエンザ事件に端を発した内部の混乱により、CDCは変質してしまったのだ。「CDCがこれほど高く評価されている理由がわかりました」とチャリティは言う。「センサーのような人がいたからです」。その一方、センサーの解任は、勇敢さが代償を伴う現実を示している。センサーのあと――あるいはフェイギーのあと――CDCの感染症対策は、勇気の要らない方向性へ変化した。転落の道をたどり始めたのだ。ベランダの花を偽物に取り替え、誰にも気づかれないように祈っている。しかし少なくとも、ベランダの近くまで寄った人々は気づいていた。ラジーヴ・ヴェンカヤは、自分たちの努力が実らず、CDCがパンデミック対策計画を編み出す役割を果たせないという現実を体験した。ジョー・デリシは、感染症の制御方法に革新をもたらすであろう最新の武器に、CDCがいかに無関心かを思い知った。

＊ロバート・レッドフィールドやトニー・ファウチと、ドナルド・トランプとの関係を見れば、キャリアを積んだ公務員と大統領に任命された者との違いがわかりやすい。トランプが激高して、「ファウチ、おまえはクビだ」と言ったとしても、何も起こらなかっただろうし、だからこそそんな発言はしなかったと考えられる。トニー・ファウチを解任する権限を持っていたのは、国立衛生研究所の所長であるフランシス・コリンズであり、解任するからには納得のいく説明が必要だった。したがって、ファウチは解任される可能性が低く、たとえばインディアン・ヘルス・サービスなどに配置転換されるほうがまだ現実味があった。もしそうなった場合でも、ファウチは、メリット制保護委員会と呼ばれる機関に上訴できた。もっとも、トランプがスタッフを配置しなかったため、同委員会は定足数を欠いており、訴えを処理することはできなかっただろうが、大まかな仕組みはおわかりだろう。要するに、有能な公務員を解雇するのは容易ではない。大統領が任命した有能な者は、解雇したければツイートするだけで済む。

　しかし、公衆衛生において厳しい決断を下す必要性が消えたわけではない。決断の責任は、システムの下層部、つまり地域の保健衛生官に押し付けられた。社会的な立場が弱く、何かと非難を受けやすいものの、人命を救いたいのであれば、地域の保健衛生官は重責から逃れられない。全米の地域保健衛生官は、ＣＤＣの助けなしに感染症を制圧するため、みずからの職を賭けるどころか、それ以上のリスクまで覚悟しなければならない。たとえばサンタクララ郡の保健衛生官サラ・コーディは、ＣＯＶＩＤ‐19の国内感染例を発見したあと、全米初の外出禁止令を出したものの、反発する住民に襲われる危険があるせいで、いまや四六時中、警察による身辺警護に守られている。オレンジ郡で保健衛生官を務めるニコール・クイックは、担当地域でウイルスが猛威を振るっていたため、マスク着用命令を出したが、ＣＤＣはマスクの必要性について曖昧な態度をとった。そのせいで彼女は仕事を追われ、身の危険を感じて、州からも出て行った。

　解任されるまで、デビッド・センサーはＣＤＣを一〇年以上率いていた。さらに一〇年続けるつもりでいたかもしれない。解任騒ぎのせいで、体内の何らかのスイッチが入った。初めは人付き合いで酒を飲み、やがて飲み過ぎ、ついにはアルコール依存症の治療を受けるようになった。一〇年間、アトランタの〝保健衛生村〟の村長のような役割を果たしていたが、もはやこの土地は居心地が悪かった。ニュージャージー州の医療機器メーカーに就職したものの、仕事に馴染めなかった。商売は肌に合わない。そこで、ニューヨーク市の保健衛生局長の職に応募したところ、採用された。すると『ニューヨーク・タイムズ』紙は、彼がアルコール依存症の治療を受けていたことを突き止め、その事実を公表しなかったと非難する論調の記事を載せた。センサーは取材に対し「わたしは、ある病気を抱えていて、治療中です」と答えたが、二度目の屈辱のように感じられた。彼の妻は、生涯消えない心の傷を負った。センサーがアトランタを再訪する機会を繰り返し断わったため、息子のスティーブは、自分が故郷アトランタから追放されたような気分だった。どうして行ってはだめなのかと尋ねるたび、父は「もう故郷には帰れない」とだけ答えた。

亡くなる二年前の二〇〇九年六月、センサーはホワイトハウスで働いていると名乗る人物からメールを受け取った。パンデミックの際の意思決定について学んだ事柄を、ワシントンに来て話してくれないか、との文面だった。ホワイトハウスとしては、飛行機代まで肩代わりするのは無理だが、センサーの知見を歓迎するという。センサーは、誰かのいたずらだろうと思った。自分の意見にホワイトハウスが耳を傾けるはずがない、と。そこで、息子のスティーブにメールを転送し、どう思うか尋ねた。スティーブは、入念に目を通したあと、末尾に書かれた署名を見た。「リチャード・ハチェット」とあった。「父さん、これは本物だよ」とスティーブは言った。それでも、過去の出来事はセンサーの心に深い傷跡を残していた。ホワイトハウスの前まで来てもまだ彼は、自分がここに招待されたとは信じられないまま、立ちつくしていた。

＊

リチャードとカーターは、オバマ政権のホワイトハウスでともに仕事をしたころ『The Swine Flu Affair』を読んだ。今日の一般読者は、この本を通じて「ワクチン接種のほかは、ウイルスに対抗する戦略がまったくない」と知り、衝撃を受けているが、リチャードやカーターにしてみれば、そんなことにはとくに目新しい話ではなかった。豚インフルエンザ事件の場合、どの時点でも、社会的な介入の必要性を誰ひとり訴えていない。学校の閉鎖、マスクの着用、ソーシャル・ディスタンスの確保などは、いっさい検討課題にならなかった。そのくらい、「ワクチンの接種以外、ろくに打つ手がない」という考えが常識として広がっていたのだ。リチャードとカーターがその常識を覆したわけだが、それ以前は、疫病の流行を運命として受け入れるような風潮があり、それも無理からぬ話だった。むしろ、ふたりの心に残ったのは、社会がごく当然のようにデビッド・センサーを攻撃し始めたことと、自分たちも同じ立場に置かれかねないことだった。

リチャードやカーターをはじめとする数人は、『The Swine Flu Affair』に登場する関係者たちをホワイトハウスに呼んで、教訓を聞かせてもらおうと思いついた。リチャードは、歴史に学ぶべきと考えていたし、上司であるオバマ大統領も同じ考えの持ち主だとわかっていた。「政府や、政府が提供する価値とは、たまたまそのときに選挙で勝って政権を握っている人が気まぐれに生み出すようなものではありません」とリチャードは言う。「政府は、政権を超えた継続性を持ち、制度的な経験や知恵を蓄積した宝庫であるべきです」。ホワイトハウスの上層部も同意し、豚インフルエンザの関係者を集めるようリチャードに頼んだ。しかしリチャードは、みずからの言葉で関係者の説得に当たらなくてはいけなくなったとたん、実現の難しさに気づいた。

招待状の文面を練り始めたものの、この会議の開催理由をどう説明すればいいのかが難しく、わたしは頭を抱えている。現役の高官とフォード政権時代の七人の高官を引き合わせるというのは良いアイデアだと思うが、実際問題として、何を話してもらうのか？　一九七六年当時の高官たちを招待したところで、ほとんどがかなりの高齢だし、保健衛生の分野における過去半世紀で最大の失敗がいかにして起きたかなど、嬉々として話しに来てくれるとは思えない。（二〇〇九年六月二九日、リチャードか

ら息子への手紙より）

ルーズベルト・ルームで開かれた会議は、ことによると、期待外れに終わってもおかしくなかった。フォード政権の人々が、現在のオバマ政権がまだ知らないような重大事を明かすとは考えにくかった。テレビの時代はとうの昔に終わって、ケーブルテレビの時代に変わり、さらに、国民誰もが情報発信源になる時代に変わっている。些細なきっかけで簡単に暴動が起きかねない。オバマ政権のスタッフは、意思決定のうわべを取りつくろうすべを知っていた。デビッド・センサーらが大きな問題点を指摘したら、もっともらしくうなずいておくだけでよかった。大統領の信頼性を維持するためには、意思決定時に世間の矢面に立たされる人たちとの関係を、なるべく希薄に保っておく必要があった。敵はウイルスであり、敵の最大の武器は、急速でランダムな突然変異だ。したがって、ときには戦略を大きく転換せざるを得ないかもしれない。けれどもそうした転換は、世間からは無能さの表われとみなされるだろう。大統領は、危機的な状況から国民を救う人物とみられなければならず、大統領自身が救い出されるようではあべこべだ。

にもかかわらず、オバマ大統領はこの会議に興味を持ち、どうしても出席したいと言いだした。歴史に耳を傾けたかったのだ。時の流れを経たおかげで、オバマ大統領をはじめとする誰もが、より公正な視点を持っていた。従来は一個人の責任とされてきたものの、じつは状況のせいだったのだ、とわかっていた。会議が終わったあと、センサーは「理解してもらえた」という安堵とともに帰途に就いた。「わたしたち一家にとって、とても、とても素晴らしい出来事でした」とセンサーは語る。「ホワイトハウスの内部に、実際に起こったことを素直に認めてくれる人がいたんですから」

＊

「きょうは、良い一日ではありませんでした」。二〇二〇年一一月二三日、カーター・メシャーはそう記した。「父には二、三日前から風邪の症状があり、きょう、熱が出ました（最近は風邪が一種類しか流行していません）。ふたたび緊急治療室へ搬送され、COVID−19検査の結果、陽性と出ました」

カーターがさんざん国に準備を促したパンデミックが、ついにやってきたのだ。カーターに一〇〇万年の猶予があったとしても、その後の展開は想像できなかっただろう。彼は、自分とリチャードの考え出した戦略がターゲットを絞ってうまく使われるものと思い込んでいた。きわめて効果的に患者数や死亡者数が減少するはずだ。一般の人々は、こんなにあっさり鎮まるなら、政府の介入など必要なかったのではないか、と勘違いするかもしれない。「そういう話を、リチャードとよくしていました」とカーターは振り返る。「もし、学校閉鎖などをすべて実行して、おかげで流行があっけなく終わったら、どうなるだろう、とね。世間の人たちが、あたりを見回して、『大げさに反応しすぎたんじゃないのか？』と文句を言いかねません」。ふたりは、よその国がパンデミックへの対応に失敗し、自分たちの措置の正しさを証明してくれるはず、と結論づけていた。他国を指差して、「見てみろ。わが国も一歩間違えばああなっていたんだぞ！」と教えるわけだ。まさか、ほかの国々がアメリカを指差してそのせりふを口にするとは想像もしていなかった。「わたしたちは、世界の悪い見本です」とカーターは言う。「それが、とても恥ずかしい」

　何よりもカーターが困惑したのは、知識を持っているはずの人々がリスクを軽視したことだ。ドナルド・トランプはともかく、科学者は頼りになるはずだった。どうしても忘れられないのが、二〇二〇年の春、スタンフォード大学のジョン・ヨアニディスというれっきとした医学教授が、「今回のウイルスは大した脅威ではない」と主張して、全米のケーブルテレビニュースでセンセーションを巻き起こしたことだ。ヨアニディスは、国内の死亡者が一万人を上回ることはないと予測し、ソーシャル・ディスタンスを置く政策はヒステリックな過剰反応だと非難した。それだけで、現実から目を背けたい人たちは、わが意を得たりだった。「ほうら、専門家だってああ言ってるじゃないか」と主張できるようになった。「しょせん、専門家なんてみんなフェイクだ」と一蹴する人も現われた。そういった人たちのなかには、カーターが戦略のなかで果たした役割を知り、脅迫メールを送りつけてくる者もいた。

まず陽性と診断されたのは、カーターの父親だった。翌日、母親が発症し、あとを追うように入院した。カーターは、酸素吸入器を用意し、父親が帰宅できるように手配した。「万が一、父が息を引き取る場合、家族と離れてひとりで死なせたくありません」とカーターは書いている。医師団が母親にステロイドを与え、抗ウイルス剤の投与を開始した。「わたしたちにいまできるのは、待つことだけです」とカーターは言った。間もなく、父親に回復の兆候が現われ、本人も「ウイルスに打ち勝ってみせるぞ」と息子の前で息巻いた。「でもそのあと、涙をこぼし始めました。ウイルス克服の見通しが立ったうれしさも少しあるでしょうが、母の具合がひどく悪いせいで、悲しくなったのです」。さらにカーターは、こう続けている。

ウイルスがもたらした苦しみは計り知れないものがあります。このウイルスはまさに、地獄から来た悪魔です。(中略)わたしたちはみんな、心の奥底でこれを予感していたのだと思います。だからこそ、間違いなく訪れる痛みを最小限に抑えるため、リーダーたちに働きかけ、早めに思い切った措置をとってもらおうとしたのです。

一八日後、カーターの母親が亡くなった。カーターは家族に宛てて長い手紙を書いた。内容は、これまでともに歩んできた人生への感謝だが、その言葉にはほかのいろいろな感情が込められていた。「この数日間、わたしは、しぼんだ風船のようでした」と手紙の最後に書いた。「でも、自分でわかっています。少し時間が経てば、ふたたび膨らむだろう、と」。カーターは、ある作家が描いた有名な外科医のようだった。心のなかに小さな墓地を持っていて、そこに自分の失敗を埋める。そしてときおり、そこへ赴いて、祈りを捧げるのだ。だから彼はいま、祈りに行く。

エピローグ　不作為の罪

その墓を見つけるのに、意外なほど時間がかかった。墓碑銘を除けば、どの墓の区画も見分けがつかない。死者の眠る列が縦横に長く延び、まるで新興住宅地のようだ。正確な長方形をした区画が八〇〇〇以上ある。カリフォルニアの砂漠でみごとに保存された花崗岩が、平らな同じかたちの墓石に加工され、区画の一つひとつに立っている。ディーリアス・オスカー・ジョンソン（一八六六年〜一九五九年）は、だいぶ昔からここにいるはずだが、彼の最後の安息地はまだ真新しいように見えた。墓場の端にある、未来の死者に売るための出来たての区画と大差なかった。

何かがやってくる。何かもっと大きなものが……。次の病原体が動物に由来するのか、研究室から漏れ出るのか、チャリティ・ディーンには見当も付かなかった。ジャンクションシティの小学二年生のときの担任、大好きだったロレンゼン先生が妊娠していることをいち早く察知し、授業中にそれを口にして、先生を慌てふためかせたのと同じように、たんに「感じた」のだ。ロレンゼン先生が「そんなはずないでしょ！」と叫び、チャリティは傷ついて混乱したが、数日後、先生に呼び止められ、「どうしてわかったの？」と尋ねられた。それが、チャリティが胸に言い聞かせてきたみずからの物語の一部分だ。理由がわかる前に、事態がわかる。何かが変わろうとしていることを嗅ぎつけられる。リスクが襲ってくることも。

パンデミックが始まって一年、彼女はCOVID‐19を「母なる自然からこの国への贈り物」と考え始めた。感染症を制御したい保健衛生官がいちばん苦労するのは、今後の対策を立てようにも、バックミラー越しに過去を眺めて参考にする以外、手段がないことだ。COVID‐19は、チャリティがいつも予感していた状況を、国全体にちらりとのぞかせた。すなわち、空気中に浮遊する能力に長けた病原体が、無症状の感染者たちを通じて、おおぜいの人々の周囲に広まっていく、という危険な状況を……。そのような脅威を前に、今回、わたしたちは対応のまずさが身に染みた。しかし、おかげで、次に向けて備え始めることができる。「母なる自然は、わたしたちに戦うチャンスを与えてくれました。賭けに出るしかないわたしたちに、オッズをそっと教えてくれたんです」

墓地には人気がなかった。二月の太陽は砂漠の山々の向こうへ沈み、あらたな冷気が漂い始めている。チャリティは足を速めつつ、立ち並ぶ墓石を順に確かめ、めざすものを探した。

職を辞す前から、チャリティは、この国には生き延びるために必要な制度がないという奇妙な思いを抱いていた。なかでも、病原体と戦うために必要なものが欠けている。今回のパンデミックによって、アメリカの敵は、この国がCOVID-19のような脅威に対処できないという弱点をはっきりとつかんだ。ウルヴァリンズのメンバーとの電話で、チャリティはたびたび「この国には何が必要でしょう？」と尋ねた。明確な答えを持つ者はいなかった。だから、問いかけている相手は、むしろ自分自身だった。やがて彼女なりに、結論を出した。苦い結論だった。保健衛生官になってからこのかた、チャリティは、公共サービスの仕事を一生続けるつもりでいた。しかしもはや、歴史上のこの瞬間に、アメリカ政府が必要なことをやってくれるとは思えなくなった。感染症予防は公衆の利益だが、公衆がみずから進んでじゅうぶんな対策に努めるとは期待できない。アメリカ文化の観点からすると、感染症の予防は「カネにならない」のだ。チャリティは、何とかして、感染症予防を金銭的な利益につなげたいと考えた。

無謀すぎる発想だ。正攻法では不可能に思える。それでも、チャリティはおのれを奮い立たせた。金儲けなど、個人的にはさらさら興味がない。しかし、いま国を救いたければ、みずから起業するしかないのだった――とはいえ、ビジネスの世界では、そんなふうに言っても通用しないことがすぐにわかった。「国を救うためのツールをつくりたいんです」と訴えても、みんな、微笑を返してくるだけだった。頭がどうかしていると思われたらしい。ところが、「データにもとづいて感染症を予防し、各企業がサプライチェーンを確保するためのツールをつくります」と言うと、堅い実業家タイプの人たちはうなずいた。「世界を救い、国を守るための会社だと告げたところ、五人の聡明な人物が、戸惑いを隠せないようすでした。でも、『国家から独立して治安を守るんですよ。ブラックウォーター（民間軍事会社）みたいに』と説明したら、みんな目を輝かせて、『すごいな、きみは世界を征服できるかもしれない』と乗り気になってくれました」

自分が設立した会社は、うまくいけば、公共セクターに活用してもらえるかもしれない。チャリティはそんな奇妙な野望を抱きつつ、民間セクターに参入した。すでに二〇人を雇い入れた。そのなかには、保健衛生の看護師もいれば、チャン・ザッカーバーグ・バイオハブでゲノム解読を担当したメンバーのうち数人——ジョシュ・バトソン、デビッド・ダイナマンなど——も含まれている。ジョー・デリシとはアドバイザー契約を結んだ。カーター・メシャーとも間もなく契約する。資本金は数百万ドルも調達できた。たとえば、医療保険分野の大手ベンチャーキャピタルであるベンロックが資本参加してくれた。おかげで、新しい感染症を阻止するのに役立つ、何万ドルもする機械を購入できる。地域の保健衛生官のままだったら、そんな大金はとうてい集められなかっただろう。民間企業だからこそ、資本家たちは、一つのアイデアに何千万ドルも投じるのだ。この先もし失敗したとしても、それは、挑戦するための元手がなかったせいではない。チャリティはこの会社を「パブリック・ヘルス・カンパニー」と名付けた。

パブリック・ヘルス・カンパニーがどんな会社になるかは、まだ定かではない。今後の可能性に関して、最も興味深い見解を示しているのが、元ホワイトハウスの最高技術責任者であるトッド・パークだ。サクラメントでチャリティの奮闘ぶりを見たパークは、「やりたいことがあれば何でも手伝うよ」と申し出た。パーク自身、一〇億ドル規模の医療関連企業を三社立ち上げた経験があり、いずれの場合も、与えられた仕事をこなす世界最高の人材を見つけ出し、そうした才能を効率的にソフトウェアのかたちに結実させた。たとえば、二〇〇四年、彼はスー・ヘンダーソンという女性を見つけた。保険会社に医療費を負担させることにかけて天才的な能力を誇り、全米を見渡しても右に出る者がいないほどの人物だ。アメリカには何百もの健康保険会社があり、それぞれ独自の規定を持っていて、気まぐれに変更する。スー・ヘンダーソンは、そのすべてに精通しており、言葉巧みに医療費を払わせてしまう。トッドの弟のエドが、オフィスですぐ横に座り、さまざまな場面における彼女の反応を体系化していった。この作業には五年かかったという。しかし作業が終わるころには、その会社――アテナヘルス――は、医療費処理における全米トップ企業になっていた。なにしろ、何千人もの医師がスー・ヘンダーソンを経由して保険会社とやりとりしていたのだ。

トッド・パークは、チャリティが立ち上げたパブリック・ヘルス・カンパニーも、同じような成長が期待できるのではないかと考えた。かつてチャリティが地域保健衛生官だったころ、住民の誰もが彼女を必要としたように、この企業も突如としてほとんどの大企業が必要とする組織となるかもしれない。

ようやく、チャリティは、探していた墓を見つけた。ジェラルド・スコット・ジョーンズ（一九五八年五月二三日～二〇一五年一二月八日）。五七歳のとき、サンタバーバラの路上で死亡しているのが発見された。公式の死因は長々と列挙されているが、すべての項目に共通する要素は「放置」だ。彼が亡くなる少し前から、アメリカでは、国民の平均寿命が下がり始めた。以後三年にわたって毎年、下降した。そのような事態は、第一次世界大戦、一九一八年のパンデミックに続く、久しぶりの長期的な下降だった。つまり、ジェラルドの死は、それなりに象徴的なケースだったわけだ。

彼がコテージ病院の救急室に初めて現われたのは、チャリティがまだ研修医のころだった。以後、何年ものあいだ、彼の治療を担当した。あるときは救急室で、あるときは心的外傷フロアで、またあるときはＩＣＵで……。チャリティが保健衛生官になってからは、サンタバーバラ郡診療所の地下室で治療した。ホームレス保護施設の医務室にいるから来て、と声をかけたものの、ジェラルドが嫌がったため、ついには路上で治療したこともある。彼は「あそこは薬が多すぎる」と言った。「おれは薬（ドラッグ）はやらない。アルコールにどっぷりだ」。チャリティは「わたしもよ」と思ったが、口には出さなかった。体面を気にしていたのだ。つまり、花が本物であるように見せかけることに神経をすり減らしていた。しかし一方、その男を愛していた。いままでに会ったなかでいちばん正直な人だと感じた。「ディーン先生、おれは酒をやめないよ。やめないから、始める必要もない」と彼はよく言っていた。禁酒を勧めても、そのひとことで終わりだった。本人は気づかなかったが、ジェラルドは感染症の症例の見本だった。感染症を放置するとどんな結末が待っているか、チャリティに身をもって教えた。

　チャリティがいつもいちばん後悔するのは、自分が「言ったこと」や「やったこと」ではない。「やらなかったこと」だ。すなわち、不作為の罪。自分を偽って、ジェラルドに誤った印象を与えてしまった。言うべきことを言わなかったのは、彼女らしくない。どうしても心残りだった。だからいま、彼女はそれを口に出した。そして、地面に切り込みを入れ、自分自身の一部を埋めたあと、明日へ向かった。

謝 辞

五年前、わたしはカール・カワジャという人物に出会った。そのカールから「ジョー・デリシという男に会ってみてください。ぜひとも、彼について書くべきです」と勧められた。あまり気が進まなかったものの、わたしはカールの熱心さに負けた。実際にジョーと顔を合わせ、いっしょにサンドイッチを食べたわたしは、帰り道、どうにかして彼のことを書く口実が欲しいと考え始めていた。そして二〇二〇年三月下旬、その願いがかなった。同じころ、マックス・スティアの紹介でリチャード・ダンジグと知り合った。リチャードはたくさんの素晴らしいアドバイスをくれたうえ、わたしをウルヴァリンズに引き合わせてくれた。以後三週間ほどのあいだに、そのメンバー何人かのほか、ジョーもD・J・パティルも、「チャリティ・ディーンという女性に会ったほうがいいですよ」とさかんに言ってきた。この一連の出会いに関わったすべての人に感謝している。

また、おおぜいの人たちが、この本の原稿の全部あるいは一部を読んで、参考になる意見を聞かせてくれた。トム・ペン、デビッド・シプリー、ジェイコブ・ワイズバーグ、アダム・マッケイ、ダグ・スタンフ、エリザベス・ライリー、スコット・ハッテバーグ、タビサ・ソーレン、クイン・ルイス。ブルームバーグ・ニュースのエレイン・ヒーは、専門家筋には受けが悪いかもしれないが、素人でも取っつきやすい新しい系図の描きかたを考え出した。クリスティーナ・ファーガソンは、わたしに代わって情報を集めてくれたうえ、独自のアイデアにもとづいて有益な提案をくれた。

生まれてこのかた、ジャネット・バーンほど繰り返しわたしを救ってくれた人はいないと思う。たしか、彼女の正式な肩書きは「コピーエディター」だと思うが、無数の虫の群れからわたしの本を守ってくれる、いわば「歩く蚊帳」のような存在だ。最後になったが、こうした本を書くときはいつも、読者を想定して、その人を思い浮かべながら執筆する。いまのわたしにとって、それは担当編集者のスターリング・ローレンスだ。彼の花は、周囲のどれより、いまなおみずみずしい。

解説
「失敗」の物語ではあるのだが

ジャーナリスト
池上　彰

新型コロナウイルスによるアメリカ国内の死亡者は、二〇二一年六月一五日、ジョンズ・ホプキンス大学の集計で六〇万人を超えた。累計感染者数は約三三五〇万人で、死者数も感染者数もアメリカが世界最多となった。

この死者数は、第一次世界大戦や第二次世界大戦でのアメリカ人の死亡者を合わせたよりも遥かに多い数だ。まさにアメリカは「コロナ敗戦」となってしまった。

アメリカで新型コロナの感染が始まったとき、当時のドナルド・トランプ大統領は、「ウイルスはまもなく消える」などと発言し、真剣な対応を取ろうとしなかった。二月一〇日には「ウイルスは四月までに、奇跡的に消えるだろう」と述べ、二月二七日にも「ウイルスはある日、突然奇跡のように消え去るだろう」と主張した。

その後も感染者数も死者数も増え続けたが、七月一九日に放送された、トランプ大統領お気に入りのテレビFOXニュースでのインタビューでも「私が正しかったことがわかるだろう」と言い続けた。

これを信じたトランプ支持者たちのうち、どれだけが感染したり死亡したりしたことだろうか。

この点に関し、「ワシントン・ポスト」のボブ・ウッドワード記者は、著作『RAGE怒り』の中でのトランプ大統領へのインタビューで、「国民に不安を与えたくなかった」という趣旨の弁解を紹介している。自らは危険性を認識していたというのだ。

しかし、実際には連日の記者会見で、紫外線がウイルスを不活化するという専門家の発表を受け、「体内に紫外線を当てたらどうか」と発言したり、「消毒液を注射したらどうか」などと言ってしまったりして、これを真に受けた人たちが家庭用の消毒液を飲んで救急車で運ばれるという騒動に発展した。

こんなニュースを見聞きしていた者としては、アメリカは新しい感染症によるパンデミックへの備えが全くできていなかったという印象を受けていたのだが、本書によって、そうではなかったことを認識した。アメリカには、以前から来るべきパンデミックに備えようとしていた人たちがいたのだ。

マイケル・ルイスは、そんな人たちの人生を一幕のドラマとして私たちに読ませてくれる。「はじめに」でルイスは、「わたしはふだん、題材のなかに物語を見いだすことが自分の仕事だと考えている」と書いている。その通り、ここには実に多くの物語が詰まっている。

こういうノンフィクションを書く場合、アメリカで新型コロナウイルスの患者が発見されたところから書き起こすのが定番ではないだろうか。私なら、そうする。ところがルイスは、そうではない。二〇〇三年のある日、ニューメキシコ州アルバカーキの一三歳の少女の発見から話が始まる。

読者は戸惑うだろう。このエピソードが、どうしてコロナ禍との戦いにつながっていくのか、と。

次に登場するのはカリフォルニア州サンタバーバラ郡の保健衛生官の医師だ。彼女の奮闘ぶりを描くことで、読者は地方の保健衛生官の仕事を理解する。これが伏線となって、やがてアメリカという大国の保健衛生システムが機能していない実態を理解することができるのだ。

この本の終盤になって、コロナ禍を終息させるための戦略として、アルバカーキの一三歳の少女の好奇心が役立つことになった顛末が語られる。優れた推理小説は、巧みに張り巡らされた伏線を、どうやって回収していくかという手腕にかかっている。この書は、そんな推理ドキュメントとして読むことも可能だろう。

アメリカのコロナ対策は失敗した。将来の危機に備えることがいかに想像力を必要とすることか、わかろうというものだ。それでも全米各所に想像力に富み、行動力のある人材がいることが、アメリカという国家の強みであることを知る。

しかし、にもかかわらず、そうした備えが、次の世代に継承されていないこと。ここにアメリカの弱点がある。政権が交代すると、アメリカのホワイトハウスのスタッフは総入れ替えになるからだ。

未知の感染症が拡大することになる場合に備え、アメリカでは共和党のジョージ・W・ブッシュ（息子）大統領のときに生物学的な脅威に対処するチームが結成された。政権が民主党のバラク・オバマ大統領になっても存続していたが、共和党のドナルド・トランプ大統領になって、チームメンバーは全員が解雇あるいは降格処分となったという。

さらに国土安全保障省には、さまざまな医療上の緊急事態において州政府を支援する任務の人たちが二〇〇人近く在籍していたが、トランプ政権はこれを解体したという。

コロナウイルスがアメリカに侵入してきたとき、アメリカはすっかり無防備になっていたのだ。

さらに二〇二〇年二月、アメリカ国内でコロナ患者が増えるかどうかが議論されているとき、CDC（疾病対策センター）の担当者は記者会見を開き、コロナ患者について、「この先、同様の症例が発生するかどうかの問題ではなくなりました。いつ発生し、国内でどれだけの人数が重症化するかが問題です」と発言した。すると株式市場が暴落し、トランプ大統領が激怒したという。以後、CDCのスタッフは恐れをなして口をつぐんでしまう。マイク・ペンス副大統領のオフィスからは、「今後、保健福祉省の誰ひとり、国民を不安にさせるような発言をしてはならない」という命令が出されたという。

今回の感染拡大で、CDCの発表がしばしばニュースになったが、どこか腰が引けた見解が多く、イライラさせられた。本書を読むと、その理由がわかる。CDCは「疾病対策」という名前こそついているが、実際には患者を研究論文の対象としてしか見ていない官僚組織なのだ。

また、現場で奮闘した各地の保健衛生官たちは、外出禁止令を出したために命を狙われたり、マスク着用命令を出したことで仕事を追われたりしている実態が描かれる。

しかし、問題はトランプ政権だけではなかった。民主党の知事がいるカリフォルニア州でも、自分の地位が脅かされることを恐れた幹部によって、対策が進まなかったのだ。政権が交代したり、担当者が異動したりすることで、後任は前任者とは違うことをしたくなるし、自分の地位を守りたくなる。これは人間組織の宿痾であろうか。

これは決してアメリカだけのことではないだろう。実は日本も、本書にも登場する「新型インフルエンザ」発見の際の混乱を教訓に、民主党政権時代の二〇一〇年、厚生労働省が報告書をまとめていた。ここには、たとえば、次のような提言がある。

国家の安全保障という観点からも、可及的速やかに国民全員分のワクチンを確保するため、ワクチン製造業者を支援し、細胞培養ワクチンや経鼻ワクチンなどの開発の推進を行うとともに、ワクチン生産体制を強化すべきである。併せて、輸入ワクチンについても、危機管理の観点から複数の海外メーカーと連携しつつ、ワクチンを確保する方策の一つとして検討していくべきである。

日本もコロナの感染拡大が始まるより一〇年も前に、こう提言されていたのだ。さらに報告書は、次のように提言を結んでいる。

新型インフルエンザ発生時の危機管理対策は、発生後に対応すれば良いものではなく、発生前の段階からの準備、とりわけ、新型インフルエンザを含む感染症対策に関わる人員体制や予算の充実なくして、抜本的な改善は実現不可能である。この点は、以前から重ね重ね指摘されている事項であり、今回こそ、発生前の段階からの体制強化の実現を強く要望し、総括に代えたい。

本書を読んで、「アメリカはダメだなあ」などと他人事のようには言えないことが、ここからわかるだろう。

本書の中で、ブッシュ大統領が、一〇〇年前のスペイン・インフルエンザの流行を描いた本を読んで危機管理体制の不備を悟るというエピソードが出てくる。パンデミックに関する堅苦しい報告書よりは、ノンフィクション作家が優れた作品を残しておくことが、失敗を繰り返さないために効果的であることを、本書は教えてくれる。

本書はたしかに「失敗」の物語を紡いでいるのだが、ここから得られる教訓は大きいだろう。

著者のマイケル・ルイスは、一九六〇年ルイジアナ州ニューオーリンズ生まれ。プリンストン大学で美術史の学士号を取得した後、ロンドン・スクール・オブ・エコノミクスで経済学の修士号を得て、投資銀行のソロモン・ブラザーズに入社している。そこでの債券セールスマンとしての経験をもとに執筆した『ライアーズ・ポーカー』が作家デビューとなった。アメリカの投資銀行が、金儲けのためなら手段を選ばない行動をとっていることを描いた赤裸々な作品で、多くの人に衝撃を与えた。

さらに『マネー・ボール』は、プロ野球大リーグの選手の成績を徹底的にデータで分析することで弱小チームを強豪に仕立て上げていく手法が描かれ、アメリカの野球界に大きな影響を与えた。ブラッド・ピット主演で映画化もされ、見た人も多いことだろう。この本で紹介された統計データの分析手法は、本書の中でも登場する。さすがルイスと唸りたくなる一節だ。

＊　＊　＊

二〇二一年六月

二〇一九年末に中国・武漢で感染拡大が確認された新型コロナウイルスは、年が明けるや全世界に感染が拡大し、WHO（世界保健機関）のテドロス事務局長は三月一一日になってようやく「パンデミック（感染症の世界的な大流行）とみなすことができる」と表明した。

あまりに遅い宣言だった。しかもこのときテドロス事務局長は「パンデミックは制御できる」とも発言している。だが、これは制御できなかった。

当時何が問題だったのかは、いまになれば、いわば後知恵で批判できる。それは必ずしもフェアなことではないだろう。

しかし、何がうまくいかなかったかを現時点で総括することは、無駄ではない。新しい感染症が世界を席捲することは、いずれまた起きる。そのときに備えて、この三年間の失敗に学ぶことが必要だ。

そこで、ここではWHOの失敗と共に、アメリカと日本の失敗についても振り返ってみよう。

まずはWHOの失敗。これは中国への忖度に尽きる。WHOは二〇一九年一二月三一日にEIOSで「新型肺炎」の発生を把握している。EIOSとは、新聞記事やネット記事、SNSなどのオープンソース（公開情報）で得られる感染症の流行情報のことだ。WHOは世界中にネットワークを張り巡らせて、早期警戒にあたっている。ここでいち早く発生を把握していたのだ。

と当時に台湾も大陸での「新型肺炎」の流行を把握し、WHOに通報している。「台湾は中国の一部」という中国政府の主張により、台湾はWHOに加盟できないでいるが、独自に得た情報をWHOに伝達していたのだ。しかもこのとき、「肺炎患者が病院内で隔離されている」という情報も併せて伝えていたという。「隔離されている」ということは、この肺炎が人から人へと感染するタイプのものであることを示している。

しかし、WHOは当初、「人から人への感染の証拠および医療従事者への感染は報告されていない」と発表していた。この情報は、世界各国が感染防止策を取ることを遅らせることになってしまった。

さらにテドロス事務局長は一月二八日に中国を訪問し、習近平国家主席ら数名と会談。「中国の透明性と世界の人々を守る姿勢に疑いの余地はない」とまで語っていた。中国への遠慮や忖度が露骨だった。

そしてアメリカの失敗。当時のトランプ大統領は、WHOが中国寄りだと批判し、四月にWHOへの資金の拠出を停止し、さらに七月、一年後にWHOから脱退すると宣言した。

アメリカの場合、脱退するには一年前に宣言しなければならず、その手続きをとったのだ。アメリカはWHOへの拠出額が世界最大。アメリカが拠出金を出さなければ、WHO

は深刻な資金不足に陥ることは明らかだった。新型コロナの感染防止のために重要な役割を果たすべき組織を機能停止に追い込む暴挙だった。しかし、二〇二一年一月になって、バイデン新大統領がＷＨＯ脱退を撤回したことによって、事なきを得た。

　では、日本はどうだったのか。いまになってみると、日本の新型コロナによる死者の数は人口比で低く、それなりに「成功」したと評価できる点はある。しかし、横浜港に感染者を乗せたクルーズ船、ダイヤモンド・プリンセス号が入って来たときの慌てぶりはいまも記憶に新しいところだ。

　そして、感染しているかどうかを確認するためのＰＣＲ検査がなかなか受けられないという現実への批判が噴出した。

　さらに安倍内閣による唐突な「全国の小中高校の一斉休校」の要請は、「子どもが家にいることになり、面倒をみなければならないので仕事を休む」という選択をしなければならなくなった働く母親たちの怨嗟の的となった。

　感染防止のためにマスクが必要だと言われたが、日本のマスクの多くは中国製であったため、完成品の多くは中国で消費されることになり、日本にマスクが入って来ないという事態に立ち至った。国民の安全を守るためには、医療品の国産化が必要であることを私たちは思い知った。

その結果誕生した、いわゆる「アベノマスク」。急激に高まったマスク需要の解消には一定の意義があったという評価もあるが、顔を十分覆うことができない小さな布マスクの生産、配布、および不良品の廃棄に多額の税金が使われたことに批判が集中した。

その後、岸田政権になって、「ウイズ・コロナ」つまりコロナ対策を継続しつつも経済活動を復活させようという取り組みが行なわれている。

そして、なにより日本の「敗戦」は、ワクチンと治療薬の開発に決定的に立ち遅れたことだろう。我々は日本の医療は世界トップレベルだと勝手に思い込んでいたが、現実を思い知らされることになった。

「コロナ敗戦」から私たちが学ぶことはたくさんある。教訓をしっかりと活かし、次の「最悪」に備えなければならない。

二〇二二年一二月

本書は二〇二一年七月に早川書房より単行本として刊行された作品を文庫化したものです。

知ってるつもり

無知の科学

The Knowledge Illusion

スティーブン・スローマン＆フィリップ・ファーンバック

土方奈美訳

ハヤカワ文庫ＮＦ

知ってるつもり
無知の科学
スティーブン・スローマン＆フィリップ・ファーンバック
土方奈美訳
THE KNOWLEDGE ILLUSION
Why We Never Think Alone
Steven Sloman and Philip Fernbach
早川書房

身近な物事から政治まで、なにかと「知ってるつもり」になりがちな私たち。なぜ人は自分の知識を過大評価してしまうのか？　気鋭の認知科学者コンビが行動科学から人工知能まで、各分野の最新研究を駆使して知性の本質に迫る。「賢さ」の定義をアップデートする、デマが氾濫する現代の必読書。解説／山本貴光

かぜの科学
——もっとも身近な病の生態

Ah-Choo!

ジェニファー・アッカーマン
鍛原多恵子訳

ハヤカワ文庫ＮＦ

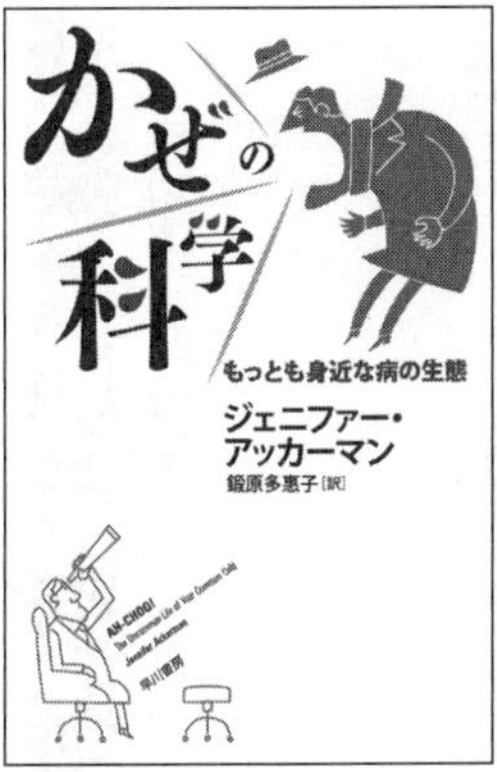

これまでの常識を覆す、まったく新しい風邪読本

人は一生涯に平均二〇〇回も風邪をひく。しかしいまだにワクチンも特効薬もないのはなぜ？　本当に効く予防法とは、対処策とは？　自ら罹患実験に挑んだサイエンスライターが最新の知見を用いて風邪の正体に迫り、民間療法や市販薬の効果のほどを明らかにする！

新薬という奇跡

成功率0.1%の探求

THE DRUG HUNTERS

ドナルド・R・キルシュ
オギ・オーガス
寺町朋子訳

ハヤカワ文庫NF

先史時代から人類は薬となる木の根や葉などを探求してきた。今でも科学者の創薬計画が医薬品に結実するのはわずか0.1%であり、我々が恩恵を受ける薬やワクチンはまさに奇跡の所産なのだ。新薬開発の舞台裏を第一線で活躍する研究者が描くポピュラーサイエンス。『新薬の狩人たち』改題。解説／佐藤健太郎

The Drug Hunters
The Improbable Quest to Discover New Medicines
Donald R. Kirsch and Ogi Ogas

新薬という奇跡
成功率0.1%の探求
ドナルド・R・キルシュ
オギ・オーガス
寺町朋子訳
早川書房

戦場の掟

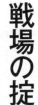

Big Boy Rules

スティーヴ・ファイナル

伏見威蕃訳

ハヤカワ文庫NF

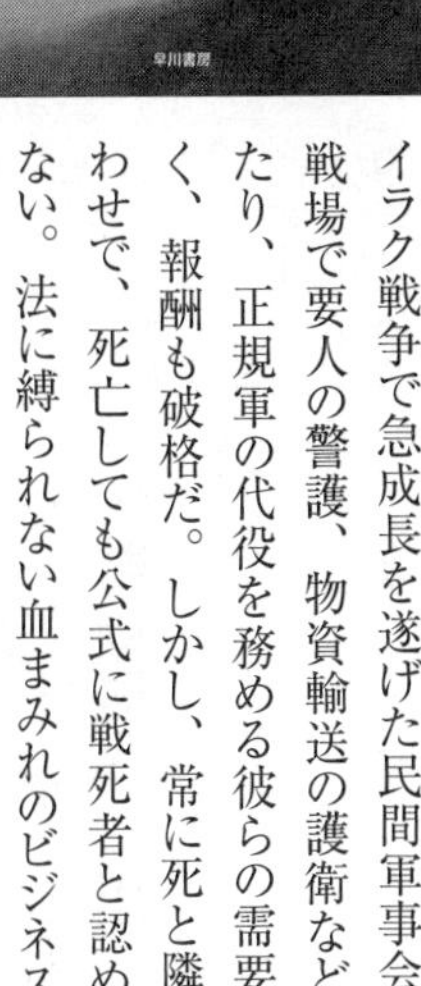

イラク戦争で急成長を遂げた民間軍事会社。戦場で要人の警護、物資輸送の護衛などに当たり、正規軍の代役を務める彼らの需要は多く、報酬も破格だ。しかし、常に死と隣り合わせで、死亡しても公式に戦死者と認められない。法に縛られない血まみれのビジネスの実態を、ピュリッツァー賞受賞記者が描く衝撃作。

遺伝子（上・下）
―親密なる人類史―

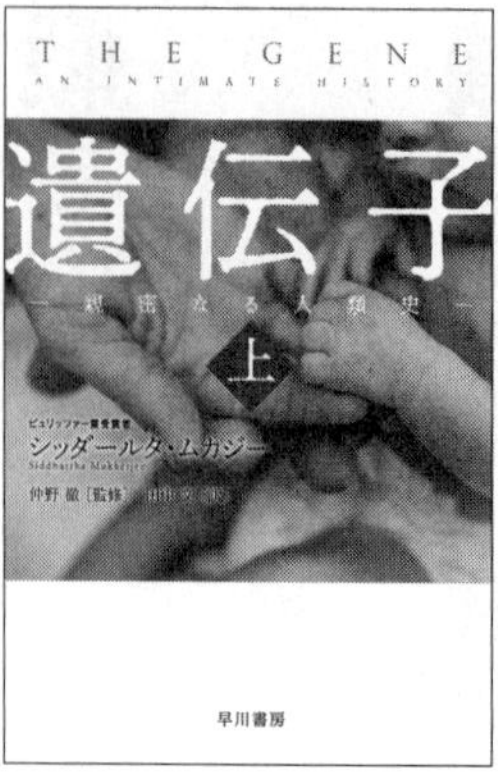

THE GENE

シッダールタ・ムカジー
仲野 徹監修・田中 文訳

ハヤカワ文庫ＮＦ

19世紀後半にメンデルが発見した遺伝の法則とダーウィンの進化論が出会い、遺伝学は歩み始めた。そして今、人類はゲノム編集の時代を迎えている。遺伝子が握る人類の運命とは？　ピュリッツァー賞受賞の医学者が自らの家系に潜む精神疾患の悲劇を織り交ぜながら、圧倒的なストーリーテリングでつむぐ遺伝子全史。

腸科学

——健康・長生き・ダイエットのための食事法

The Good Gut

ジャスティン・ソネンバーグ
&エリカ・ソネンバーグ
鍛原多恵子訳

ハヤカワ文庫ＮＦ

人類史上もっとも多くの人を苦しめている生活習慣病やアレルギー、自閉症などを抑え、若返りの働きがある腸内細菌。この細菌が、現代の食習慣により危機に瀕している！　細菌を育て、病気知らずの人生を送るにはどうすればよいのか？　スタンフォード大学の研究者が最新研究とともに、実践的なアドバイスを伝授。

進化は万能である
──人類・テクノロジー・宇宙の未来

The Evolution of Everything

マット・リドレー
大田直子・鍛原多惠子・柴田裕之・吉田三知世訳

ハヤカワ文庫ＮＦ

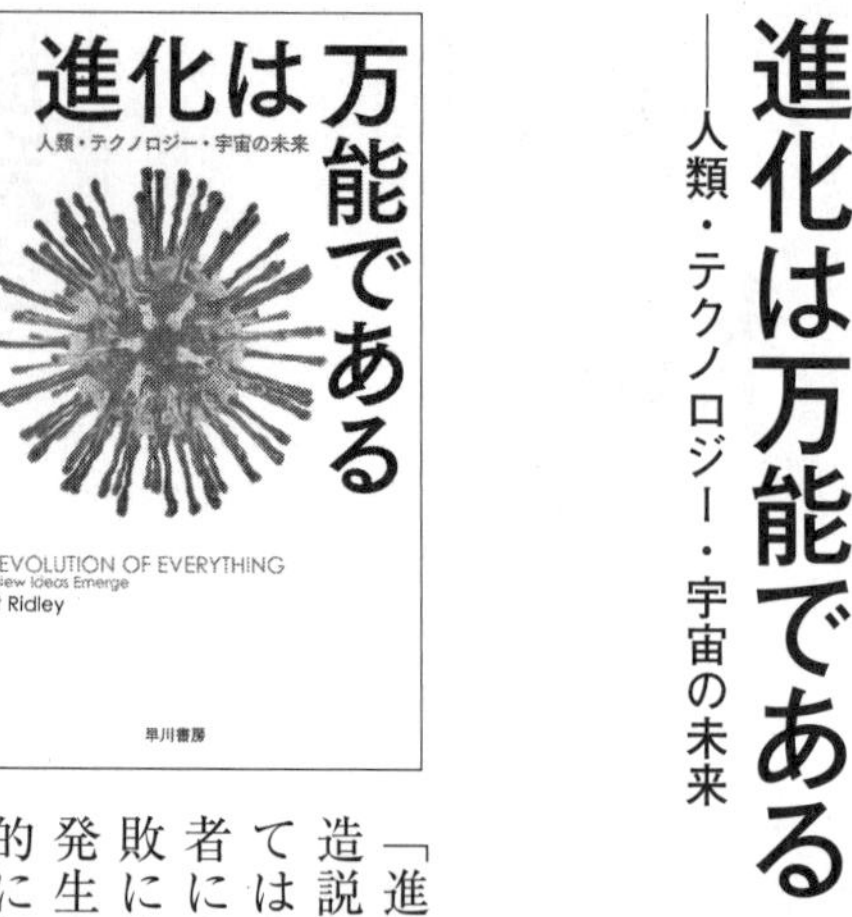

「進化」は生物だけのものではない。創造説を退けた進化論は、人間社会にも当てはまる。革命や戦争など、少数の権力者によるトップダウンの変革は多くが失敗に終わった一方、所得の増加、感染症発生の減少、宗教の普及などは自然発生的に起こっているのだ。社会の変化を進化論で説く、ボトムアップ世界の説明書

神のいない世界の歩き方
「科学的思考」入門

Outgrowing God

リチャード・ドーキンス
大田直子訳
ハヤカワ文庫NF

神のいない世界の歩き方
「科学的思考」入門
リチャード・ドーキンス
大田直子 訳
Richard Dawkins
Outgrowing God
A Beginner's Guide
早川書房

人類はいかにして誕生したのか？　星々はどうして夜空をめぐるのか？　古くは神が司っていたこれらの未知を解き明かしたのは、先人たちの澄み切った「科学的思考」だ。この本質を、既存の宗教や迷信をつぶさにひもときながら、現代最高のサイエンス作家が解き明かす。『さらば、神よ』改題。　解説／佐倉統

オリバー・ストーンが語る もうひとつのアメリカ史

The Untold History of the United States

オリバー・ストーン&ピーター・カズニック
大田直子・熊谷玲美・金子 浩ほか訳
ハヤカワ文庫NF

①二つの世界大戦と原爆投下
②ケネディと世界存亡の危機
③帝国の緩やかな黄昏

一見「自由世界の擁護者」というイメージの強いアメリカは、かつてのローマ帝国や大英帝国と同じ、人民を抑圧・搾取した実績に事欠かない、ドス黒い側面をもつ帝国にほかならない。最新資料の裏付けで明かすさまざまな事実によって、全米を論争の渦に巻き込んだアカデミー賞監督による歴史大作（全3巻）。

訳者略歴　翻訳家　1964年生　訳書にルイス『マネー・ボール〔完全版〕』，馬『14億人のデジタル・エコノミー』，チャンギージー『〈脳と文明〉の暗号』（以上早川書房刊），スミス『スニーカーの文化史』，デフォー『新訳　ペスト』，ウィンズロウ『失踪』など多数

HM=Hayakawa Mystery
SF=Science Fiction
JA=Japanese Author
NV=Novel
NF=Nonfiction
FT=Fantasy

最悪の予感
パンデミックとの戦い

〈NF598〉

二〇二三年一月十日　印刷
二〇二三年一月十五日　発行
（定価はカバーに表示してあります）

著者　マイケル・ルイス
訳者　中山宥
発行者　早川浩
発行所　株式会社　早川書房
郵便番号　一〇一 - 〇〇四六
東京都千代田区神田多町二ノ二
電話　〇三 - 三二五二 - 三一一一
振替　〇〇一六〇 - 三 - 四七七九九
https://www.hayakawa-online.co.jp

乱丁・落丁本は小社制作部宛お送り下さい。
送料小社負担にてお取りかえいたします。

印刷・三松堂株式会社　製本・株式会社フォーネット社
Printed and bound in Japan
ISBN978-4-15-050598-1 C0136

本書は活字が大きく読みやすい〈トールサイズ〉です。